MANUAL BÁSICO DE PROCEDIMIENTOS DE ENFERMERÍA PARA EL CENTRO DE SIMULACIÓN AVANZADA DE LA UNIVERSIDAD CEU CARDENAL HERRERA

MANUAL BÁSICO DE PROCEDIMIENTOS DE ENFERMERÍA PARA EL CENTRO DE SIMULACIÓN AVANZADA DE LA UNIVERSIDAD CEU CARDENAL HERRERA

MARTA LLUESMA VIDAL (COORD.)

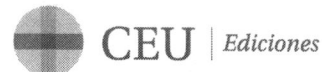

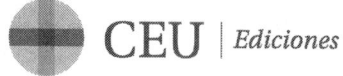

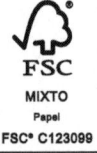
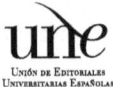
Manual básico de procedimientos de enfermería para el Centro de Simulación Avanzada de la Universidad CEU Cardenal Herrera

© Fundación Universitaria San Pablo CEU, 2024
© Marta Lluesma Vidal (Coord.), 2024
© Loreto Peyró Gregori, Carmen Trull Ahuir, Beatriz Rodríguez Díez-Caballero, Inmaculada Almansa, Carolina Galiana, Isabel Serra Guillén, Laura Salas, María Inmaculada Sánchez López, María Palanca Cámara, Miguel Picher Martínez, Pablo Corbí Martínez, Silvia Martínez Casal, Rosana Iranzo y Marta Lluesma Vidal, 2024

CEU *Ediciones*
Julián Romea 18, 28003 Madrid
Teléfono: 91 514 05 73
Correo electrónico: ceuediciones@ceu.es
www.ceuediciones.es

ISBN: 978-84-19976-43-7
Depósito legal: M-18311-2024

Maquetación y diseño de cubierta: Andrea Nieto Alonso (CEU *Ediciones*)

Impresión: Forletter, S. A.
Impreso en España

ÍNDICE

PRÓLOGO..15

PARTE 1. FUNDAMENTOS TEÓRICOS Y
METODOLÓGICOS DE ENFERMERÍA...........................17

1. Toma de constantes...19

  1. Valoración de la tensión arterial............................19

  2. Valoración de la temperatura 22

  3. Frecuencia cardíaca 25

  4. Frecuencia respiratoria 27

2. Medicación 33

  1. Administración de medicación vía intradérmica 33

  2. Administración de medicación vía subcutánea.....................36

  3. Administración de medicación vía intramuscular 39

  4. Preparación de medicación parenteral en bolo: ampolla 42

  5. Preparación de medicación parenteral en bolo: vial.............44

3. Cuidados básicos..49

  1. Movilización de pacientes encamados.......................19

  2. Hacer y desahacer cama desocupada.........................59

  3. Deshacer y hacer cama ocupada.............................62

4. Higiene del paciente dependiente...............................67

  1. Higiene de genitales 67

  2. Higiene ocular..71

  3. Higiene de extremidades 73

5. Fluidoterapia 77

6. Recogida de muestras 81

    1. Extracción de sangre 81

    2. Toma de muestra de exudado 84

    3. Recogida de orina 86

PARTE 2. ESTRUCTURA Y FUNCIÓN
DEL CUERPO HUMANO I Y II 91

1. Electrocardiograma (ECG) 93

2. Presión arterial y auscultación 97

3. Espirometría 101

4. Sensibilidad I y II 105

5. Exploración motora 109

6. Neurología 117

PARTE 3. PREVENCIÓN Y CONTROL DE LA ENFERMEDAD 125

1. Lavado de manos 127

    1. Lavado higiénico y antiséptico 127

    2. Lavado quirúrgico de manos 130

PARTE 4. ENFERMERÍA CLÍNICA I 135

1. Oxigenoterapia 137

    1. Oxigenoterapia 137

    2. Pulsioximetría 139

3. Gafas o cánulas nasales...140

4. Mascarilla facial simple 142

5. Mascarilla facial con reservorio...144

6. Mascarilla venturi (ventimask)...146

2. Administración de medicaciones inhalatorias.......................**149**

1. Nebulizadores...149

2. Inhaladores 151

3. Medición de glucemia capilar..**155**

4. Canalización venosa periférica **159**

5. Vendajes (material y vueltas básicas) **165**

1. Vendajes 165

2. Vendaje capelina...168

3. Vendaje compresivo en muñeca 170

4. Vendaje compresivo en pie y tobillo 172

5. Vendaje compresivo en rodilla 175

6. Cambio del dispositivo colector de la colostomía **179**

7. Cura seca de heridas **185**

8. Puesta de guantes estériles **189**

PARTE 5. ENFERMERÍA CLÍNICA II.. 193

1. Vendaje funcional de tobillo **195**

2. Inmovilización con férula de yeso en antebrazo **199**

3. Lavado ótico + pruebas de audición..................................203

    1. Lávado ótico..203

    2. Pruebas de audición..207

4. Sondaje nasogástrico 213

5. Sondaje vesical: colocación y retirada 221

    1. Colocación sondaje vesical..................................221

    2. Retirada sondaje vesical....................................226

    3. Sondaje vesical intermitente 229

    4. Irrigación vesical continua sistema cerrado 230

6. Cuidados al paciente traqueostomizado 235

    1. Traqueostomía...235

    2. Aspiración de secreciones por traqueostomía.................236

    3. Cuidados y mantenimiento de la traqueostomía 240

PARTE 6. ENFERMERÍA CLÍNICA III................................245

1. Cuidados de vías centrales....................................247

2. Cuidados del CVC con reservorio subcutáneo....................257

3. Cuidados de drenajes quirúrgicos..............................267

4. Atención de enfermería en los principales procesos
    quirúrgicos: nociones básicas de instrumentación.............275

    1. Entrega y manipulación del instrumental....................275

    2. Colocación de bata estéril..................................279

    3. Colocación de guantes estériles 279

4. Montaje de la mesa quirúrgica 281

5. Ayuda a vestirse a cirujanos 281

6. Montaje del campo quirúrgico 281

5. Suturas 285

6. Retirada de suturas quirúrgicas 291

PARTE 7. CICLO VITAL 295

1. Consulta ginecológica: toma de muestras 297

2. Exploración mamaria 303

3. Asistencia al parto inminente 307

4. Atención al puerperio y niño sano 313

5. Lactancia materna 323

6. Cuidado básico recién nacido
   (somatometría y constantes) 327

7. Constantes vitales en pediatría 335

   1. Temperatura corporal 335

   2. Tensión arterial 337

   3. Frecuencia cardíaca 339

   4. Frecuencia respiratoria 341

8. Oxigenoterapia 345

   1. Colocación de oxigenoterapia a alto o bajo flujo
      a un lactante/niño 345

9. Inmovilización de niño para técnicas
y procedimientos exploratorios 353

10. Obtención de muestras para análisis 361

   1. Técnica para toma de frotis faríngeo y nasal 361

   2. Técnica de urinocultivo en el lactante
(bolsa de urinocultivo) 364

   3. Extracción sangre para analítica con técnica
de gota a gota 368

   4. Canalización de una vía periférica en pediatría 371

   5. Pruebas metabólicas 376

11. RCP básica y ovace 383

12. Manejo de la obstrucción de vía aérea
por cuerpo extraño (ovace) 391

PARTE 8. CUIDADOS AL PACIENTE CRÍTICO Y SOPORTE VITAL 397

1. Soporte vital básico (SVB) 399

2. Soporte vital avanzado (SVA) 403

PARTE 9. CUIDADOS ESPECIALES 407

1. Administración de medicamentos en infusión continua
por vía subcutánea 409

PARTE 10. SALUD PÚBLICA Y ENFERMERÍA COMUNITARIA II 415

1. Índice tobillo-brazo 417

PRÓLOGO

En el marco del Espacio Europeo de Enseñanza se produjo un cambio en la estructuración de los estudios superiores en el que se vio involucrada, como no podía ser menos, la titulación de Enfermería.

Se pasó de un modelo centrado en el profesor y lo que este podía enseñar a los alumnos, a un modelo centrado en el alumno y en las competencias y habilidades que ha de adquirir en su periodo formativo.

En este nuevo modelo se ha dado mucha importancia a la adquisición de habilidades técnicas mediante la realización de actividades prácticas en los centros de estudio como una parte fundamental de su formación.

Para poder cubrir estas necesidades en nuestra Universidad se creó un Centro de Simulación Avanzada (CSA) en el que se desarrollan las actividades prácticas relacionadas con el contenido de las asignaturas de la titulación.

El propósito de este manual es recoger los procedimientos que se enseñan a los alumnos en estas prácticas con el fin de que tanto profesores como alumnos dispongan de una guía a la hora de planificar el aprendizaje y la realización de estas.

Es un manual en el que han colaborado todos los profesores de asignaturas del Grado que imparten prácticas en el CSA y las técnicas del mismo, personas fundamentales en el buen funcionamiento del centro y en la realización de este manual.

Deseamos que sea de utilidad para todos: profesores y estudiantes de Enfermería.

FUNDAMENTOS TEÓRICOS Y METODOLÓGICOS DE ENFERMERÍA

PARTE 1

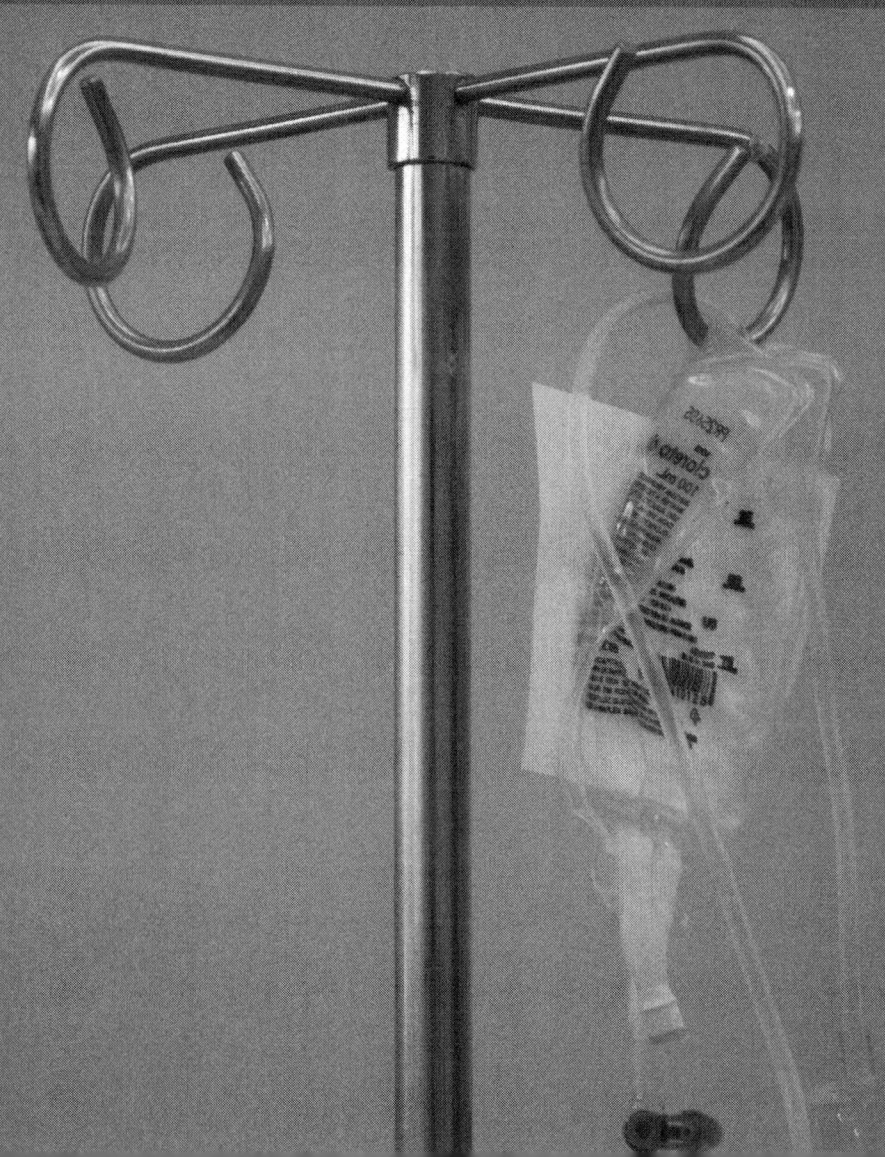

TOMA DE CONSTANTES
LORETO PEYRÓ GREGORI

1. VALORACIÓN DE LA TENSIÓN ARTERIAL

1.1. DEFINICIÓN

Medición de la presión ejercida por la sangre en el sistema circulatorio durante las fases del ciclo cardíaco. La presión arterial sistólica o máxima es la resultante de la contracción del ventrículo izquierdo al bombear la sangre hacia la aorta. La presión arterial diastólica o mínima se produce durante el reposo del ventrículo. La presión arterial diferencial es la diferencia entre las dos anteriores. Es una variable biológica que experimenta fluctuaciones a lo largo de las 24h dependiendo del periodo actividad/descanso. El paciente debe evitar realizar ejercicio físico, fumar o ingerir bebidas estimulantes o comidas copiosas.

1.2. OBJETIVOS

- Conocer y valorar la presión arterial del paciente.
- Detectar posibles alteraciones en la función hemodinámica del paciente.
- Determinar el funcionamiento de múltiples sistemas y órganos corporales.
- Valorar la respuesta del paciente al tratamiento.

1.3. RECURSOS HUMANOS

El alumno/a realiza el rol de enfermero/a.

1.4. RECURSOS MATERIALES

- Esfigmomanómetro.
- Manguito del tamaño adecuado.
- Fonendoscopio.
- Clorhexidina al 2% (para la limpieza del fonendo).
- Hoja de registro.
- Bolígrafo verde.

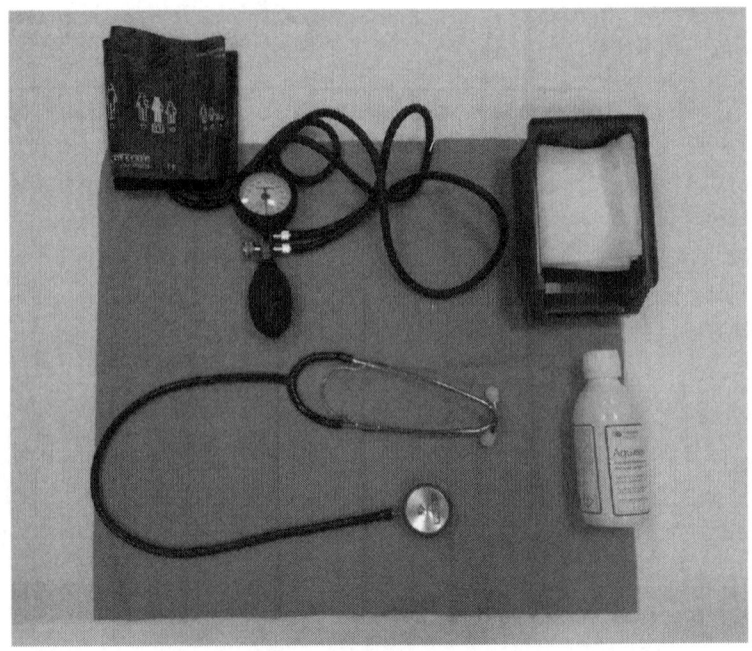

IMAGEN 1.
Material necesario para la toma de tensión arterial.
(Fuente: elaboración propia, CSA, Facultad de Salud UCHCEU).

1.5. PROCEDIMIENTO

1. Comprobar la calibración correcta del esfigmomanómetro o en su caso el funcionamiento adecuado y preparar el material.
2. Explicar el procedimiento al paciente, asegurar su privacidad y lavarse las manos.
3. Ayudar al paciente a colocarse en una posición cómoda, sedestación o supina, con el brazo apoyado a la altura del corazón, posición extendida, palma de la mano en supinación. Retirar las prendas del brazo evitando que compriman.
4. Colocar el manguito 3cm por encima de la flexura del codo. Palpar la arteria braquial y colocar la membrana del fonendoscopio sobre ella.
5. Inflar el manguito hasta que se ocluya el pulso. Subir 20-30mmHg por encima. Soltar la válvula poco a poco e indicar cuando se palpa el primer latido, este corresponde a la presión sistólica; dejar salir el resto del aire.
6. Iniciar de nuevo el inflado 20-30mmHg por encima de la cifra previa obtenida en la palpación, aflojar la válvula indicando cuando escucha el primer sonido y cuando deja de escuchar los sonidos, este momento corresponde a la presión diastólica.
7. Retirar el manguito, vaciar completamente el aire y registrar.
8. Limpiar el fonendoscopio con una gasa y solución antiséptica.

2. VALORACIÓN DE LA TEMPERATURA

2.1. DEFINICIÓN

Método para la toma de la temperatura corporal mediante un termómetro.

2.2. OBJETIVO

Medir la temperatura corporal del usuario y detectar posibles alteraciones en la termorregulación.

2.3. RECURSOS HUMANOS

El alumno/a realiza el rol de enfermero/a.

2.4. RECURSOS MATERIALES

- Termómetro.
- Recipiente para el termómetro.
- Desinfectante/antiséptico.
- Lubricante.
- Gasas.
- Guantes, si está indicado.
- Hoja de registro.
- Bolígrafo color rojo.

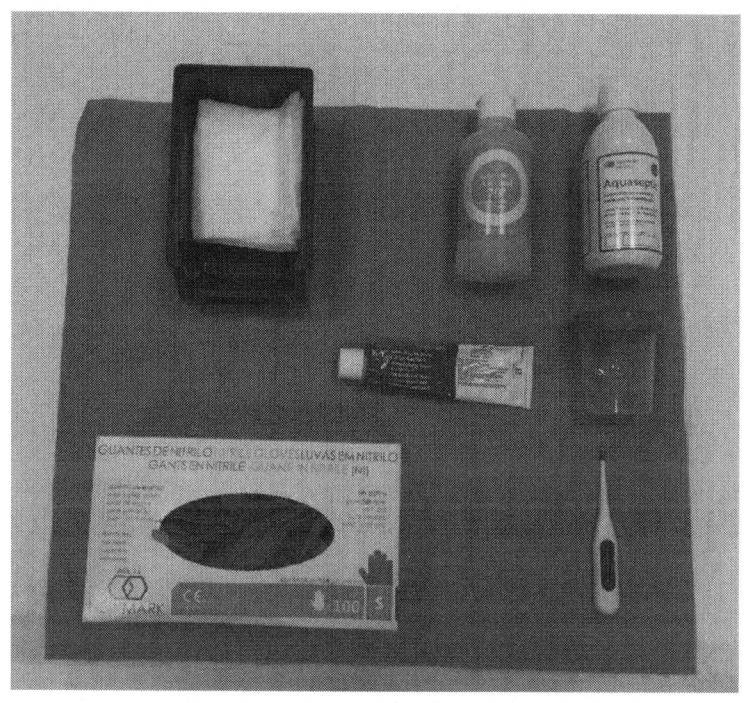

2.5. PROCEDIMIENTO

1. Explicar el procedimiento al paciente, solicitar su colaboración, asegurar su privacidad y lavarse las manos.
2. Comprobar el funcionamiento correcto del termómetro o comprobar que se encuentra en situación de medida.
3. Delante del usuario limpiar el termómetro con una gasa impregnada de antiséptico antes de colocarlo.

A) PROCEDIMIENTO DE TEMPERATURA AXILAR (RECOMENDADO PARA ADULTOS Y NIÑOS MAYORES DE 6 AÑOS)

1. Ayudar al paciente a colocarse en una posición cómoda y a quitarse las prendas necesarias (exponer la axila).
2. Secar la piel de la axila sin realizar fricción.
3. Colocar el termómetro en el centro de la axila y mantener el brazo del paciente cruzado en el tórax, manteniendo el termómetro durante 5-10 minutos.

B) PROCEDIMIENTO DE TEMPERATURA ORAL

1. Colocar el termómetro debajo de la lengua e indicar al paciente que lo sujete con los labios.
2. Mantener el termómetro durante 3 minutos.

C) PROCEDIMIENTO DE TEMPERATURA RECTAL (MENORES DE 6 AÑOS, TERMÓMETRO DE BULBO REDONDO)

1. Colocar al paciente en posición decúbito lateral izquierdo, si es un niño en decúbito supino y preservar su intimidad.
2. Colocarse los guantes y lubricar el extremo del termómetro, utilizando una gasa impregnada en lubricante.
3. Separar las nalgas e introducir el termómetro hasta alcanzar el recto, 2,5cm en niños y 3-4cm en adultos. Mantener 3 minutos y retirar.
4. Lavar con agua fría y desinfectar el termómetro si no es de un solo uso y lavarse las manos.
5. Registrar la temperatura.
6. Ayudar al paciente a vestirse y a recuperar su posición.

3. FRECUENCIA CARDÍACA

3.1. DEFINICIÓN

Medición de la frecuencia cardíaca a través del pulso en las arterias. Número de veces que el corazón realiza el ciclo completo de llenado y vaciado de sus cámaras en un determinado tiempo expresándose en contracciones o latidos por minuto. Los latidos corresponderían con las sístoles, es decir, cuando la sangre es expulsada al resto del cuerpo. El paciente debe estar relajado y no haber realizado esfuerzos o ejercicio físico previamente.

3.2. OBJETIVO

Conocer y valorar las características del latido cardíaco en cuanto a frecuencia, ritmo y volumen, así como detectar posibles anomalías.

3.3. RECURSOS HUMANOS

El alumno/a realiza el rol de enfermero/a.

3.4. RECURSOS MATERIALES

- Reloj con segundero.
- Fonendoscopio.
- Hoja de registro.
- Bolígrafo azul.
- Monitor cardíaco si fuera necesario.

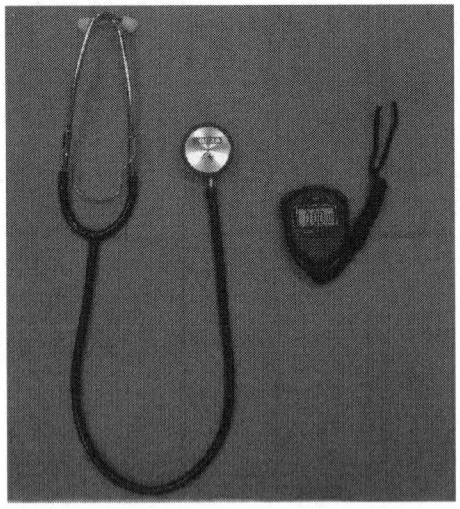

IMAGEN 3.

Material necesario para la medición de la frecuencia cardíaca.
(Fuente: elaboración propia, CSA, Facultad de Salud UCHCEU).

3.5. PROCEDIMIENTO

1. Explicar el procedimiento al paciente, asegurar su privacidad y lavarse las manos.
2. Ayudar al paciente a colocarse en una posición cómoda y en reposo; si el paciente ha realizado algún tipo de actividad dejar reposar entre 5 y 10 minutos.
3. Realizar la técnica por palpación: apoyar la yema de los dedos nº2 y 3 (índice y medio) sobre la arteria radial ejerciendo una ligera presión, contar el número de latidos durante 60" y determinar su ritmo e intensidad. No se debe utilizar la medición con el dedo pulgar ya que se pueden confundir con su propio latido.

4. Conocer dónde se encuentra el pulso temporal, carotideo, humeral o braquial, radial, femoral, poplíteo, tibial posterior y dorsal pedio.

5. Técnica por auscultación del pulso apical: exponer la zona anterior del tórax, colocar el fonendoscopio entre el cuarto y quinto espacio intercostal y a la izquierda de la línea media clavicular, contar el número de latidos por minuto y determinar su ritmo e intensidad.

6. Lavarse las manos y limpiar la membrana del fonendoscopio antes y después de realizar la técnica.

7. Registrar el número de pulsaciones, ritmo e intensidad de los latidos.

4. FRECUENCIA RESPIRATORIA

4.1. DEFINICIÓN

Determinar el número de respiraciones por minuto, es decir, número de ciclos de respiración completos, inspiración seguida de espiración, que realiza una persona en un minuto, observando los movimientos toracoabdominales según la edad que acompañan a cada respiración.

4.2. OBJETIVOS

- Conocer y valorar la frecuencia, ritmo y profundidad de la respiración y valorar las características de los ciclos respiratorios.
- Identificar signos de dificultad o alteraciones respiratorias.

4.3. RECURSOS HUMANOS

El alumno/a realiza el rol de enfermero/a.

4.4. RECURSOS MATERIALES

- Reloj con segundero.
- Hoja de registro.
- Bolígrafo negro.
- Fonendoscopio, si precisa.
- Monitor, si precisa.

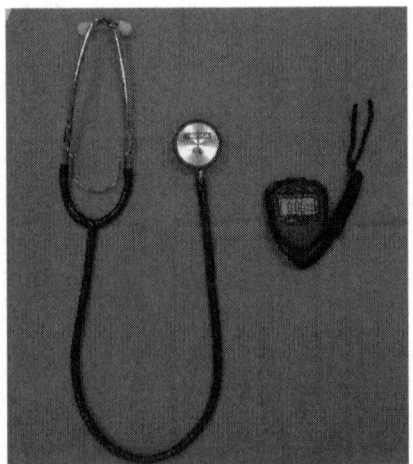

IMAGEN 4.

Material necesario para la medición de la frecuencia respiratoria.
(Fuente: elaboración propia, CSA, Facultad de Salud UCHCEU).

4.5. PROCEDIMIENTO

1. Colocar al paciente en una posición cómoda.
2. Explicar el procedimiento al paciente, asegurar su privacidad y lavarse las manos.

3. Asegurarse de que el paciente no ha realizado actividad física y no está alterado emocionalmente.
4. Contar el número de respiraciones en 60" mediante uno de estos procedimientos:

   - Observación de las elevaciones del tórax y abdomen.
   - Colocación de la mano sobre el tórax o abdomen.
   - Usar el fonendoscopio cuando las características de la respiración lo requieran.

5. Observar la regularidad, tipo y características de la respiración.
6. Registrar la información utilizando un bolígrafo negro.

BIBLIOGRAFÍA

DE LEÓN-ROBERT, A.; ANTÓN-BOTELLA, J. J.; HIDALGO GARCÍA, I. M.; CAMPUSANO-CASTELLANOS, H. M.; LÓPEZ-ALEGRÍA, C.; & GASCÓN-CÁNOVAS, J. J. (2020). Precisión diagnóstica de la determinación de la presión arterial en consulta en el control del hipertenso: Propuesta de nuevos valores de corte [Diagnostic accuracy of blood pressure determination in clinics in control of hypertension: Proposal of new cut-off values]. *Semergen, 46*(2), pp. 81-89. https://doi.org/10.1016/j.semerg.2019.09.007

ESTEVE, J.; MITJANS, J. (2003). *Enfermería. Técnicas Clínicas.* Capítulo 5, pp. 93-114. McGraw-Hill, Madrid.

GENERALITAT VALENCIANA. CONSELLERIA DE SANITAT (2007). *Guía de Actuación de Enfermería. Manual de procedimientos generales.* Capítulo XI: Hemodinámica, pp. 279-289. Disponible online en: http://publicaciones.san.gva.es/publicaciones/documentos/V.5277-2007.pdf. Generalitat. Conselleria de Sanitat, Valencia.

GOROSTIDI, M.; GIJÓN-CONDE, T.; DE LA SIERRA, A.; RODILLA, E.; RUBIO, E.; VINYOLES, E.; (...) & GARCÍA-DONAIRE, J. A. (2022). Guía práctica sobre el diagnóstico y tratamiento de la hipertensión arterial en España. Sociedad Española de Hipertensión-Liga Española para la Lucha contra la Hipertensión Arterial (SEH-LELHA). *Hipertension y riesgo vascular*, 39(4), pp. 174-194.

MANUAL AMIR. (2015). *Enfermería. Procedimientos y técnicas de enfermería.* 12ª Edición. Tema 2: Técnicas y procedimientos comunes, pp. 17-20.

NASCIMENTO, A. S. D.; LEMOS, C. D. S.; BIACHI, F. B.; LYRA, F. R. S. D.; GNATTA, J. R.; & POVEDA, V. D. B. (2024). Evaluación de distintos métodos para medir la temperatura corporal de los pacientes durante el período intraoperatorio. *Revista Latino-Americana de Enfermagem, 32*, e4143.

SMITH, S.; DUELL, D.; MARTIN, B.; AEBERSOLD, M.; GONZÁLEZ, L. (2018). Administración de medicación parental. En: MARTÍN-ROMO, M. (ed.), *Habilidades para enfermería clínica*. Volumen I, 9ª edición, pp. 258-261. Pearson, Madrid.

MEDICACIÓN
CARMEN TRULL AHUIR

1. ADMINISTRACIÓN DE MEDICACIÓN VÍA INTRADÉRMICA

1.1. DEFINICIÓN

Vía parenteral de administración de medicación dentro de la dermis, se trata de una zona de irrigación escasa por lo que la absorción es lenta. Se administra en zonas carentes de vello y lesiones (zona escapular, infraclavicular, cara interna del antebrazo). La dosis de medicación a administrar se encuentra en el rango 0,01-0,1ml.

1.2. OBJETIVO

Detectar alergias o realizar la prueba de tuberculina.

1.3. RECURSOS HUMANOS

El alumno/a realiza el rol de enfermero/a.

1.4. RECURSOS MATERIALES

- Guantes un solo uso no estériles.
- Jeringa de 1ml.

- Aguja calibre 25G x 1" (0,50 x 25mm).
- Vial o ampolla de la solución a administrar.
- Gasas.
- Antiséptico.
- Contenedor para residuos punzantes.
- Simulador para inyección intradérmica.

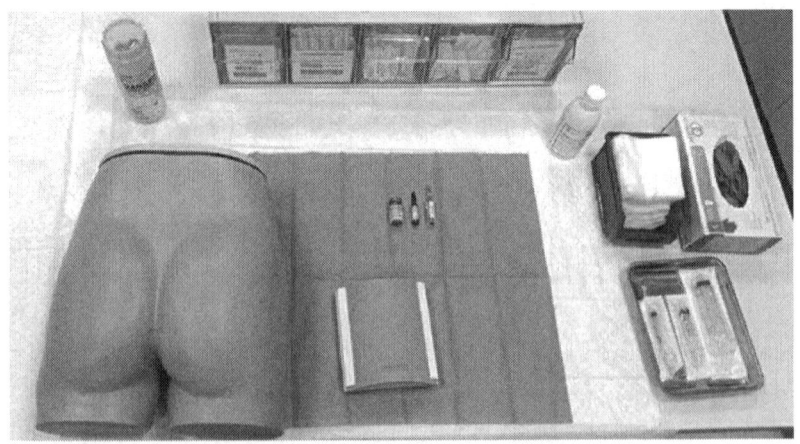

IMAGEN 5.

Material necesario para la administración de medicación por vía intradérmica.
(Fuente: elaboración propia, CSA, Facultad de Salud UCHCEU).

1.5. PROCEDIMIENTO

1. Comprobar paciente, medicamento, dosis, indicación, hora de administración, caducidad de la medicación.
2. Lavarse las manos y colocarse los guantes.
3. Ajustar la jeringuilla precargada y la aguja por el cono manteniendo la esterilidad.
4. Ayudar al paciente a adoptar una postura cómoda.
5. Descubrir la zona a inyectar, desinfectarla en una misma dirección.

6. Desencapuchar la aguja.
7. Estirar la piel con la mano no dominante.
8. Con la aguja aplicada sobre la piel, con el bisel hacia arriba, insertarla con una inclinación de entre 5 y 15 grados.
9. Inocular la medicación lentamente hasta formar una pápula o vesícula.
10. Retirar la aguja sin comprimir ni friccionar sobre la vesícula.
11. Tirar la aguja al contenedor y la jeringuilla a la basura.
12. Quitarse los guantes y lavarse las manos.
13. Indicar zonas de administración y objetivo de la técnica.

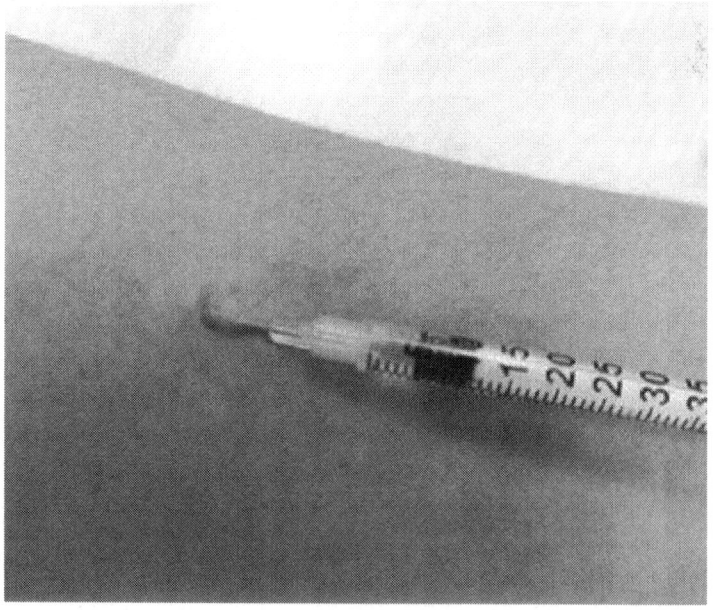

IMAGEN 6.

Pápula formada después de la administración de la medicación por vía intradérmica.
(Fuente: elaboración propia, CSA, Facultad de Salud UCHCEU).

2. ADMINISTRACIÓN DE MEDICACIÓN VÍA SUBCUTÁNEA

2.1. DEFINICIÓN

Vía parenteral de administración de medicación en el tejido conectivo laxo que se encuentra debajo de la dermis, zona de irrigación mayor que la dermis por lo que la velocidad de absorción de la medicación es mayor que en una inyección intradérmica. Zonas de administración cara externa del brazo, abdomen, cara anterior de los muslos. La dosis de medicación a administrar se encuentra en el rang 0,5-1ml.

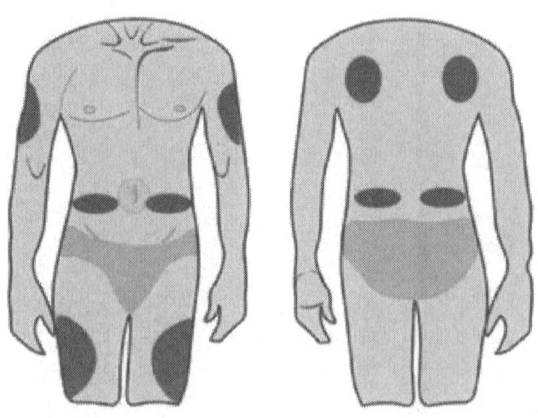

IMAGEN 7.
Zonas de administración de medicación subcutánea.
(Fuente: elaboración propia, programa Adobe Illustrator).

2.2. OBJETIVO

Administrar por vía subcutánea un medicamento con fines terapéuticos o preventivos de acción retardada

2.3. RECURSOS HUMANOS

El alumno/a realiza el rol de enfermero/a.

2.4. RECURSOS MATERIALES

- Guantes de un solo uso no estériles.
- Jeringa de 1 ó 2ml.
- Aguja 25G x 1", (0,50 x 25mm).
- Aguja de carga 18G,(1,20 x 40mm).
- Gasas.
- Antiséptico.
- Vial o ampolla de la solución medicación a administrar.
- Contenedor de residuos punzantes.
- Simulador para inyección subcutánea.

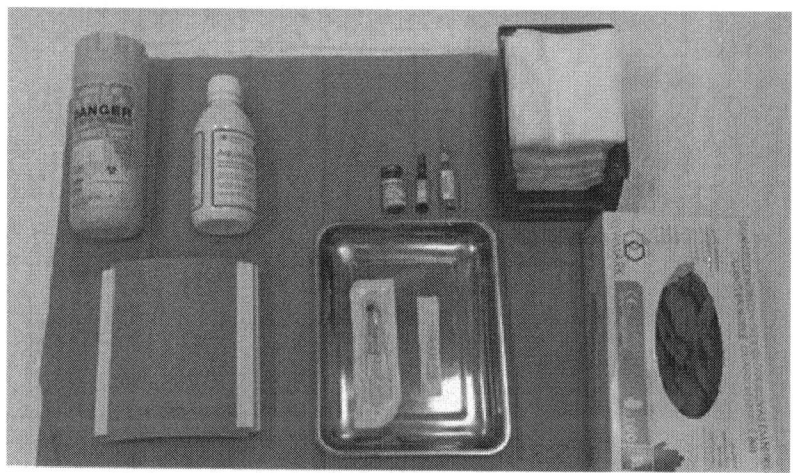

IMAGEN 8.

Material necesario para la administración de medicación por vía subcutánea.
(Fuente: elaboración propia, CSA, Facultad de Salud UCHCEU).

2.5. PROCEDIMIENTO

1. Comprobar paciente, medicamento, dosis, indicación, hora de administración, caducidad de la medicación.
2. Informar al paciente.
3. Lavarse las manos y colocarse los guantes.
4. Ajustar la jeringuilla precargada y la aguja por el cono manteniendo la esterilidad o cargar la medicación de la ampolla o vial (Consultar puntos 2.4-2.5).
5. Determinar con el paciente la zona para administrar la medicación. Descubrir la zona a inyectar y desinfectarla en una misma dirección.
6. Desencapuchar la aguja.
7. Asegurar que no hay aire en la jeringa y empujar el émbolo hasta que vea aparecer la solución en el bisel.
8. Limpiar y pellizcar la zona de punción.
9. Con el bisel mirando hacia arriba y con una inclinación de 45° o 90° dependiendo de la cantidad de tejido graso, introducir la aguja completamente.
10. Retirar el émbolo para comprobar que no se ha accedido al torrente sanguíneo.
11. Introducir la medicación lentamente.
12. Retirar la aguja en la misma dirección en la que se ha introducido y con la gasa presionar la zona de punción.
13. Tirar la aguja al contenedor y la jeringuilla a la basura.
14. Recoger material.
15. Quitarse los guantes y lavarse las manos.
16. Registrar la zona, hora e incidencias durante la administración y objetivo de la técnica.

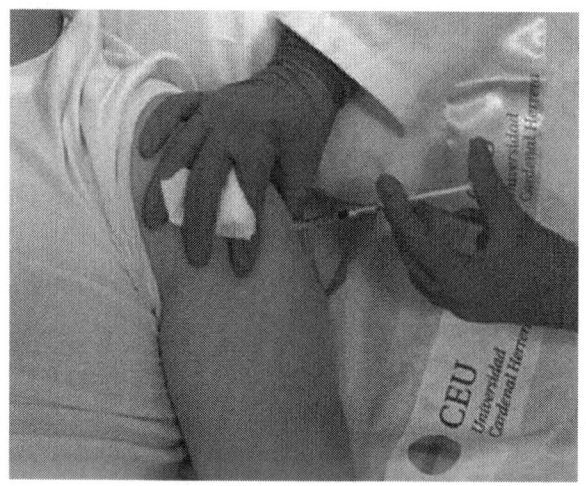

IMAGEN 9.

Administración de medicación por vía subcutánea.
(Fuente: elaboración propia, CSA, Facultad de Salud UCHCEU).

3. ADMINISTRACIÓN DE MEDICACIÓN VÍA INTRAMUSCULAR

3.1. DEFINICIÓN

Vía parenteral de administración de medicación en el tejido muscular profundo, que se caracteriza por la gran vascularización lo que permite una rápida absorción de la medicación. Las zonas de administración son el músculo deltoides, vasto lateral, recto femoral y glúteo mayor. Dosis de medicación a administrar en deltoides 2ml, vasto lateral y recto femoral hasta 5ml, glúteo hasta 5ml.

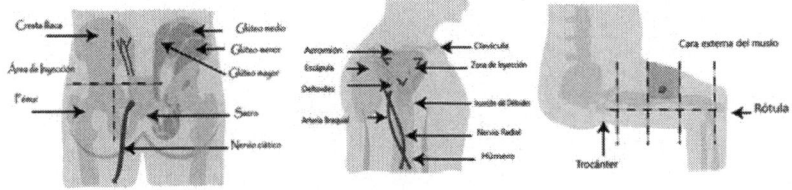

IMAGEN 10.

Zonas de administración de medicación por vía intramuscular.
(Fuente: elaboración propia-programa Adobe Illustrator).

3.2. OBJETIVO

Administrar por vía intramuscular un medicamento con fines terapéuticos.

3.3. RECURSOS HUMANOS

El alumno/a realiza el rol de enfermero/a.

3.4. RECURSOS MATERIALES

- Guantes de un solo uso no estériles.
- Jeringa mayor de 3ml.
- Aguja calibre 21G x 1" (0,8 x 25) - 21G x 1 1/2" (0,8 x 40).
- Gasas.
- Antiséptico.
- Contenedores de residuos punzantes.
- Simulador de glúteo.

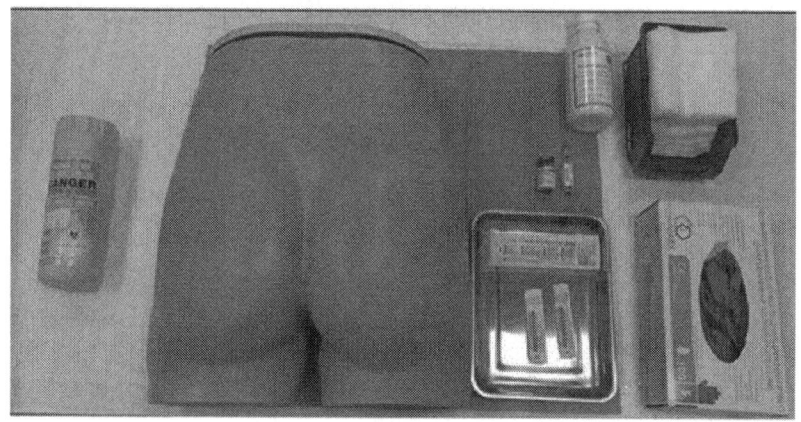

IMAGEN 11.

Material necesario para la administración de medicación por vía intramuscular.
(Fuente: elaboración propia, CSA, Facultad de Salud UCHCEU).

3.5. PROCEDIMIENTO

1. Comprobar paciente, medicamento, dosis, indicación, hora de administración, caducidad de la medicación.
2. Lavarse las manos y colocarse los guantes.
3. Explicar el procedimiento a realizar.
4. Ajustar jeringuilla precargada y aguja por el cono manteniendo la esterilidad.
5. Descubrir la zona a inyectar, desinfectarla en una misma dirección.
6. Desencapuchar la aguja.
7. Con una inclinación de 90º introducir la aguja completamente en el cuadrante superior externo del glúteo. Dar unos golpes previos para relajar el músculo.

8. Retirar émbolo para comprobar que no se ha accedido al torrente sanguíneo.
9. Introducir la medicación.
10. Retirar la aguja y con la gasa presionar la zona de punción.
11. Tirar la aguja al contenedor y la jeringuilla a la basura.
12. Quitarse los guantes y lavarse las manos.
13. Registrar incidencias y zona de administración.

4. PREPARACIÓN DE MEDICACIÓN PARENTERAL EN BOLO: AMPOLLA

4.1. DEFINICIÓN

La ampolla es un recipiente de cristal con cuello angosto, rodeado de un anillo coloreado fácil de romper. Contiene una dosis única de medicación líquida.

4.2. OBJETIVO

Cargar la jeringuilla con la medicación que contiene la ampolla para su administración por vía parenteral.

4.3. RECURSOS HUMANOS

El alumno/a realiza el rol de enfermero/a.

4.4. RECURSOS MATERIALES

- Guantes un solo uso no estériles.
- Jeringa mayor de 3ml.

- Aguja de calibre 21G x 1" (0,8 x 25mm) - 21G x 1 1/2" (0,8 x 40mm).
- Ampolla de medicación.
- Gasas.
- Antiséptico.
- Contenedor de residuos punzantes.

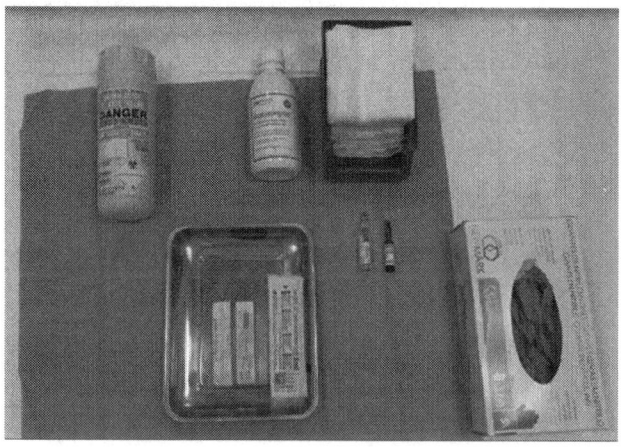

IMAGEN 12.

Material necesario para la preparación de medicación parenteral en bolo con ampolla. (Fuente: elaboración propia, CSA, Facultad de Salud UCHCEU).

4.5. PROCEDIMIENTO

1. Comprobar paciente, medicamento, dosis, indicación, hora de administración, caducidad de la medicación.
2. Lavarse las manos y colocarse los guantes.
3. Abrir la ampolla con la gasa.
4. Abrir la jeringuilla y la aguja. Ajustar por el cono de ambos.
5. Preparar la ampolla: dar unos golpes suaves y rápidos en la parte alta de la ampolla con el dedo hasta que el líquido desaparezca del cuello de la ampolla. Con una gasa, romper con rapidez y firmeza el cuello de la ampolla.

6. Sostener la ampolla invertida o colocarla sobre una superficie plana.
7. Introducir la aguja en la ampolla quedando el bisel encarado hacia la pared de la base de la ampolla.
8. Inclinar la ampolla para que todo el líquido quede al alcance de la aguja.
9. Retroceder el émbolo de la jeringuilla hasta que se haya cargado el contenido de la ampolla.
10. Purgar y tirar la aguja al contenedor o encapuchar, según proceda.

5. PREPARACIÓN DE MEDICACIÓN PARENTERAL EN BOLO: VIAL

5.1. DEFINICIÓN

El vial es un contenedor de una o varias dosis con un sello de goma en la parte superior, protegido por un capuchón metálico. Contiene medicación en polvo o líquida. Es un sistema cerrado por lo que es necesario inyectar aire en su interior para poder extraer la solución.

5.2. OBJETIVO

Cargar la jeringuilla con la medicación que contiene el vial para su administración por vía parenteral.

5.3. RECURSOS HUMANOS

El alumno/a realiza el rol de enfermero/a.

5.4. RECURSOS MATERIALES

- Guantes de un solo uso no estériles.
- Jeringa de tamaño acorde a la cantidad de medicación a cargar.
- Aguja de calibre 18G (1,2 x 40mm).
- Vial con medicación.
- Gasas.
- Antiséptico.
- Contenedor de residuos punzantes.

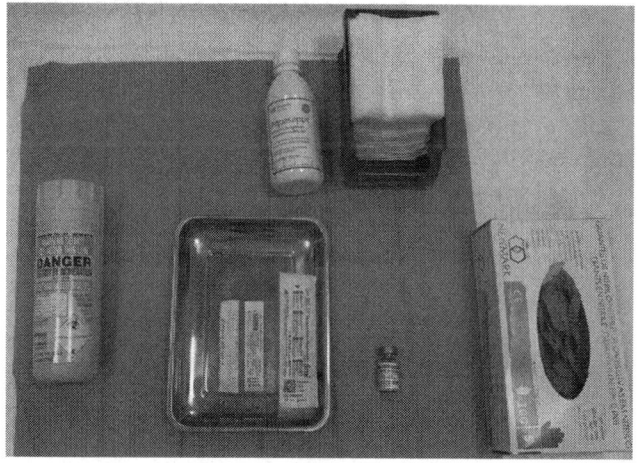

IMAGEN **13.**

Material necesario para la preparación de medicación parenteral en bolo con vial. (Fuente: elaboración propia, CSA, Facultad de Salud UCHCEU).

5.5. PROCEDIMIENTO

1. Verificar registro de administración de medicación, nombre del paciente y dosis de la medicación.
2. Verificar la fecha de caducidad de la ampolla.

3. Lavarse las manos y colocarse los guantes.
4. Abrir la ampolla con la gasa. Retirar la chapa del vial.
5. Abrir la jeringuilla y la aguja. Ajustar ambos por el cono manteniendo la esterilidad.
6. Seguir los pasos de cargar ampolla.
7. Sin levantar el vial de la mesa, introducir la aguja en el vial y vaciar el contenido de la jeringuilla.
8. Retirar la aguja del vial, encapucharla para no contaminarla.
9. Mezclar el contenido del vial sin agitar.
10. Retroceder el émbolo de la jeringuilla tanto como cantidad de medicación a cargar.
11. Introducir la aguja en el vial sin levantar el vial de la mesa, introducir aire cargado de la jeringuilla.
12. Voltear el vial, confirmar que el vial de la aguja está dentro de la medicación.
13. Cargar la medicación y purgar.
14. Tirar al contenedor el vial y la ampolla.
15. Tirar la aguja al contenedor o encapuchar, según proceda.

BIBLIOGRAFÍA

AYINDE, O., HAYWARD, R. S., & ROSS, J. D. C. (2021). The effect of intramuscular injection technique on injection associated pain; a systematic review and meta-analysis. *PloS One, 16*(5), e0250883. https://doi.org/10.1371/journal.pone.0250883

CALVO-ALÉN, J.; VELA, P.; BUSTABAD, S.; MACEIRAS, F.; CARMONA, L. & CEA-CALVO, L. (2020). Satisfaction, fulfillment of expectations and adherence to subcutaneous biological drugs in patients with rheumatoid arthritis: ARCO study. [Satisfacción, cumplimento de expectativas y adherencia al fármaco biológico subcutáneo en pacientes con artritis reumatoide: Estudio ARCO]. *Reumatologia clinica, 16*(2 Pt 1), pp. 116-119. https://doi.org/10.1016/j.reuma.2018.02.015

GRIFFIN PERRY, A. y POTTER, P. (2011). *Técnica 46, 47, 48. Técnicas y procedimientos de enfermería.* 7ª Ed., pp. 326-345. Elsevier, Barcelona.

— *Técnica 70. Técnicas y procedimientos de enfermería.* 7ª Ed., pp. 479-487. Elsevier, Barcelona.

HAYES, C. (1998). Injection technique. Intradermal. *Nursing times, 94*(42), pp. 1-2.

HOSPITAL UNIVERSITARIO VIRGEN DEL ROCÍO. (Junio, 2012) *Manual de Procedimientos Generales de Enfermería.* Sevilla. Disponible en: https://elenfermerodelpendiente.files.wordpress.com/2014/01/manualde-procedimientos_gene

LOVE, G. H. (2006). Administering an intradermal injection. *Nursing, 36*(6), 20. https://doi.org/10.1097/00152193-200606000-00016

MICHEELS, P. & GOODMAN, L. (2018). Injection Depth in Intradermal Therapy: Update and Correction of Published Data. *Journal of drugs in dermatology: JDD, 17*(1), pp. 88-96.

POSTIGO, M. S., DURÁN, G. N., LAVADO, G. J., REY, S. P., CANAL, M. M., & PEDRERA, Z. J. (2002). Acceso venoso subcutáneo implantable. Manejo [Implantable subcutaneous venous access. Management]. *Revista de enfermeria* (Barcelona, Spain), *25*(3), pp. 60-64.

SHAW, H. (2015). Intramuscular injection. *Nursing standard Royal College of Nursing (Great Britain): 1987), 30*(6), pp. 61-62. https://doi.org/10.7748/ns.30.6.61.s48

SMITH, S.; DUELL, D.; MARTIN, B.; AEBERSOLD, M.; GONZÁLEZ, L. (2018). *Administración de medicación parenteral.* En: MARTÍN-ROMO, M. (Ed.), *Habilidades para enfermería clínica,* Volumen I, 9ª edición, pp. 605-629. Pearson, Madrid.

CUIDADOS BÁSICOS
LORETO PEYRÓ GREGORI

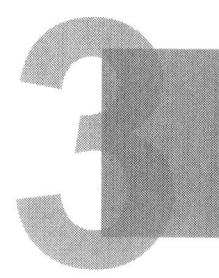

1. MOVILIZACIÓN DE PACIENTES ENCAMADOS

1.1. DEFINICIÓN

Se trata de una serie de pautas encaminadas al uso eficiente, coordinado y saludable del cuerpo, dirigidas a movilizar los pacientes, actividades dirigidas a proporcionar el aseo corporal y la comodidad del paciente y llevar a cabo las actividades que entrañen un especial riesgo de lesiones músculo-esqueléticas en el profesional sanitario.

1.2. OBJETIVOS

- Facilitar el uso eficiente y sin riesgo de los grupos musculares apropiados para mantener el equilibrio, disminuir la energía necesaria, reducir la fatiga y eludir el riesgo de lesiones al paciente y al equipo.
- Potenciar la autonomía del paciente, asistiéndolo de forma pasiva solo cuando sea estrictamente necesario, buscando siempre su colaboración.

- Colocar al paciente en la posición indicada para conseguir su confort, colocar las articulaciones en posición funcional o para realizar algún cuidado o exploración; así como prevenir posibles complicaciones (úlceras por presión, deformidades, trastornos circulatorios, etc).

1.3. RECURSOS HUMANOS

- El alumno/a realiza el rol de enfermero/a.
- El alumno realiza el rol de técnico en cuidados de enfermería.
- El alumno realiza el rol de celador.

1.4. RECURSOS MATERIALES

- Guantes, si está indicado.
- Paciente simulado o maniquí.
- Ropa de cama (sábanas y entremetida).
- Almohadas grandes y pequeñas.
- Férula antiequina y férulas posturales.
- Botines de protección para los talones.
- Sistemas mecánicos para movilizar pacientes.
- Trapecio.
- Sillón.

1.5. PROCEDIMIENTO

A) ASCENDER PACIENTE COLABORADOR HACIA CABECERA DE LA CAMA

1. Comprobar identidad del paciente.
2. Coger el material preparado previamente.
3. Explicar al paciente el procedimiento a realizar.

4. Lavarse las manos y colocarse los guantes.
5. Bajar el cabecero de la cama de modo que quede plana o baja como el paciente pueda tolerar.
6. Destapar al paciente y poner la almohada en la cabecera de la cama para evitar que el paciente se golpee la cabeza al moverse.
7. Indicarle al paciente que flexione las rodillas y apoye las palmas de las manos sobre el colchón. El paciente acerca el mentón al tórax.
8. Con un compañero al lado contrario de la cama (opcional) sujetar con los antebrazos de los profesionales de enfermería los muslos del paciente y el otro antebrazo se coloca debajo de los hombros del paciente.
9. Informar al paciente que a la de tres, se impulse con sus pies y con sus manos; con ayuda de los profesionales se asciende al paciente hacia la cabecera de la cama.
10. Colocar la almohada debajo de la cabeza del paciente.
11. Cubrir al paciente.
12. Quitarse los guantes y lavarse las manos.

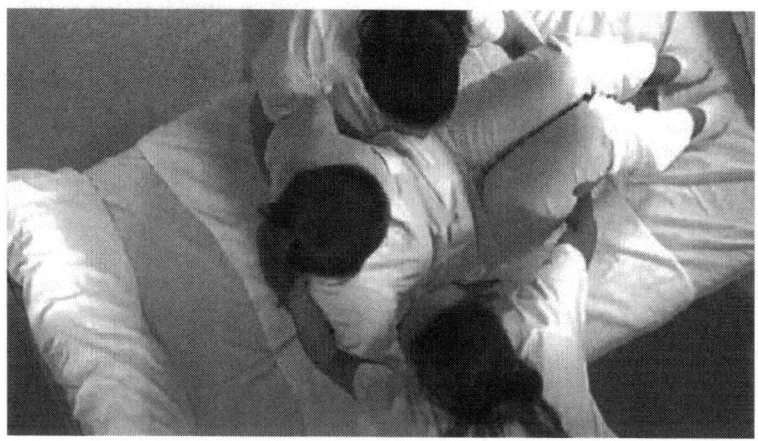

IMAGEN **14.**
Movilización de paciente colaborador hacia la cabecera de la cama.
(Fuente: elaboración propia, CSA, Facultad de Salud UCHCEU).

B) ASCENDER PACIENTE NO COLABORADOR HACIA CABECERA DE LA CAMA

1. Comprobar identidad del paciente.
2. Coger el material preparado previamente.
3. Explicar al paciente el procedimiento a realizar.
4. Lavarse las manos y colocarse los guantes.
5. Bajar el cabecero de la cama de modo que quede plana o tan baja como el paciente pueda tolerar.
6. Destapar al paciente y poner la almohada en la cabecera de la cama para evitar que el paciente se golpee la cabeza al moverse.
7. Con un compañero al lado contrario de la cama, enrollar el travesero en dirección hacia el paciente.
8. Adoptar una mecánica corporal adecuada para realizar el procedimiento.
9. Contar hasta tres y proceder a ascender al paciente.
10. Colocar la almohada debajo de la cabeza del paciente.
11. Cubrir al paciente.
12. Quitarse los guantes y lavarse las manos.

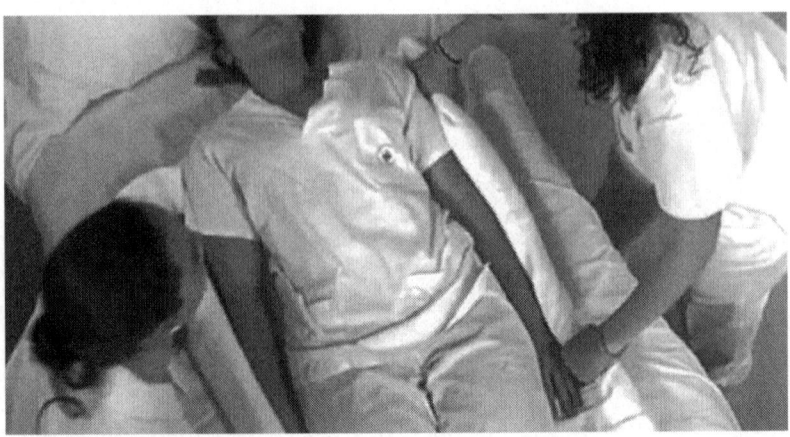

IMAGEN 15.
Movilización de paciente no colaborador hacia la cabecera de la cama.
(Fuente: elaboración propia, CSA, Facultad de Salud UCHCEU).

C) POSICIÓN DECÚBITO SUPINO

1. Comprobar identidad del paciente.
2. Coger el material preparado previamente.
3. Explicar al paciente el procedimiento a realizar.
4. Lavarse las manos y colocarse los guantes.
5. Colocar dispositivo de apoyo (almohada) para apoyar cabeza y cuello para facilitar la postura adecuada.
6. Colocar dispositivo de apoyo en la región lumbar.
7. Colocar dispositivo de apoyo (almohada pequeña o rodillo) para apoyar antebrazos colocando los brazos paralelos al cuerpo.
8. Colocar dispositivo de apoyo al trocánter del fémur (utilizar rodillos preparados con toallas de baño para alinear las caderas del paciente).
9. Colocar dispositivo de apoyo debajo de los tobillos.
10. Colocar una almohada pequeña o rodillo en el hueco poplíteo manteniendo las piernas separadas para evitar la hiperextensión de las rodillas y mejorar la circulación al reducir la presión.
11. Colocar dispositivo de apoyo férula antiequina en los pies para mantener la dorsiflexión y evitar la aparición del pie equino.
12. Cubrir al paciente.
13. Quitarse los guantes y lavarse las manos.

D) POSICIÓN DECÚBITO LATERAL

1. Comprobar identidad del paciente.
2. Coger el material preparado previamente.
3. Explicar al paciente el procedimiento a realizar.
4. Lavarse las manos y colocarse guantes.
5. Colocar dispositivo de apoyo almohada debajo de cabeza y cuello (Objetivo: evitar flexión lateral del cuello y la contractura de los músculos del cuello).

6. Flexionar el hombro inferior hacia delante, rotar el brazo hacia arriba quedando apoyado el dorso de a mano en la cama y se sitúe a la altura de la cara.

7. Colocar una almohada debajo el brazo superior (Objetivo: evitar rotación interna y aducción del hombro y facilitar la expansión del tórax).

8. Colocar una almohada entre las dos piernas de manera que la superior descanse en un plano paralelo a la cama y la rodilla flexionada (Objetivo: evitar rotación interna y aducción del fémur, prevenir la lesión de las paredes venosas de la extremidad inferior y facilitar retorno venoso).

9. Colocar las caderas en el mismo plano que los hombros para evitar la torsión de la columna.

10. Cubrir al paciente.

11. Quitarse los guantes y lavarse las manos.

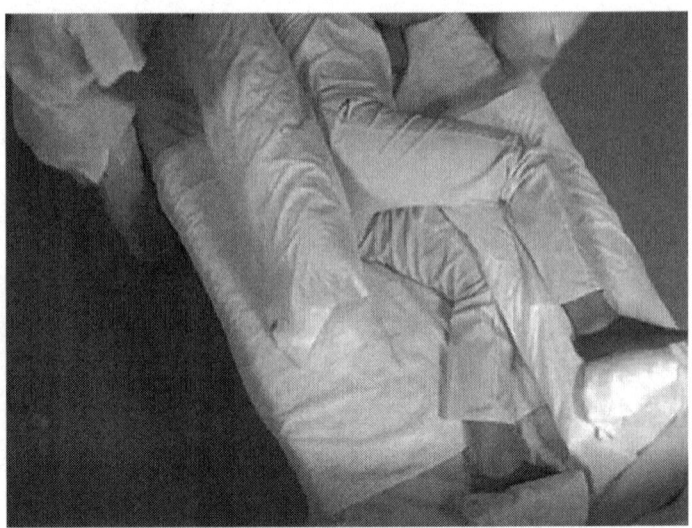

IMAGEN 16.
Paciente en posición de decúbito lateral.
(Fuente: elaboración propia, CSA, Facultad de Salud UCHCEU).

E) POSICIÓN DECÚBITO PRONO

1. Comprobar identidad del paciente.
2. Coger el material preparado previamente.
3. Explicar al paciente el procedimiento a realizar.
4. Lavarse las manos y colocarse los guantes.
5. Girar la cabeza hacia un lado de manera que descanse directamente sobre la cama (Objetivo: evitar hiperextensión del cuello).
6. Colocar los brazos hacia arriba apoyando la palma de la mano sobre la cama.
7. Colocar dispositivo de apoyo justo debajo del diafragma o dispositivo en forma de herradura (Objetivo: aliviar presión de mamas o genitales masculinos).
8. Colocar dispositivo de apoyo bajo las pantorrillas o deslizar al paciente hasta el borde de la cama (Objetivo: permite la flexión de las rodillas, evita la flexión plantar y presión en los dedos de los pies).
9. Cubrir al paciente.
10. Quitarse los guantes y lavarse las manos.

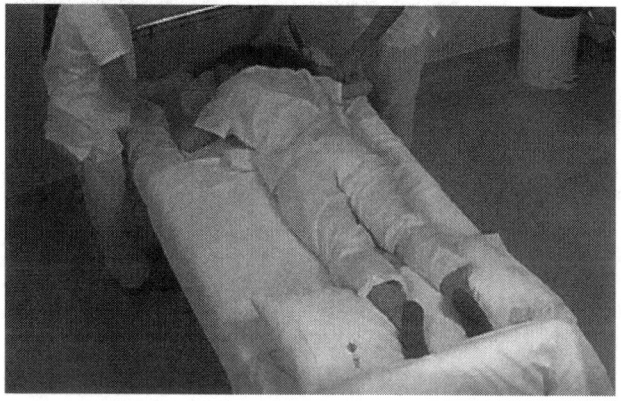

IMAGEN **17**.
Movilización de paciente a posición de decúbito prono.
(Fuente: elaboración propia, CSA, Facultad de Salud UCHCEU).

F) MOVILIZACIÓN DE UN PACIENTE DE LA CAMA A UNA SILLA

1. Comprobar identidad del paciente.
2. Preparar el material.
3. Explicar al paciente el procedimiento a realizar.
4. Lavarse las manos y colocarse guantes.
5. Poner la silla al lado de la cama.
6. Destapar al paciente y quitar la almohada.
7. Poner al paciente en decúbito lateral o indicarle que se ponga él mismo.
8. Colocar al paciente en Fowler.
9. Adoptar una mecánica corporal adecuada para realizar el procedimiento.
10. Sujetar las piernas del paciente con un brazo y el otro colocarlo entre las escápulas.
11. Contar hasta 3 y rotar al paciente hasta que quede sentado en el borde de la cama.
12. Comprobar que el paciente no se marea, colocarle las zapatillas.
13. Comprobar que los pies del paciente reposan sobre el suelo, colocar el pie más cercano a la silla tocando el pie del paciente y la rodilla de esa misma pierna haciendo tope con la rodilla del paciente para que no se caiga.
14. Separar la pierna más alejada de la silla para tener una base de apoyo amplia.
15. El paciente se apoya sobre los hombros del profesional de enfermería. Sujetar firmemente al paciente.
16. Contar hasta 3, levantar al paciente de la cama y girar suavemente hasta que el paciente se sienta en la silla.
17. Quitarse los guantes y lavarse las manos.

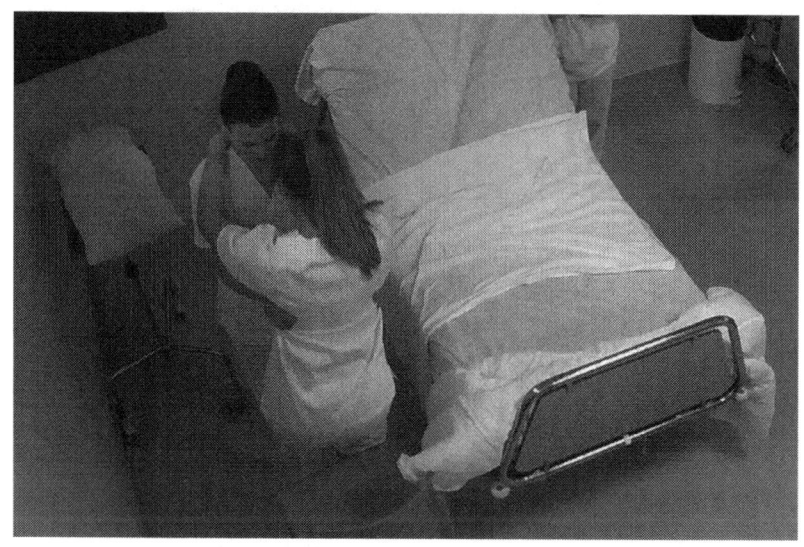

IMAGEN 18.

Movilización de paciente de la cama a una silla.
(Fuente: elaboración propia, CSA, Facultad de Salud UCHCEU).

G) POSICIÓN DE SIMS

1. Comprobar identidad del paciente.
2. Coger el material preparado previamente.
3. Explicar al paciente el procedimiento a realizar.
4. Lavarse las manos y colocarse guantes.
5. Colocar dispositivo de apoyo para apoyar cabeza y cuello (Objetivo: evitar flexión lateral del cuello).
6. Colocar el brazo inferior extendido por detrás del cuerpo.
7. Colocar dispositivo de apoyo bajo el brazo superior que se coloca flexionado por el codo y próximo a la cabeza (Objetivo: evitar rotación interna del hombro y facilitar expansión del tórax en la respiración).
8. Colocar la pierna inferior semiflexionada a nivel de la rodilla.

9. Colocar dispositivo de apoyo bajo la pierna superior, ligeramente flexionada en la cadera y rodilla (Objetivo: evitar rotación interna y aducción del fémur, facilitar retorno venoso).
10. Colocar dispositivo de apoyo en los pies (Objetivo: evitar flexión plantar).
11. Cubrir al paciente.
12. Quitarse los guantes y lavarse las manos.

H) PONER A UN PACIENTE EN DECÚBITO LATERAL

1. Comprobar identidad del paciente.
2. Coger el material preparado previamente.
3. Explicar al paciente el procedimiento a realizar.
4. Lavarse las manos y colocarse guantes.
5. Destapar al paciente y quitar la almohada.
6. Con un compañero al lado contrario de la cama, enrollar el travesero en dirección hacia el paciente y desplazar al paciente al lado contrario que se quiere lateralizar.
7. Se flexiona la rodilla y se pone el antebrazo sobre el paciente del lado contrario al que se va a lateralizar al paciente.
8. El brazo del lado al que se va a lateralizar se separa del tronco del paciente.
9. Adoptar una mecánica corporal adecuada para realizar el procedimiento.
10. Contar hasta tres, coger al paciente del tronco y lateralizarlo.
11. Colocar la almohada debajo de la cabeza del paciente.
12. Colocar los dispositivos de apoyo necesarios para comodidad del paciente.
13. Cubrir al paciente.
14. Tirar los guantes y lavarse las manos.

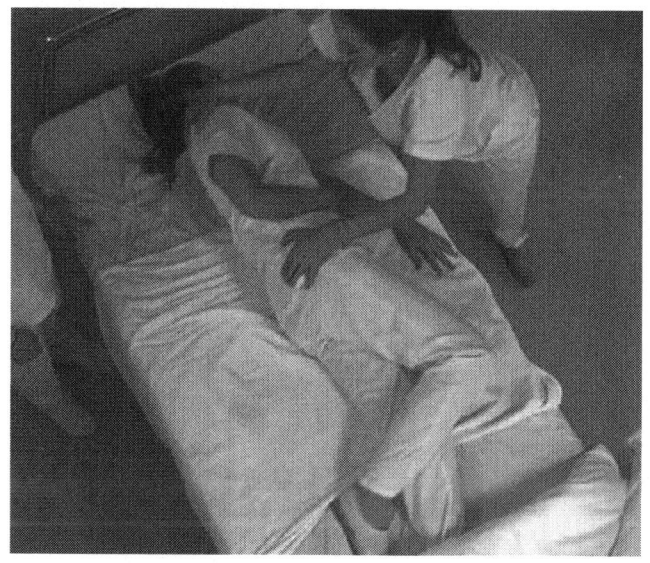

IMAGEN **19.**

Movilización de paciente a posición de decúbito lateral.
(Fuente: elaboración propia, CSA, Facultad de Salud UCHCEU).

2. HACER Y DESAHACER CAMA DESOCUPADA

2.1. DEFINICIÓN

Preparación de la ropa de cama limpia y correctamente colocada que se prepara para un paciente de nuevo ingreso, tras el alta del paciente o cuando el paciente puede levantarse y deambular mientras se arregla la unidad.

2.2. OBJETIVO

Preparar la cama en condiciones de higiene y comodidad para el paciente, evitando arrugas y pliegues en la ropa de cama.

2.3. RECURSOS HUMANOS

- El alumno/a realiza el rol de enfermero/a.
- El alumno realiza el rol de técnico en cuidados auxiliares de enfermería.

2.4. RECURSOS MATERIALES

- Guantes no estériles.
- Fundas de almohada impermeable.
- Funda de colchón impermeable.
- Colcha.
- Sábana encimera.
- Sábana bajera.
- Empapador.
- Travesero.

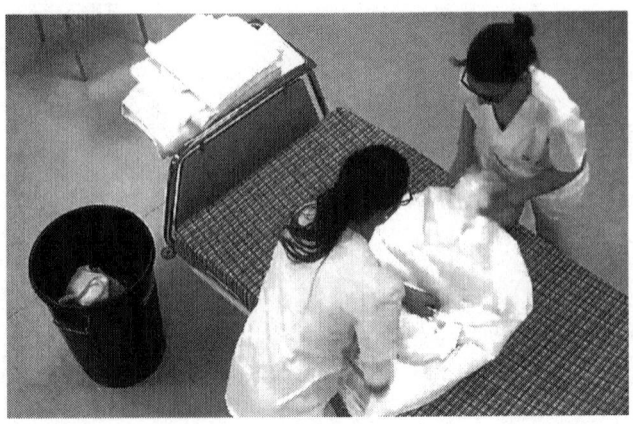

IMAGEN 20.
Deshacer una cama desocupada.
(Fuente: elaboración propia, CSA, Facultad de Salud UCHCEU).

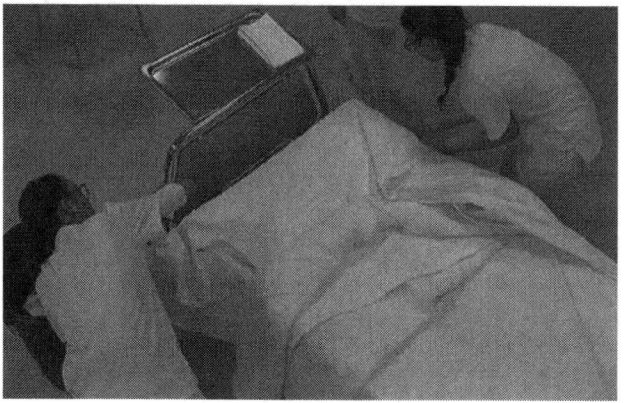

IMAGEN **21.**

Procedimiento de hacer una cama desocupada.
(Fuente: elaboración propia, CSA, Facultad de Salud UCHCEU).

2.5. PROCEDIMIENTO

1. Retirar la funda de almohada y dejarla en el cesto de ropa sucia.
2. Aflojar de pies a cabeza sábana bajera, travesero, sábana encimera y colcha.
3. Recoger colcha para reutilizarla y depositarla en un lugar limpio.
4. Realizar un hatillo de sábana encimera, dejarlo en el cesto de la ropa sucia.
5. Realizar hatillo del travesero, dejarlo en el cesto de la ropa sucia.
6. Realizar hatillo del empapador, dejarlo en la basura.
7. Realizar hatillo de sábana bajera, dejarlo en el cesto de la ropa sucia.
8. Colocar la funda del colchón. Depositar longitudinalmente sobre el colchón la sábana bajera y extender sin airear. Realizar los ingletes, también llamados escuadra

o mitra empezando por la cabecera; proseguir por los pies y dejar sin meter debajo del colchón lo que sobra de la bajera.

9. Poner el empapador y el travesero transversalmente sobre la sábana encimera, recoger la sábana bajera y travesero debajo del colchón.
10. Depositar longitudinalmente sobre el colchón la sábana encimera y extenderla sin airear.
11. Colocar colcha sin airear la pieza.
12. Realizar inglete, escuadra o mitra modificado con la sábana bajera y colcha al unísono.
13. Colocar la funda de almohada.
14. Lavarse las manos.

3. DESHACER Y HACER CAMA OCUPADA

3.1. DEFINICIÓN

Preparación de la ropa de cama limpia y correctamente colocada cuando el enfermo no puede levantarse. El cambio de sábanas se efectúa estando el enfermo acostado.

3.2. OBJETIVO

Realizar el cambio de ropa de cama para proporcionar bienestar e higiene al paciente encamado.

3.3. RECURSOS HUMANOS

• El alumno/a realiza el rol de enfermero/a.

- Serán necesarios dos roles de profesionales de enfermería. Este procedimiento se puede delegar a los técnicos auxiliares en cuidados de Enfermería.

3.4. RECURSOS MATERIALES

- Guantes no estériles.
- Cesto ropa sucia.
- Cesto de basura.
- Sábana encimera.
- Sábana bajera.
- Funda de almohada.
- Empapador.
- Travesero.
- Colcha.
- Paciente simulado o maniquí.

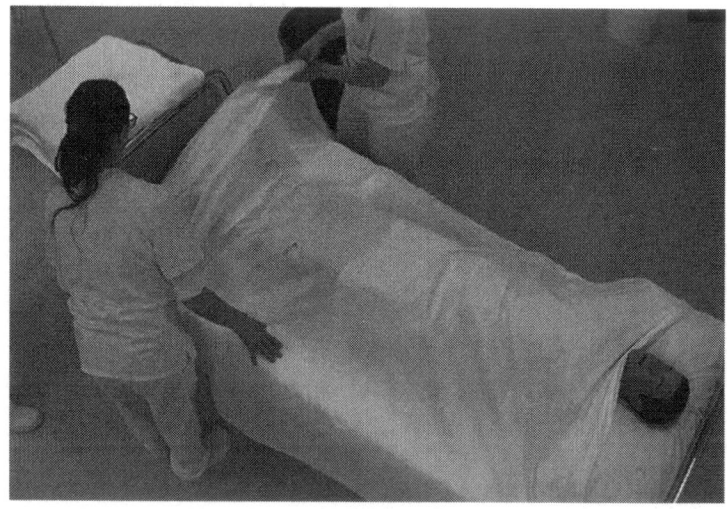

IMAGEN 22.

Cambio ropa de cama ocupada.
(Fuente: elaboración propia, CSA, Facultad de Salud UCHCEU).

3.5. PROCEDIMIENTO

1. Retirar la funda de almohada, dejar la funda en el cesto de la ropa sucia.
2. Aflojar de pies a cabeza sábana bajera, travesero, sábana encimera y colcha.
3. Recoger colcha para reutilizarla y depositarla en lugar limpio.
4. Poner al paciente en decúbito lateral sin descubrir.
5. Recoger hacia el paciente el travesero en forma de rollo, quedando la parte sucia en la parte interna del rollo.
6. Recoger hacia el paciente el empapador en forma de rollo, quedando la parte sucia en la parte interna del rollo.
7. Recoger hacia el paciente la sábana bajera en forma de rollo, quedando la parte sucia en la parte interna del rollo.
8a. Deposita longitudinalmente sobre el colchón sabana bajera y la extiende hacia el paciente sin airear ni aproximarlo a la ropa sucia, dejándola dispuesta para que el compañero pueda tirar de ella.
8b. Deposita trasversalmente sobre el colchón el empapador y la extiende hacia el paciente sin airear ni aproximarlo a la ropa sucia, dejándolo dispuesto para que el compañero pueda tirar del empapador.
8c. Deposita trasversalmente sobre el colchón el travesero y lo extiende hacia el paciente sin airear ni aproximarlo a la ropa sucia, dejándola dispuesto para que el compañero pueda tirar del travesero.
9. Lateralizar al paciente hacia el lado contrario.
10. Recoger desde la parte más distante al paciente el travesero y depositarlo en el cesto de ropa sucia.
11. Recoger desde la parte más distante al paciente el empapador y depositarlo en la basura.
12. Recoger desde la parte más distante al paciente la sábana bajera, depositarla en el cesto de ropa sucia.

13. Se extiende la sabana bajera, empapador y travesero.
14. Se coloca al paciente en decúbito supino.
15. Se pone la almohada al paciente y se realizan los ingletes de cabeza a pies.
16. Se ajusta el travesero y la sabana bajera.
17. Se retira la sabana encimera sucia haciendo un hatillo, se retira al cesto de la ropa sucia.
18. De forma sincronizada con la retirada de la sábana encimera sucia, se pone la sábana encimera limpia, se extiende sobre el paciente.
19. Se coloca la colcha y se realiza inglete modificado de la colcha junto a la sabana encimera.

BIBLIOGRAFÍA

CHÁVEZ, J. A. D.; RAMOS, I. J. B.; LOZANO, D. G. B. & OSORIO, L. G. M. (2024). Poder mecánico: una estrategia importante a pie de cama. Mucho más allá que una fórmula. *Medicina Crítica, 37*(7), pp. 605-609.

CEBRINO, Y. F.; LADISLAO, J. M. O.; PANTUSA, V. A. V.; PADILLO, B. G.; MONTAÑO, A. M. & TRAIN, M. D. P. R. (2024). Movilización del paciente geriátrico: técnica de cambios posturales. *Revista Sanitaria de Investigación, 5*(3), 14.

ESTEVE, J., y MITJANS, J. (2003). *Enfermería. Técnicas Clínicas.* Capítulo 3: Bienestar y seguridad, pp. 41-90. McGraw-Hill, Madrid.

HOSPITAL UNIVERSITARIO VIRGEN DEL ROCÍO. (Junio, 2012) *Manual de Procedimientos Generales de Enfermería.* Sevilla. Disponible en: https://elenfermerodelpendiente.files.wordpress.com/2014/01/manual-de-procedimientos_generales_enfermeria_huvr.pdf

SMITH, S.; DUELL, D.; MARTIN, B.; AEBERSOLD, M.; GONZÁLEZ, L. (2018). *Habilidades para enfermería clínica.* En: MARTÍN-ROMO, M. (Ed.), *Habilidades para enfermería clínica,* Volumen I, 9ª edición, capítulo 12: Mecánica corporal y postura del paciente, pp. 350-374. Pearson, Madrid.

VICENTE, M. Á. B.; MARCO, E. J.; MILLÁN, A. I. C.; MERINO, E. P.; SIMAL, M. M. & LADISLAO, J. M. O. (2024). El celador y las técnicas de movilización del paciente encamado y paciente geriátrico. *Revista Sanitaria de Investigación, 5*(2), 128.

HIGIENE DEL PACIENTE DEPENDIENTE
LORETO PEYRÓ GREGORI

1. HIGIENE DE GENITALES

1.1. DEFINICIÓN

Conjunto de medidas higiénicas que realiza la enfermera al paciente cuando presenta limitación parcial o total para realizar su propia higiene.

1.2. OBJETIVOS

- Mantener limpios los genitales de la paciente para cubrir las necesidades de higiene y prevenir infecciones.
- Contribuir al bienestar y comodidad de la paciente.

1.3. RECURSOS HUMANOS

- El alumno/a realiza el rol de enfermero/a.
- El alumno realiza el rol de técnico en cuidados auxiliares de enfermería.

1.4. HIGIENE DE GENITALES FEMENINOS

A) RECURSOS MATERIALES

- Guantes un solo uso no estériles.
- Toalla o sábana y empapador.
- Cuña.
- Gasas, compresas o manopla.
- Jarra con solución jabonosa.
- Barreño con agua y solución jabonosa.
- Simulador de genitales.

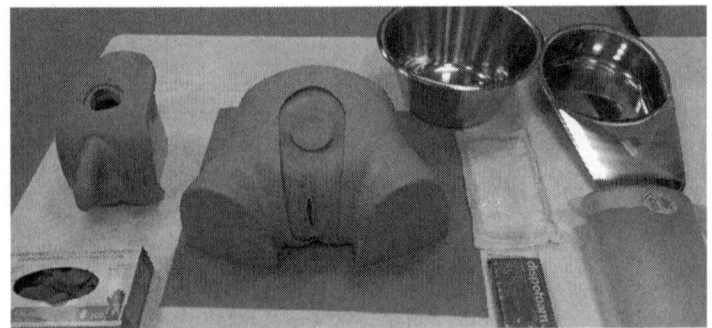

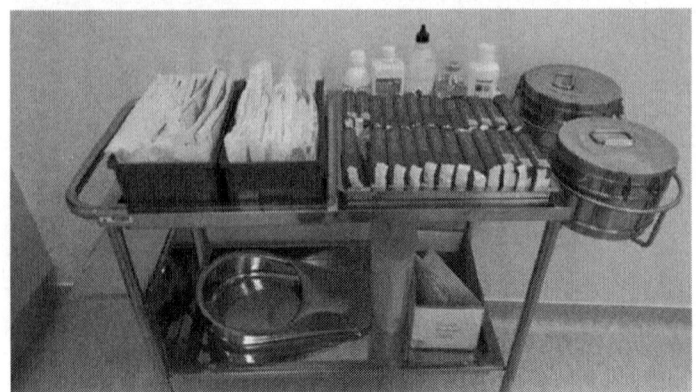

IMÁGENES **23** Y **24.**

Material necesario para realizar la higiene de genitales femeninos.
(Fuente: elaboración propia, CSA, Facultad de Salud UCHCEU).

1. Comprobar identidad del paciente.
2. Coger el material preparado previamente.
3. Explicar al paciente el procedimiento a realizar.
4. Lavarse las manos y colocarse los guantes.
5. Colocar al paciente en posición cómoda.
6. Preservar la intimidad del paciente.
7. Si se utiliza jarra con solución jabonosa poner cuña, si no un empapador.
8. Si fuera posible, indicar al paciente que flexione las rodillas y separe las piernas.
9. Exponer los genitales, separar los labios mayores y menores, exponer el orificio uretral y orificio vaginal.
10. Verter la solución jabonosa sobre el orificio vaginal y orificio uretral.
11. Pasar la gasa de delante hacia atrás; realizar tantas pasadas como sea necesario cambiando de gasa, compresas o manopla.
12. Cerrar los labios menores; realizar la higiene de los labios mayores y zona perineal de adelante hacia atrás. Realizar tantas pasadas como sea necesario cambiando de gasa, compresas o manopla.
13. Secar cuidadosamente la zona perineal.
14. Cubrir al paciente.
15. Tirar los guantes y lavarse las manos.

1.5. HIGIENE DE GENITALES MASCULINOS

A) RECURSOS MATERIALES

- Guantes de un solo uso no estériles.
- Toalla o sábana.
- Empapador.
- Gasas, compresas o manopla.

- Barreño con agua y solución jabonosa.
- Simulador de genitales.

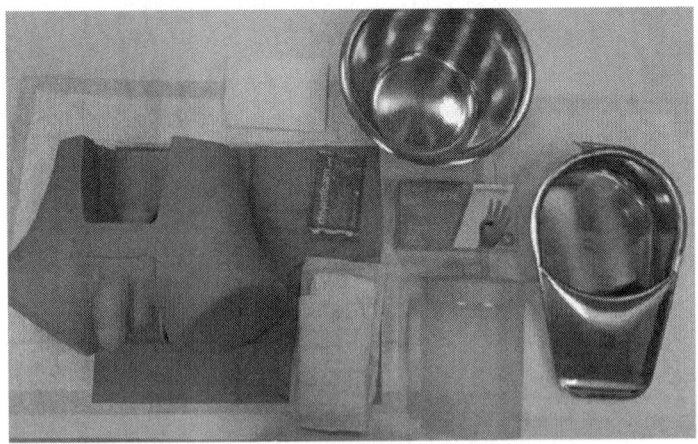

IMAGEN 25.

Material necesario para realizar la higiene de genitales masculinos.
(Fuente: elaboración propia, CSA, Facultad de Salud UCHCEU).

B) PROCEDIMIENTO

1. Comprobar identidad del paciente.
2. Coger el material preparado previamente.
3. Explicar al paciente el procedimiento a realizar.
4. Lavarse las manos y colocarse los guantes.
5. Colocar al paciente en posición cómoda.
6. Preservar la intimidad del paciente.
7. Colocar empapador debajo del escroto.
8. Exponer los genitales.
9. Mojar gasa, compresas o manopla y escurrir.
10. Si el paciente no está circuncidado retraer la piel del prepucio y exponer el glande. Sujetar el cuerpo del pene con suavidad, pero con firmeza.

11. Realizar la higiene del glande con movimientos circulares desde el meato urinario hacia afuera, si repite el acto cambie de gasa o superficie de manopla.
12. Colocar de nuevo el prepucio en su sitio.
13. Lavar la zona del escroto.
14. Si es necesario finalizar realizando la higiene del ano.
15. Cubrir al paciente.
16. Tirar los guantes y lavarse las manos.

2. HIGIENE OCULAR

2.1. OBJETIVO

Proporcionar al paciente el aseo necesario para mantener los ojos limpios y húmedos, evitando la irritación, infecciones, edemas palpebrales y erosiones corneales.

2.2. RECURSOS HUMANOS

- El alumno/a realiza el rol de enfermero/a.
- El alumno realiza el rol de técnico en cuidados auxiliares de enfermería.

2.3. RECURSOS MATERIALES

- Guantes de un solo uso no estériles.
- Cubo de basura.
- Suero fisiológico en monodosis.
- Gasas.
- Colirio o pomada (opcional).
- Maniquí.

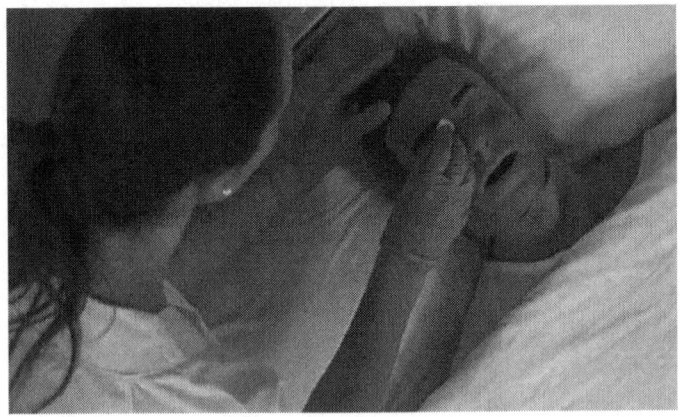

2.4. PROCEDIMIENTO

1. Comprobar identidad del paciente.
2. Coger el material preparado previamente.
3. Explicar al paciente el procedimiento a realizar.
4. Lavarse las manos y colocarse guantes.
5. Empapar gasa (torunda) con suero.
6. Hay que indicar al paciente que cierre los ojos y realizar la higiene por arrastre desde el orificio lacrimal hasta el exterior (Objetivo: prevenir penetración de partículas en el conducto).
7. Realizar tantas pasadas como sea necesario.
8. Cambiar la gasa cada vez que se realiza una pasada.
9. Si hay costras oculares colocar sobre ellas una gasa empapada con suero o agua tibia.
10. Secar con gasas con suavidad desde el orificio lacrimal hacia el exterior.
11. Tirar los guantes y lavarse las manos.

3. HIGIENE DE EXTREMIDADES

3.1. OBJETIVO

Proporcionar al paciente el aseo e higiene necesario de sus extremidades.

3.2. RECURSOS HUMANOS

- El alumno/a realiza el rol de enfermero/a.
- El alumno realiza el rol de técnico en cuidados auxiliares de enfermería.

3.3. RECURSOS MATERIALES

- Guantes de un solo uso no estériles.
- Cubo basura.
- Barreño.
- Toalla.
- Esponja jabonosa.
- Empapador.
- Maniquí.

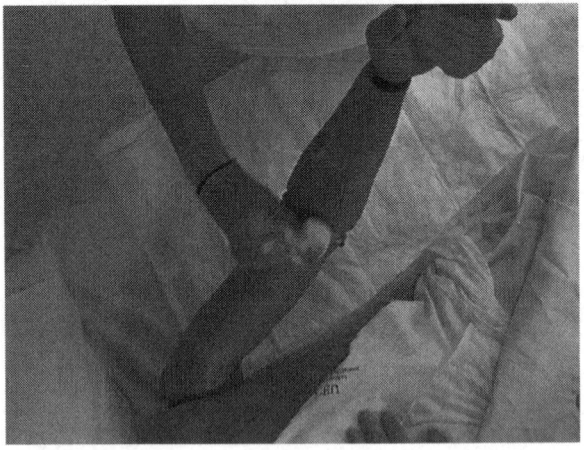

IMAGEN 27.

Realización de higiene de miembro superior.
(Fuente: elaboración propia, CSA, Facultad de Salud UCHCEU).

3.4. PROCEDIMIENTO

1. Comprobar identidad del paciente.
2. Coger el material preparado previamente.
3. Explicar al paciente el procedimiento a realizar.
4. Lavarse las manos y colocarse los guantes.
5. Exponer la extremidad.
6. Colocar empapador debajo del miembro superior.
7. Por arrastre realizar la higiene de la parte distal a la proximal (Objetivo: facilitar retorno venoso).
8. Secar a toques o movimientos circulares de la parte distal a la proximal.
9. Cubrir el miembro superior.
10. Tirar los guantes y lavarse las manos.

BIBLIOGRAFÍA

ESTEVE, J., y MITJANS, J. (2003). *Enfermería. Técnicas Clínicas.* Capítulo 1: Higiene del paciente, pp. 3-31. McGraw-Hill, Madrid.

FLUIDOTERAPIA

LORETO PEYRÓ GREGORI

1. FLUIDOTERAPIA

1.1. DEFINICIÓN

Técnica de administración de líquidos a través de una vía venosa, para mantener el equilibrio hidroelectrolítico.

1.2. OBJETIVO

Administrar líquidos intravenosos a fin de conseguir un efecto terapéutico sobre los compartimentos intracelulares (LIC) y extracelulares (LEC).

1.3. RECURSOS HUMANOS

El alumno/a realiza el rol de enfermero/a.

1.4. RECURSOS MATERIALES

- Guantes de un solo uso no estériles.
- Palo de gotero.
- Envase rígido, semirrígido o de cristal.
- Equipo de administración.
- Llave de 3 vías o regulador de flujo.

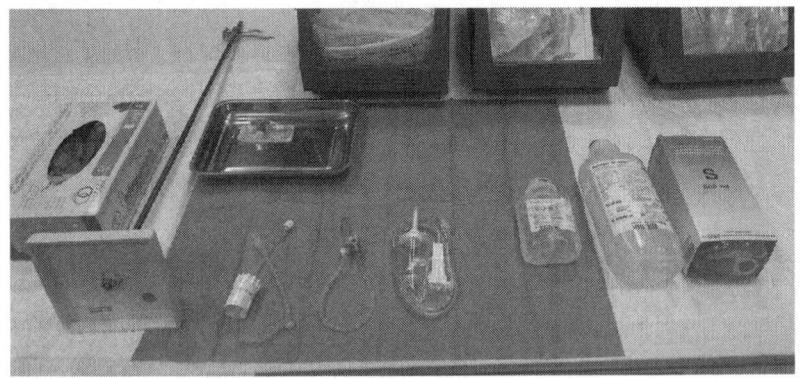

IMAGEN **28.**

Material necesario para preparación de fluidoterapia con llave de 3 vías y regulador de flujo. (Fuente: elaboración propia, CSA, Facultad de Salud UCHCEU).

1.5. PROCEDIMIENTO PARA PREPARACIÓN DE FLUIDOTERAPIA INTRAVENOSA CON LLAVE DE 3 VÍAS

1. Lavarse las manos y colocarse los guantes.
2. Quitar la chapa del envase.
3. Sacar el equipo de administración del paquete, manteniendo la esterilidad de la punta perforadora y adaptador de la aguja.
4. Deslizar la pinza de rodillo hacia la mitad del tubo flexible del equipo de administración y obliterar el tubo.
5. Sacar la llave de tres vías del paquete estéril, acoplar un adaptador al equipo de administración. Mantener estéril el adaptador de la aguja.
6. Introducir la punta perforadora en el envase, colocar el envase en el palo de gotero, llenar de líquido hasta la señal de la cámara de goteo y purgar.
7. Quitarse los guantes y lavarse las manos.

1.6. PROCEDIMIENTO PARA PREPARACIÓN DE FLUIDOTERAPIA INTRAVENOSA CON REGULADOR DE FLUJO

1. Lavarse las manos y colocarse los guantes.
2. Quitar la chapa del envase.
3. Sacar el equipo de administración del paquete manteniendo la esterilidad de la punta perforadora y adaptador de la aguja.
4. Deslizar la pinza de rodillo hacia la mitad del tubo flexible del equipo de administración y obliterar el tubo flexible.
5. Sacar el regulador de flujo del paquete estéril, acoplar un adaptador al equipo de administración. Mantener estéril el adaptador de la aguja.
6. Introducir la punta perforadora en el envase, colocar el envase en el palo de gotero, llenar de líquido hasta la señal de la cámara de goteo y purgar.
7. Quitarse los guantes y lavarse las manos.

BIBLIOGRAFÍA

ESTEVE, J., y MITJANS, J. (2003). *Enfermería. Técnicas Clínicas.* Capítulo 30: Parenteral, pp. 219-223. McGraw-Hill, Madrid.

RECOGIDA DE MUESTRAS
BEATRIZ RODRÍGUEZ DÍEZ-CABALLERO

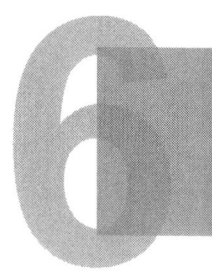

1. EXTRACCIÓN DE SANGRE

1.1. DEFINICIÓN

Obtención de una muestra de sangre venosa.

1.2. OBJETIVO

Obtener una muestra de sangre de manera adecuada para efectuar determinaciones analíticas: hematológicas, bioquímicas y microbiológicas.

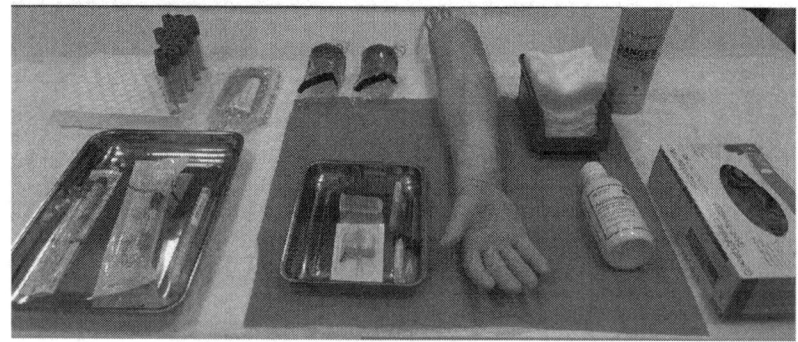

IMAGEN **29.**

Material necesario para la recogida de muestras.
(Fuente: elaboración propia, CSA, Facultad de Salud UCHCEU).

1.3. RECURSOS HUMANOS

El alumno/a realiza el rol de enfermero/a.

1.4. RECURSOS MATERIALES

- Garrote o torniquete.
- Algodón o gasa.
- Antiséptico.
- Sistema Vacutainer y aguja.
- Tubos de extracción.
- Contenedor residuos punzantes.
- Simulador brazo.
- Botes recogida orina.
- Kits recogida muestra heces.
- Hisopos con medio de transporte.
- Tubos de recogida de secreciones por aspiración.

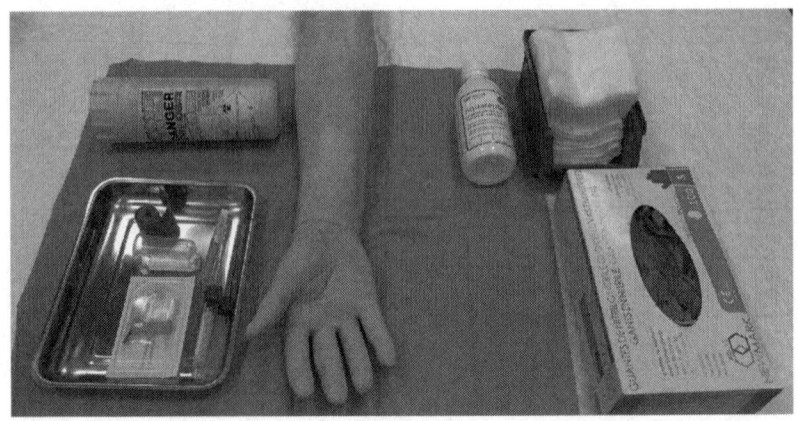

IMAGEN 30.

Material necesario para realizar una extracción de sangre venosa.
(Fuente: elaboración propia, CSA, Facultad de Salud UCHCEU).

1.5. PROCEDIMIENTO

1. Lavarse las manos.
2. Colocar el garrote de forma correcta y pedir al paciente que abra y cierre la mano.
3. Ponerse los guantes, si es que no se los ha colocado antes del paso 2.
4. Palpar la zona de flexura e identificar una vena de punción.
5. Limpiar la zona con gasas estériles y antiséptico.
6. Preparar el sistema Vacutainer con la aguja.
7. Estabilizar el brazo de punción con la mano no dominante.
8. Insertar la aguja en la vena con el bisel hacia arriba.
9. Insertar los tubos en el sistema Vacutainer.
10. Retirar el tubo, quitar el garrote y retirar la aguja.
11. Presionar el punto de punción para evitar la formación de un hematoma.

El orden de llenado de los tubos puede alterar los resultados de algunos de los parámetros sanguíneos, por lo que es necesario utilizar el orden correcto de llenado. Es importante recordar siempre identificar al paciente antes de realizar la extracción. Los tubos de análisis clínico se diferencian principalmente por los aditivos que contienen, para evitar que dichos aditivos puedan afectar los resultados de las pruebas se recomienda seguir el siguiente orden de extracción:

- **Tubos para hemocultivos:** Se utilizan para el cultivo de bacterias. Hay dos tipos, aerobio y anaerobio. Si se utiliza palomilla, primero se saca la muestra destinada a cultivo de aerobios y después el de anaerobios. Si se utiliza jeringa, primero se saca la muestra para anaerobios y después aerobios.
- **Tubo sin aditivo (tapón rojo):** Se utilizan para bioquímica, inmunología, serología y pruebas de varios virus.

- **Tubo con citrato de sodio (tapón azul):** Se utiliza para las pruebas de coagulación.
- **Tubo con heparina (tapón verde):** Para pruebas de plasma clínico, bioquímica de emergencia y serología sanguínea.
- **Tubo EDTA (tapón morado):** Se utiliza para hematología clínica, pruebas cruzadas, grupos sanguíneos y diversos instrumentos de análisis de células sanguíneas.
- **Tubo con gel separador (tapón amarillo):** para pruebas que requieren suero separado, incluyendo bioquímica, inmunología, microbiología y toxicología.

2. TOMA DE MUESTRA DE EXUDADO

2.1. DEFINICIÓN

Obtención del exudado de una herida para su estudio microbiológico. Un exudado es el líquido extravascular depositado alrededor de una herida como consecuencia de un proceso inflamatorio que altera la permeabilidad de los vasos y permite la salida de proteínas.

2.2. OBJETIVO

Obtener una muestra de exudado en cantidad y calidad suficiente para determinar la presencia en la herida de microorganismos patógenos responsables del proceso infeccioso.

2.3. RECURSOS HUMANOS

El alumno/a realiza el rol de enfermero/a.

2.4. RECURSOS MATERIALES

- Hisopo estéril.
- Solución antiséptica.
- Gasas estériles.
- Suero fisiológico unidosis.
- Apósito.
- Guantes.
- Petición de laboratorio.
- Etiquetas de identificación.

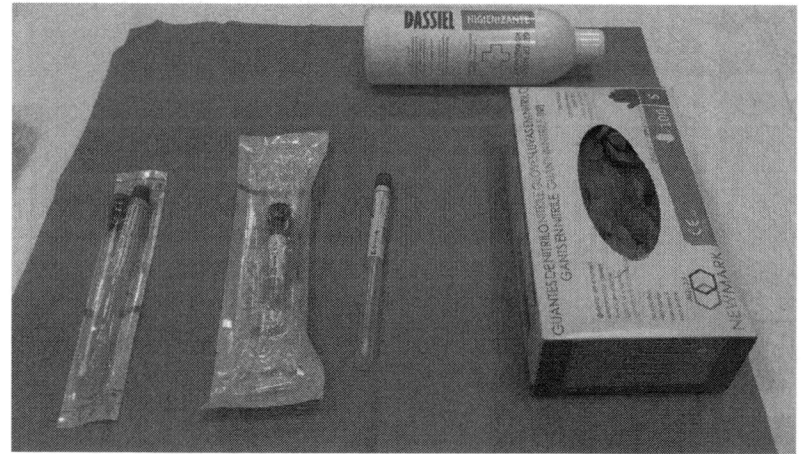

IMAGEN **31.**

Material necesario para la toma de muestra de exudado.
(Fuente: elaboración propia, CSA, Facultad de Salud UCHCEU).

2.5. PROCEDIMIENTO

1. Explicar al paciente en que consiste la técnica que le vamos a realizar.
2. Lavarse las manos y colocarse los guantes.
3. Destapar la herida y observar su aspecto.

4. Abrir el hisopo e introducir la torunda estéril en la zona más profunda de la herida hasta que quede bien impregnada. Guardarlo en el recipiente, cerrarlo y etiquetarlo. Enviar al laboratorio.
5. Curar la herida y tapar con un apósito limpio.

3. RECOGIDA DE ORINA

3.1. DEFINICIÓN

Recogida de muestra de orina para estudio analítico.

3.2. OBJETIVO

Obtener la muestra de una manera adecuada para la disponer de resultados fiables.

3.3. RECURSOS HUMANOS

El alumno/a realiza el rol de enfermero/a.

3.4. RECURSOS MATERIALES

- Guantes estériles y guantes no estériles.
- Frasco estéril de orina.
- Solución antiséptica.
- Jeringa de 10cc.
- Gasas estériles.
- Tubo de 10ml (sin heparina).
- Solicitud para el laboratorio
- Etiquetas identificativas.

- Registros de enfermería.
- Material necesario para el procedimiento manejo cuña o botella.

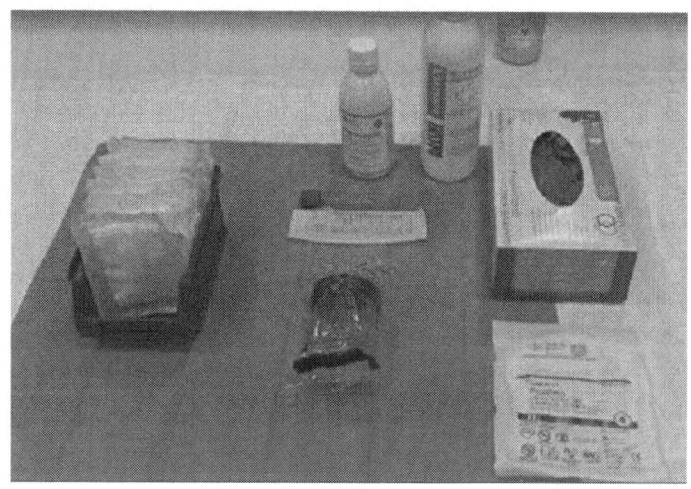

IMAGEN 32.
Material necesario para la recogida de muestra de orina.
(Fuente: elaboración propia, CSA, Facultad de Salud UCHCEU).

3.5. PROCEDIMIENTO

A) RECOGIDA DE ORINA PARA UROCULTIVO EN ADULTOS

1. Explicar en términos comprensibles y claros el procedimiento al paciente.
2. Informar al usuario de la necesidad de una adecuada higiene previa a la recogida de orina, con agua y jabón, limpiando siempre de delante hacia detrás en dirección al ano.
3. Recoger la orina de la primera micción del día, desechando la primera y última parte de ésta, en un contenedor estéril, siendo suficiente la cantidad de 5 a 10cc.
4. Tapar el bote sin tocar la parte interior.

B) RECOGIDA DE ORINA PARA UROCULTIVO EN NIÑOS

1. Informar a los padres sobre la higiene adecuada como en el apartado anterior.
2. Utilizar bolsas estériles adhesivas que se colocan alrededor de la zona genital.
3. Para evitar contaminación de la muestra, la bolsa no debe permanecer abierta más de 20 minutos aproximadamente. En el caso de no recoger en este tiempo la muestra se debe cambiar la bolsa repitiendo el lavado de la zona.
4. Una vez recogida la muestra, retirar la bolsa y cerrarla adecuadamente, sin trasvasar la orina a otro recipiente.

C) RECOGIDA DE ORINA PARA UROCULTIVO EN USUARIOS CON SONDA VESICAL

1. Limpiar con antiséptico el extremo visible de la sonda, en dirección hacia la bolsa.
2. Pinzar la sonda y cuando el paciente muestre necesidad de miccionar, despinzar y recoger directamente la orina en el frasco estéril.
3. En el caso de que la bolsa colectora sea de uso prolongado, pinchar en la zona de látex determinada para tal fin y extraer la orina.

D) RECOGIDA DE ORINA DE 24H

1. Informar al usuario de la necesidad de una adecuada higiene.
2. Desechar la primera micción del día anterior a la entrega de la muestra. Recogiendo todas las micciones incluyendo la primera de la mañana del día de la entrega.
3. Recoger la orina en contenedores para 24 horas y guardarlos en la nevera.

BIBLIOGRAFÍA

BRUNAUER, A.; VERBOKET, R. D.; KAINZ, D. M.; VON STETTEN, F. & FRÜH, S. M. (2021). Rapid Detection of Pathogens in Wound Exudate via Nucleic Acid Lateral Flow Immunoassa. *Biosensors, 11*(3), 74. https://doi.org/10.3390/bios11030074

ESTEVE, J. y MITJANS, J. (2003). *Enfermería. Técnicas Clínicas.* Capítulo 65: Orina, pp. 161-164, 543-548, y 567-569. McGraw-Hill, Madrid.

GILLIES, D.; O'RIORDAN, L.; WALLEN, M.; MORRISON, A.; RANKIN, K. & NAGY, S. (2005). Optimal timing for intravenous administration set replacement. *The Cochrane database of systematic reviews*, (4), CD003588. https://doi.org/10.1002/14651858.CD003588.pub2

GRIFFIN PERRY, A.; POTTER, P. (2011). *Técnicas y procedimientos de enfermería.* 7ª Ed. Elsevier, Barcelona.

LLOR, C.; MORAGAS, A.; AGUILAR-SÁNCHEZ, M.; GARCÍA-SANGENÍS, A.; MONFÀ, R. & MORROS, R. (2023). Best methods for urine sample collection for diagnostic accuracy in women with urinary tract infection symptoms: a systematic review. *Family practice, 40*(1), pp. 176-182. https://doi.org/10.1093/fampra/cmac058

TICKLE, J. (2016). Wound exudate: a survey of current understanding and clinical competency. *British journal of nursing (Mark Allen Publishing), 25*(2), pp. 102-109. https://doi.org/10.12968/bjon.2016.25.2.102

ESTRUCTURA Y FUNCIÓN DEL CUERPO HUMANO I Y II

PARTE 2

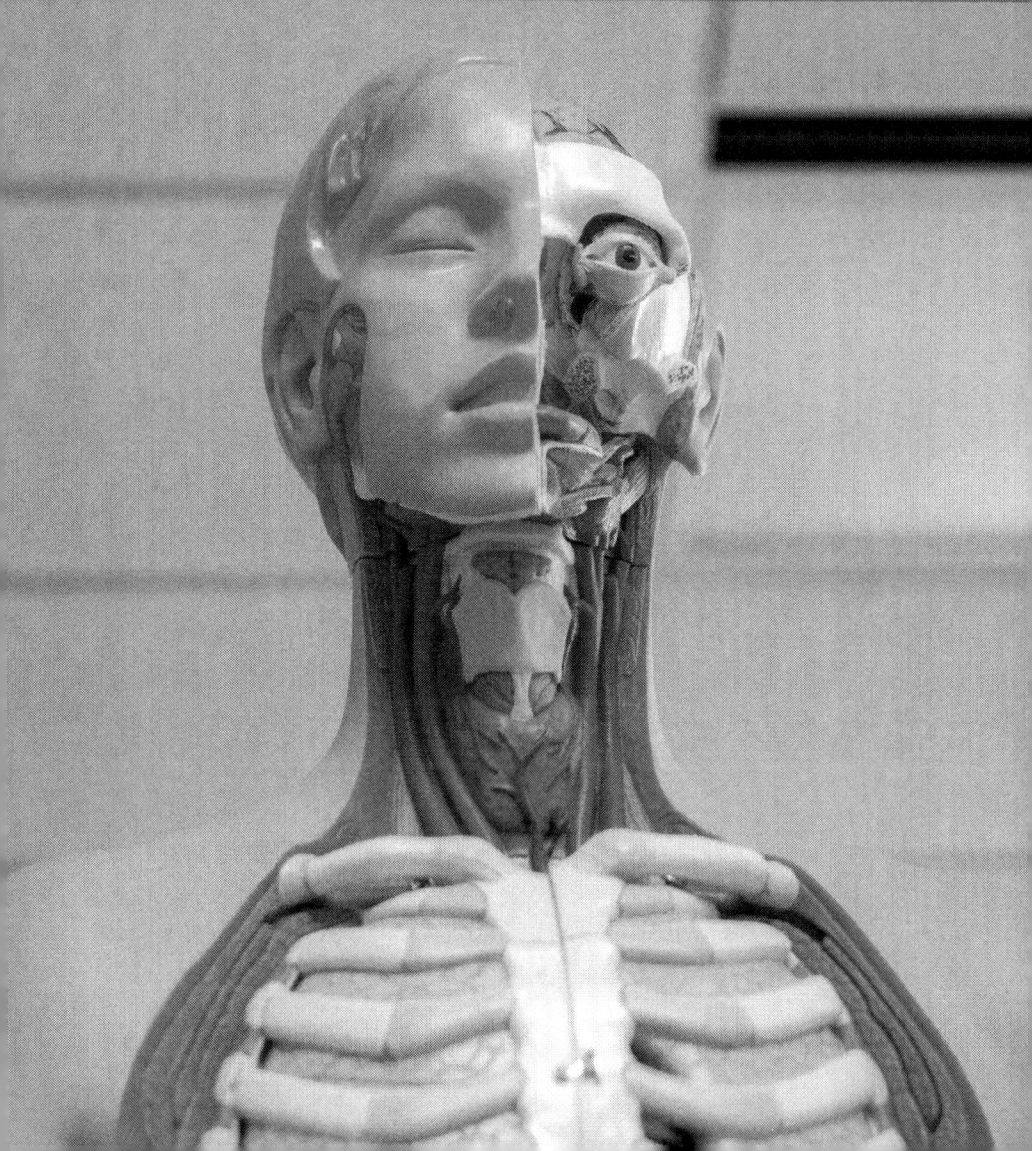

ELECTROCARDIOGRAMA (ECG)
INMACULADA ALMANSA

1. ELECTROCARDIOGRAMA (ECG)

1.1. DEFINICIÓN

Registro de los potenciales eléctricos del corazón. Cuando un impulso eléctrico se genera y atraviesa el corazón, difunde hacia los tejidos que lo rodean y una pequeña parte llega hasta la superficie corporal. Si se colocan electrodos sobre el cuerpo en los lados opuestos del corazón se puede registrar la actividad eléctrica del corazón.

1.2. OBJETIVO

Obtener un registro gráfico de un electrocardiograma y analizar los eventos fisiológicos que se dan lugar durante un ciclo cardíaco.

1.3. RECURSOS HUMANOS

El alumno/a realiza el rol de enfermero/a.

1.4. RECURSOS MATERIALES

- Electrocardiógrafo.
- Batea.

- 4 pinzas para electrocardiograma.
- Electrodos de un solo uso con gel.
- Gel conductor.
- Guantes desechables no estériles.
- Alcohol.
- Gasas o algodón.
- Maquinillas de afeitar.
- Papel de registro de electrocardiograma.

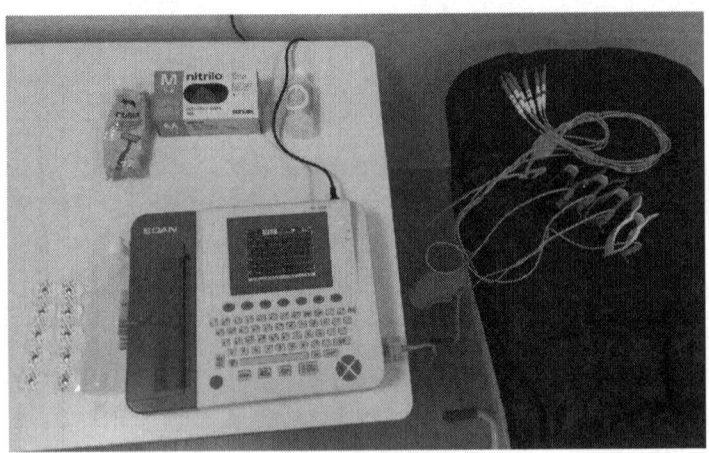

IMAGEN 33.

Material necesario para la realización de un electrocardiograma.
(Fuente: elaboración propia, CSA, Facultad de Salud UCHCEU).

1.5. PROCEDIMIENTO

1. Realizar lavado de manos.
2. Preparar el material.
3. Preservar la intimidad del paciente, e informarle de la técnica a realizar.
4. Poner la cama en posición horizontal y el paciente en decúbito supino.
5. Colocarse los guantes no estériles.

6. Ayudar al paciente a descubrirse pecho, tobillos y muñecas.
7. Limpiar la piel donde se aplican los electrodos con alcohol o suero fisiológico.
8. Rasurar si existe abundante vello.
9. Colocar electrodos y conectar derivaciones estándar:
   - **Rojo:** muñeca derecha (AVR).
   - **Amarillo:** muñeca izquierda (AVL).
   - **Negro:** pierna derecha (LR).
   - **Verde:** pierna izquierda (AVF).
10. Conectar las derivaciones precordiales.
    - **V1:** 4º espacio intercostal, línea anterior clavicular derecha.
    - **V2:** 4º espacio intercostal, línea anterior clavicular izquierda.
    - **V3:** entre V2 y V4.
    - **V4:** 5º espacio intercostal, línea media clavicular izquierda.
    - **V5:** 5º espacio intercostal, línea anterior axilar izquierda.
    - **V6:** 5º espacio intercostal, línea media axilar izquierda.
11. Asegurar la correcta colocación de los electrodos y las conexiones de los cables.
12. Seleccionar en el electrocardiógrafo los parámetros de velocidad y voltaje de 25mm/s y 1mV.
13. Seleccionar el filtro y la modalidad (manual o automática).
14. Pedir al paciente que permanezca quieto y que respire con normalidad sin hablar.
15. Retirar electrodos y limpiar restos de gel conductor.
16. Ayudar al paciente a vestirse y colocarlo en una posición adecuada.
17. Recoger el material, retirarse los guantes y realizar lavado de manos.

BIBLIOGRAFÍA

GUYTON A. C.; HALL, J. E. (2021). *Tratado de Fisiología Médica.* 14ª Ed. Elsevier.

TORTORA, J. G. y DERRICKSON, B. (2021). *Principios de anatomía y Fisiología.* 15ª Ed. Panamericana.

FOX, S. I. (2021) *Fisiología Humana.* 15ª Ed. McGraw Hill.

PRESIÓN ARTERIAL Y AUSCULTACIÓN
INMACULADA ALMANSA

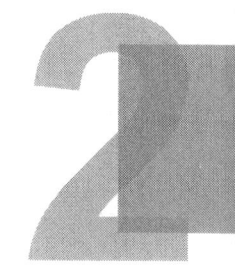

1. PRESIÓN ARTERIAL Y AUSCULTACIÓN

1.1. DEFINICIÓN

Fuerza ejercida por la sangre contra cualquier área de la pared vascular.

1.2. OBJETIVO

Determinar la presión arterial con un método no invasivo o indirecto. En este proceso de medición de la PA se identifican los ruidos llamados Ruidos de Korotkoff.

1.3. RECURSOS HUMANOS

El alumno/a realiza el rol de enfermero/a.

1.4. RECURSOS MATERIALES

- Esfingomanómetro.
- Fonendoscopio.
- Gasas o algodón.
- Antiséptico.

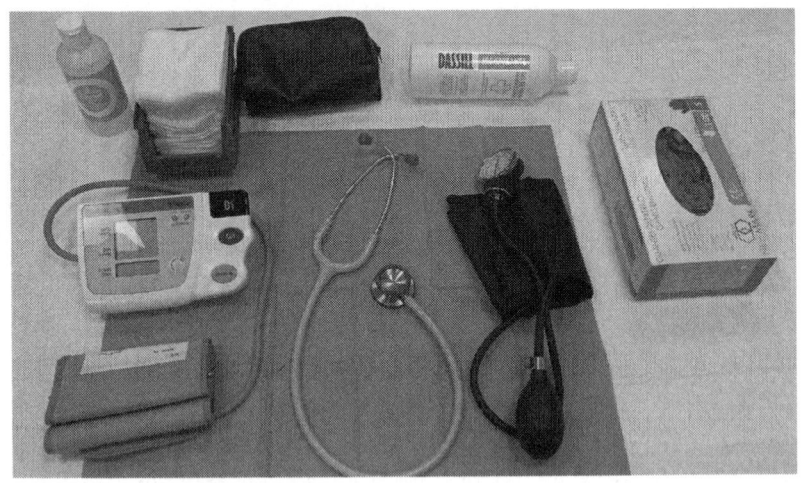

IMAGEN 34.

Material necesario para la toma de presión arterial.
(Fuente: elaboración propia, CSA, Facultad de Salud UCHCEU).

1.5. PROCEDIMIENTO

1. Revisar el perfecto funcionamiento del equipo.
2. Realizar lavado de manos.
3. Preservar la intimidad del paciente e informarle de la técnica a realizar.
4. Solicitar la colaboración del paciente y familia.
5. Colocar al paciente sentado o en decúbito supino.
6. Asegurarse que el paciente está en reposo al menos 10 minutos antes de la toma de tensión arterial, con la vejiga urinaria vacía, sin haber fumado o comido recientemente.
7. Proporcionar un entorno tranquilo y confortable.
8. Desvestir la parte superior del brazo del paciente, asegurándose de que no comprima la ropa, apoyado en una superficie lisa y con la fosa antecubital a nivel del corazón.

9. Colocar el manguito del esfingomanómetro 2cm por encima de la fosa antecubital y rodear uniformemente el brazo.
10. Palpar arteria braquial y colocar el fonendoscopio encima (2cm por debajo del manguito).
11. Cerrar con la otra mano la válvula de la perilla.
12. Inflar el manguito hasta que el esfingomanómetro marque 20mmHg por encima de la tensión arterial habitual del paciente.
13. Abrir la válvula de salida de aire lentamente. Hacerlo observando la escala para detectar el lugar en el que se escucha el primer sonido o presión sistólica o máxima que gradualmente aumenta de tono e intensidad y se modifica progresivamente hasta que desaparece (presión diastólica o mínima).
14. El siguiente sonido menos intenso es la 2ª cifra o presión diastólica.
15. Continuar disminuyendo la presión del manguito hasta que no se escuchen ruidos 3ª cifra o 2ª presión diastólica.
16. Retirar el manguito y fonendoscopio.
17. Dejar al paciente en posición cómoda.
18. Realizar lavado de manos.

ESPIROMETRÍA
INMACULADA ALMANSA

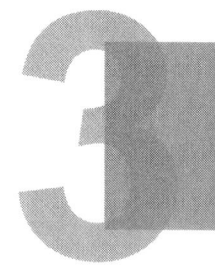

1. ESPIROMETRÍA

1.1. DEFINICIÓN

Registro del movimiento del volumen de aire que entra y sale de los pulmones. Método simple para estudiar la ventilación pulmonar.

1.2. OBJETIVO

Registrar y analizar los diferentes volúmenes y capacidades respiratorias mediante una prueba de capacidad vital forzada.

1.3. RECURSOS HUMANOS

El alumno/a realiza el rol de enfermero/a.

1.4. RECURSOS MATERIALES

- Espirómetro.
- Boquillas desechables.
- Báscula y Tallímetro.
- Antiséptico.
- Gasas.

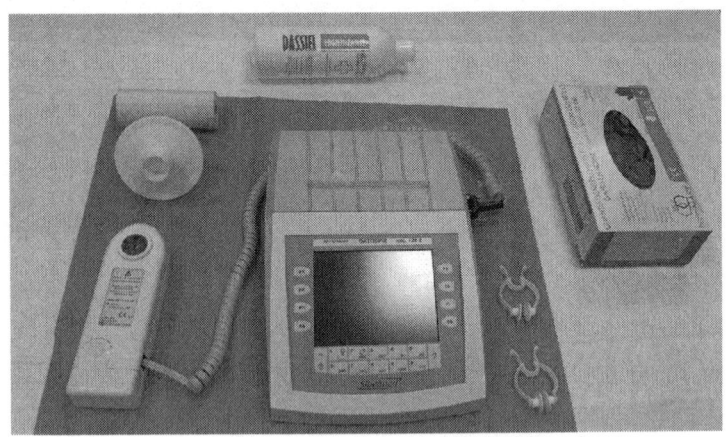

IMAGEN 35.

Material necesario para la realización de una espirometría.
(Fuente: elaboración propia, CSA, Facultad de Salud UCHCEU).

1.5. PROCEDIMIENTO

A) ESPIROMETRÍA SIMPLE

1. Lavarse las manos.
2. Encender el equipo y seleccionar prueba basal.
3. Colocar al paciente en la postura correcta.
4. Colocar una pinza nasal para evitar escape de aire por la nariz (opcional).
5. Colocar la boquilla en la boca sellándola bien con los labios.
6. Inspirar y espirar aire de forma normal.
7. Realizar una espiración máxima seguida de una inspiración máxima, lenta y sin forzar por la boca.
8. Realizar una espiración lo más rápida y fuerte que pueda el paciente, la cual debe durar 6 segundos como mínimo o hasta que no hayan cambios en el volumen final, menos de 30ml y manteniendo la postura erecta.

9. Repetir las instrucciones si fuese necesario y animar con ímpetu e incentivar con palabras o gestos al paciente.
10. Realizar como mínimo tres espirometrías correctas, al menos dos de ellas reproducibles y como máximo ocho ya que se produce el cansancio del paciente, dejando descansar entre ellas al paciente para que se recupere.
11. Impresión de la prueba.

B) ESPIROMETRÍA FORZADA

1. Lavarse las manos, encender el equipo y seleccionar prueba forzada.
2. Verificar que el paciente no haya utilizado broncodilatadores de acción corta en la 8h anteriores ni de acción largas en las 12-24h previas.
3. Tallar y pesar al paciente.
4. Colocar al paciente en la postura correcta (sentado).
5. Colocar la boquilla en la boca sellándola bien con los labios
6. Colocar una pinza nasal para evitar escape de aire por la nariz.
7. Realizar una espiración máxima seguida de una inspiración máxima, lenta y sin forzar por la boca.
8. Tras una inspiración lenta, forzada y máxima, el paciente espira todo el aire en el menor tiempo posible.
9. Repetir las instrucciones si fuese necesario y animar con ímpetu e incentivar con palabras o gestos al paciente.
10. Se dará por finalizada la espirometría cuando se realicen de 3 maniobras como mínimo aceptables, reproducible y 8 maniobras como máximo en total.
11. Impresión de la prueba.

BIBLIOGRAFÍA:

GUYTON A. C.; HALL, J. E. (2021). *Tratado de Fisiología Médica.* 14ª Ed. Elsevier.

TORTORA, J. G. y DERRICKSON, B. (2021). *Principios de anatomía y Fisiología.* 15ª Ed. Panamericana.

FOX, S. I. (2021) *Fisiología Humana.* 15ª Ed. McGraw Hill.

SENSIBILIDAD I Y II
INMACULADA ALMANSA

1. SENSIBILIDAD SUPERFICIAL Y PROFUNDA

1.1. DEFINICIÓN

Cuando los impulsos sensoriales alcanzan la corteza cerebral, es posible ubicar e identificar con precisión sensaciones específicas. La percepción es el conocimiento consciente y la interpretación de las sensaciones.

1.2. OBJETIVO

Explorar en el paciente los distintos tipos de sensibilidad (superficial y profunda), para detectar posibles lesiones y patologías del sistema nervioso.

1.3. RECURSOS HUMANOS

Un alumno/a realiza el rol de enfermero/a y otro alumno realiza el rol de paciente.

1.4. RECURSOS MATERIALES

- Diapasón.
- Linternas.

- Martillos de reflejos.
- Clips.
- Compás.
- Algodón.
- Depresores.

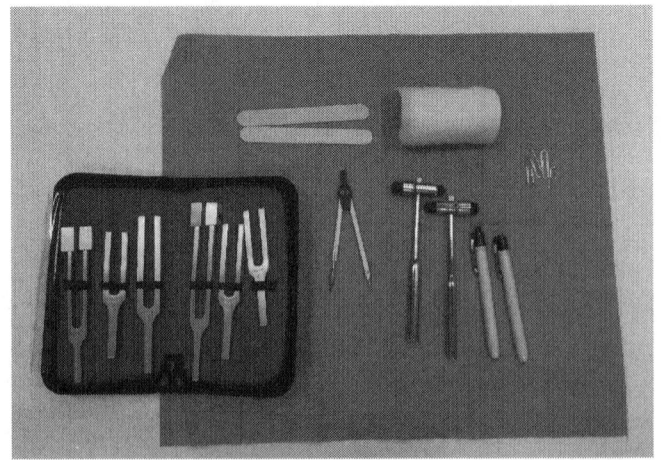

IMAGEN 36.

Material necesario para la exploración de la sensibilidad.
(Fuente: elaboración propia, CSA, Facultad de Salud UCHCEU).

1.5. PROCEDIMIENTO

1. Pedir al paciente que cierre los ojos.
2. Se compara la sensibilidad en puntos simétricos de ambos lados del cuerpo, así como en las áreas proximales y distales de las extremidades cuando se examina la sensibilidad dolorosa, táctil y la temperatura.
3. Las sensibilidades posicional y vibratoria se valoran primero en áreas distales y, si estas son normales, se omiten las proximales.

El estudio se divide en:

A) SENSIBILIDAD SUPERFICIAL (TÁCTIL, DOLOROSA Y TÉRMICA)

- **Sensibilidad táctil.** Se explora con ayuda de un algodón o trozo de papel, que se desliza por la superficie cutánea. También, se puede realizar la prueba de discriminación táctil con un compás abierto lo que determina la distancia mínima entre dos excitaciones cutáneas simultáneas
- **Sensibilidad dolorosa.** Se explora puncionando la piel del paciente con la punta de un alfiler hasta que refiera la aparición de dolor. (Se debe interrogar sobre las áreas de mayor o menor intensidad de dolor y las zonas en las que cambia la intensidad).

  Debe dejarse un tiempo de unos dos segundos para evitar el efecto sumatorio.
- **Sensibilidad térmica.** Se omite muchas veces si la sensación de dolor es normal. Puede usarse un diapasón frío o calentado por agua.

B) SENSIBILIDAD PROFUNDA (ARTROCINÉTICA, POSICIONAL Y VIBRATORIA)

- **Sensibilidad artrocinética o posicional.** Se explora moviendo pasivamente una articulación, frecuentemente las metacarpofalángicas y metatarsofalángicas; el paciente debe de señalar la posición en que queda ésta.
- **Sensibilidad vibratoria.** Se explora con ayuda de un diapasón de 128Hz que, después de hacerlo vibrar se coloca sobre los salientes óseos (maléolos, crestas tibiales, etc.). En circunstancias normales el paciente debe de percibir un extraño cosquilleo.

EXPLORACIÓN MOTORA
INMACULADA ALMANSA

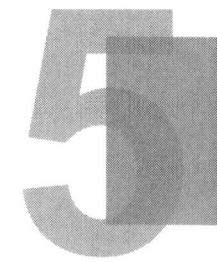

1. EXPLORACIÓN MOTORA

1.1. DEFINICIÓN

La motilidad es la capacidad de desplazar en el espacio una parte o todo el organismo, mediante la contracción de los músculos, que actúan sobre las placas óseas; puede ser voluntaria o refleja.

1.2. OBJETIVO

Analizar la función motora, que, junto con el análisis de la sensibilidad y los pares craneales, permiten detectar y diagnosticar patologías y lesiones del sistema nervioso.

1.3. RECURSOS HUMANOS

El alumno/a realiza el rol de enfermero/a.

1.4. RECURSOS MATERIALES

Para esta prueba no es necesario ningún material, ya que se realiza pidiéndole al paciente que realice una serie de movimientos con su propio cuerpo.

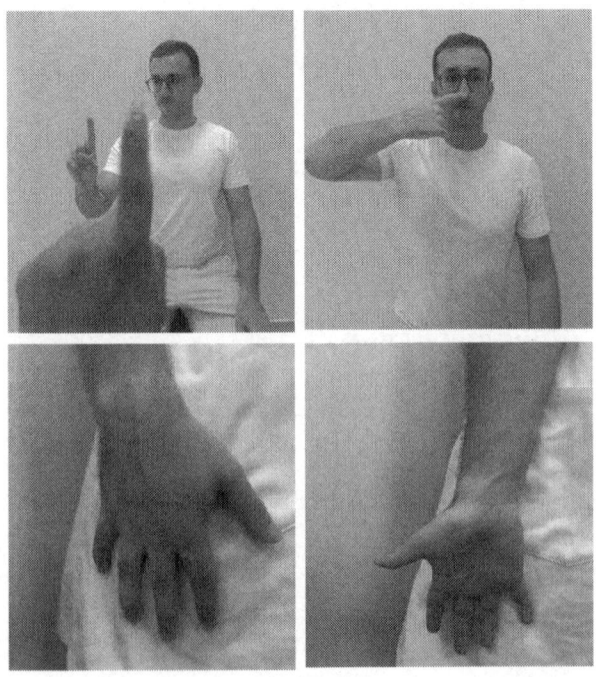

IMAGEN 37.

Realización de una exploración motora.
(Fuente: elaboración propia, CSA Facultad Salud, UCHCEU).

1.5. PROCEDIMIENTOS

A) VALORACIÓN COORDINACIÓN

La coordinación es una actividad refleja mediante la cual se integran los movimientos voluntarios para que puedan realizarse de forma precisa y armónica. Esta función está principalmente regulada por el cerebelo con ayuda de las vías de sensibilidad profunda y de los centros vestibulares y ópticos. La falta de esta función es lo que se denomina ataxia.

La exploración de la coordinación se realiza básicamente mediante las siguientes pruebas:

1. **Examen de la coordinación dinámica:**
   Éste se realiza mediante una serie de pruebas que tratan de valorar la precisión de los movimientos y de los contactos que se solicitan:

   - **Prueba «dedo-nariz-dedo».** Se solicita al paciente que con el miembro superior toque su nariz con la punta de su dedo índice. Después se le pide que toque el índice del examinador.

   - **Prueba «índice-nariz».** Similar a la prueba anterior, se solicita al paciente que con el miembro superior totalmente extendido con su dedo índice toque la punta de su nariz. La maniobra se realiza con ambas extremidades y con los ojos cerrados y abiertos.

   - **Prueba «talón-rodilla».** Con el paciente en decúbito supino se solicita que tras colocar el talón sobre la rodilla de la otra extremidad lo haga resbalar hacia abajo sobre la cresta tibial. Esta maniobra se realiza igualmente con los ojos abiertos y cerrados y con ambas extremidades.

   - **Prueba de movimientos alternantes rápidos.** Se solicita al paciente que haga girar rápida y simultáneamente ambas manos en un sentido y otro (prueba de las marionetas). El equivalente en miembros inferiores es el golpeteo rápido con el pie sobre la palma de la mano del examinador. Cuando los movimientos alternativos son torpes e irregulares hablamos de disdiadococinesia.

- **Prueba de Miller-Fisher.** Se le indica al paciente que con su dedo pulgar toque el resto de los dedos de la mano.
2. **Examen de la coordinación estática: exploración de la estación:**

  - **Prueba de Romberg.** Se solicita al paciente que se mantenga en posición de firmes con los talones juntos. El paciente debe de realizar esta maniobra primero con los ojos abiertos y después cerrados durante 30s. Se debe de estar preparado para apoyar al paciente en caso de pérdida de equilibrio. La prueba es positiva cuando el paciente puede permanecer de pie con los ojos abiertos, pero pierde el equilibrio cuando los cierra. Ello indica una lesión de la sensibilidad propioceptiva y/o una alteración vestibular. En caso de afectación exclusivamente cerebelosa el paciente tendrá problemas para mantenerse en esta posición tanto con los ojos abiertos como cerrados.

B) VALORACIÓN MARCHA

La marcha puede explorarse de diferentes maneras. La forma más sencilla de explorar la marcha consiste en solicitar al paciente que camine lentamente en línea recta y que vuelva al punto de partida. Mientras lo hace, se debe de valorar la simetría de los movimientos, posibles desviaciones en recorrido, así como los movimientos asociados como el balanceo de los brazos. Seguidamente se solicitará al paciente que camine de puntillas, después, apoyándose en los talones y por último en tándem, es decir, colocando un pie delante del otro siguiendo una línea recta.

Cuando la prueba es patológica hablamos de ataxia de la marcha.

La exploración de la marcha puede ayudarnos a diagnosticar el síndrome que afecta al paciente, así pues, podemos hablar de diferentes tipos de marcha patológica:

1. **Marcha cerebelosa.** El paciente con trastornos cerebelosos camina con las piernas y los brazos separados, lo primero para ampliar la base de sustentación y lo segundo para utilizar los brazos como balancín, y pese a ello camina en zigzag como si estuviera borracho (marcha de ebrio). En caso de lesión de un hemisferio cerebeloso, presentará una lateropulsión hacia el lado afectado.

2. **Marcha sensitiva tabética: ataxia sensorial.** En caso de lesión de la conducción de la sensibilidad propioceptiva, el paciente no es consciente de la posición de sus extremidades por lo que al andar lo hace lanzando los pies,- con grandes zancadas, golpeando fuertemente el suelo.

3. **Marcha espática: «en segador».** Esta marcha es propia de pacientes con afectación de la vía piramidal que presentan una parálisis que no es total (paresia), por lo que caminan rozando el suelo con el pie y describiendo con éste un semicírculo.

4. **Marcha parkinsoniana.** Se caracteriza por pasos cortos, con el tronco hacia adelante, sin braceo y con dificultades en los giros. Estos pacientes tienen problemas para iniciar la marcha, pero aceleran progresivamente y les cuesta detenerse (marcha festinante).

5. **Marcha en estepaje.** Es propia de lesiones con afectación de los nervios periféricos (p. ej., nervio ciático poplíteo externo) con la consiguiente pérdida de fuerza distal de las extremidades inferiores, por lo que el paciente tiene que elevar la cadera para lanzar el paso, para que no choque la punta del pie con el suelo.

6. **Marcha vestibular.** Propia de patologías con afectación de la vía vestibular. Se caracteriza por la tendencia a desviarse hacia un lado, por ello si se solicita al paciente que recorra un trayecto hacia delante y hacia atrás repetidas veces con los ojos cerrados el camino seguido tiene forma de estrella (marcha en estrella). Así mismo es muy característica la incapacidad para la marcha en tándem.

7. **Marcha miopática: «de pato».** Es propia de la distrofia muscular; la debilidad de musculatura del tronco y de la cintura pelviana originan una marcha en la que el paciente camina con los pies separados y balanceando el tronco.

BIBLIOGRAFÍA

GARCÍA BALLESTEROS, J. G.; GARRIDO ROBRES, J. A.; MARTÍN VILLUENDAS, A. B. (2011). Exploración neurológica y atención primaria. Bloque I: pares craneales, sensibilidad, signos meníngeos. Cerebelo y coordinación, *Semergen*, 37(6): 293-302.

GUYTON, A. C.; HALL, J. E. (2021). *Tratado de Fisiología Médica*. 14ª Ed. Elsevier.

MANICKAM, A., & GARDINER, M. D. (2021). Gait assessment in general practice. *Australian journal of general practice*, 50(11), pp. 801-806. https://doi.org/10.31128/AJGP-12-20-5777

NEUROLOGÍA
INMACULADA ALMANSA

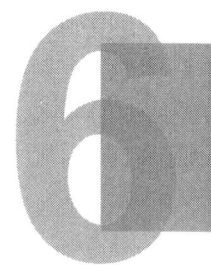

1. NEUROLOGÍA

1.1. OBJETIVO

Realizar una exploración de los pares craneales, que junto a la exploración de la sensibilidad y función motora sirve para poder detectar y diagnosticar patologías del sistema nervioso.

1.2. RECURSOS HUMANOS

El alumno/a realiza el rol de enfermero/a.

1.3. RECURSOS MATERIALES

- Martillos de reflejos.
- Linternas de valoración pupilar.
- Oftalmoscopios.
- Diapasón.
- Depresores linguales.

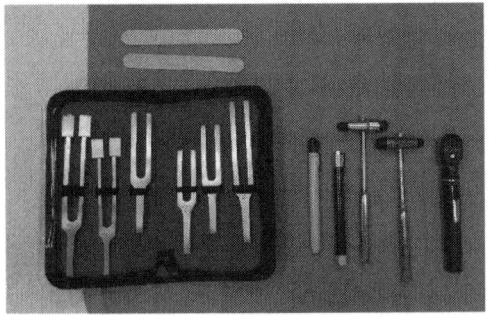

IMAGEN 38.

Material necesario para la realización de una exploración neurológica.
(Fuente: elaboración propia, CSA, Facultad de Salud UCHCEU).

1.4. PROCEDIMIENTOS

A) EXPLORACIÓN DE LOS PARES CRANEALES

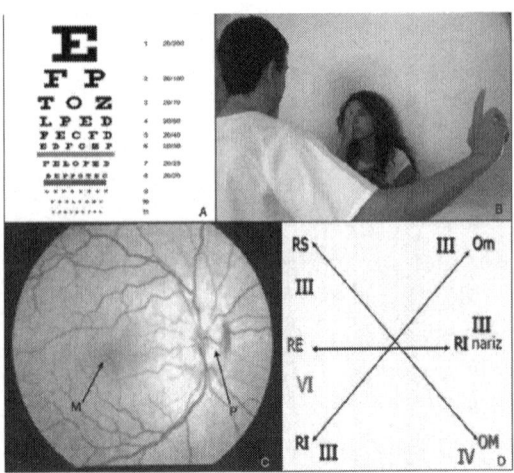

IMAGEN 39.

Exploración de los diferentes pares craneales.
(Fuente: GARCÍA-BALLESTEROS, J. G.; GARRIDO-ROBRES, J. A.; MARTÍN- VILLUEN-
DAS, A. B. (2011). «Exploración neurológica y atención primaria. Bloque I: pares craneales,
sensibilidad, signos meníngeos. Cerebelo y coordinación», 37(6): 293-302. Semergen).

1. **Olfatorio (I).**

   - Se ofrece al paciente sustancias conocidas y no irritantes (estimulan el V par craneal): chocolate, café, jabón.

   - Se alternan las fosas nasales ocluyendo la contralateral.

   - El paciente debe identificar el olor en cada lado.

2. **Oftálmico/óptico (II).**

   - **Visión de lejos (tabla de Snellen):** serie de letras de tamaño decreciente colocadas a una distancia de 6 metros: el paciente debe leer cada línea desde la primera hasta que no sea capaz de distinguir más detalle.

   - **Visión cercana (cartilla de Jaeger):** serie de texto en tamaño decreciente a una distancia de 30cm. El clínico puede obtener una valoración global de la agudeza visual solicitando que el paciente cuente los dedos de la mano a una distancia de un metro y que lea el periódico a una distancia habitual.

   - **Campo visual:** normalmente se omite, pero debe efectuarse en pacientes con patología cerebro vascular. La campimetría por confrontación es la prueba más sencilla por la cual se compara el campo visual del paciente con el propio que se utiliza como patrón normal. El explorador coloca su cara frente a la del paciente y mueve un lápiz desde el exterior hacia el interior. Deben explorarse separadamente los cuatro cuadrantes de ambos ojos.

   - **Fondo de ojo:** debe realizarse con un oftalmoscopio, en principio sin dilatar farmacológicamente las pupilas del paciente. Inicialmente, se valora la pupila que es el aspecto más rentable en atención primaria buscando signos de edema o atrofia. Después se solicita al paciente que mire la luz del oftalmoscopio y se examina la mácula en busca de cambios degenerativos, pigmentación, alteraciones de la vascularización y hemorragias.

3. **Nervios motor ocular común (III), Patético (IV), Motor ocular externo (VI) oculomotores:** se exploran en conjunto ya que todos inervan la musculatura que mueve el ojo.

   • **Motilidad ocular extrínseca:** inspección de los párpados. Determina la existencia de ptosis palpebral; el elevador del párpado superior está inervado por el motor ocular común.

     – Examen de la fijación y la mirada sostenida.
     – Fijar la cabeza con la mano.
     – Pedir al paciente que siga con la vista un dedo o lápiz colocado a una distancia entre 30 y 60cm.
     – Mover el objeto en las direcciones cardinales dentro del campo visual (lateral: recto externo; medial: recto interno; arriba y lateral: recto superior; abajo y lateral: recto inferior; arriba y medial: oblicuo menor; y abajo y medial: oblicuo mayor).

   • **Motilidad ocular intrínseca:** se explora valorando el tamaño y simetría pupilar, así como los reflejos fotomotor, consensual y de acomodación de la pupila.

     – **Tamaño y simetría pupilar.** Se ha de valorar el grado de igualdad o desigualdad en tamaño de ambas pupilas. La diferencia en tamaño se conoce como anisocoria, que puede ser debida a dilatación de una pupila (midriasis) o contracción de la misma (miosis) con afectación unilateral o bilateral.

- **Reflejo fotomotor y consensual.** Al iluminar cada uno de los ojos con una fuente de luz (lámpara o linterna) se comprueba la contracción pupilar del ojo iluminado (reflejo fotomotor) y del contralateral (reflejo consensual).
- **Reflejo de acomodación.** Después de mirar un objeto lejano, se fija la vista sobre uno próximo, se asiste a un cambio de midriasis por miosis.

4. **Nervio trigémino (V):** su exploración se divide en tres partes:

- **Función motora.** Se explora pidiendo al paciente que apriete un objeto entre los dientes (maseteros) o abra la boca contra resistencia (pterigoideos).

- **Función sensitiva.** Se explora valorando la sensibilidad facial táctil y dolorosa de sus tres ramas faciales (de abajo a arriba y comparativamente de ambos lados):

    - 1ª oftálmica.
    - 2ª maxilar.
    - 3ª mandibular.

    Podrán utilizarse un algodón y un alfiler. Se sugiere explorar cada lado de la cara en tres puntos situados aproximadamente en una misma línea vertical, pero a diferentes alturas: por encima de la ceja (la frente), el labio superior, y el mentón.

5. **Nervio facial (VII).**

- **Función motora.** Se valora en primer lugar con la inspección buscando asimetrías en la expresión facial. Posteriormente se examinan los siguientes movimientos:

    - Fruncir el entrecejo.

- Cerrar los ojos, enseñar los dientes e hinchar las mejillas.
- Prueba de fuerza del orbicular de los ojos: se ruega al paciente que cierre los ojos con fuerza y luego el explorador intenta elevar el párpado superior para determinar el grado de resistencia que ofrece.

• **Funciones sensitiva y vegetativa.** Consiste en determinar el gusto de los dos tercios anteriores de la lengua usando soluciones acuosas débiles de azúcar o sal. La función vegetativa se explora comprobando la producción de lágrimas y de saliva.

6. **Nervio vestibulococlear (VIII).**

• **Componente acústico.** Se valora inicialmente notando si el paciente es capaz de percibir el sonido al frotar los dedos frente al meato auditivo externo. Si estás exploración es anormal (hipoacusia) debe valorarse la conducción aérea (CA) y ósea (CO) del sonido usando un diapasón, mediante las pruebas de Rinne y de Weber.

• **Componente vestibular.** Inspección de los ojos, por ser ésta la forma de descubrir el nistagmo y completan la exploración con la observación de la marcha en tándem, realizando la prueba Barany y la de Romberg.

7. **Nervios glosofaríngeo (IX) y vago (X):** se examinan juntos porque inervan estructuras relacionadas funcionalmente. Con la boca abierta explorar la faringe y comprobar si los pilares se contraen simultáneamente al tocar la faringe con el depresor y si esta maniobra produce náuseas (reflejo nauseoso). A continuación, se solicita

al paciente que diga «a» y se observa si la elevación de la úvulaes simétrica; en caso de lesión, se desvía hacia el lado sano. También deben valorarse la fonación, la existencia de disartria, tos o salivación. Pueden existir trastornos en el gusto del tercio posterior de la lengua.

8. **Nervio espinal o accesorio (XI):** Se explora con dos maniobras: ordenando al paciente girar la cabeza contra la mano del observador mientras éste con la otra mano palpa el músculo esternocleidomastoideo, o pidiendo al paciente que eleve o encoja los hombros contra resistencia.

9. **Nervio hipogloso (XII):** se explora solicitando al paciente que protruya la lengua y que la movilice en todas las direcciones. Deben de valorarse atrofias, fasciculaciones y pérdidas de fuerza, que originan una desviación de la lengua hacia el lado de la lesión.

BIBLIOGRAFÍA

GARCÍA BALLESTEROS, J. G.; GARRIDO ROBRES, J. A.; MARTÍN VILLUENDAS, A. B. (2011). *Exploración neurológica y atención primaria*. Bloque I: pares craneales, sensibilidad, signos meníngeos. Cerebelo y coordinación, 37(6): 293-302. Semergen.

GUYTON, A. C.; HALL, J. E. (2016). *Tratado de Fisiología Médica*. 13ª Ed. Elsevier.

PREVENCIÓN Y CONTROL DE LA ENFERMEDAD

PARTE 3

LAVADO DE MANOS
CAROLINA GALIANA E ISABEL SERRA GUILLÉN

1. LAVADO HIGIÉNICO Y ANTISÉPTICO

1.1. DEFINICIÓN

Es la frotación vigorosa de las manos previamente enjabonadas, seguida de un aclarado con agua abundante, con el fin de eliminar la suciedad, materia orgánica, flora transitoria y residente, y así evitar la transmisión de estos microorganismos de persona a persona.

Según la OMS (2009), existen 5 momentos en los que los profesionales sanitarios deben realizar la higiene de manos:

1. Antes del contacto con el paciente.

2. Antes de realizar una tarea limpia o aséptica.

3. Después de la exposición a fluidos corporales.

4. Después del contacto con el paciente.

5. Después del contacto con el entorno del paciente.

1.2. OBJETIVOS

- Prevenir la propagación y transmisión de microorganismos patógenos.

- Disminuir la flora bacteriana de las manos antes de un procedimiento.
- Disminuir la prevalencia de la infección nosocomial en los centros sanitarios.

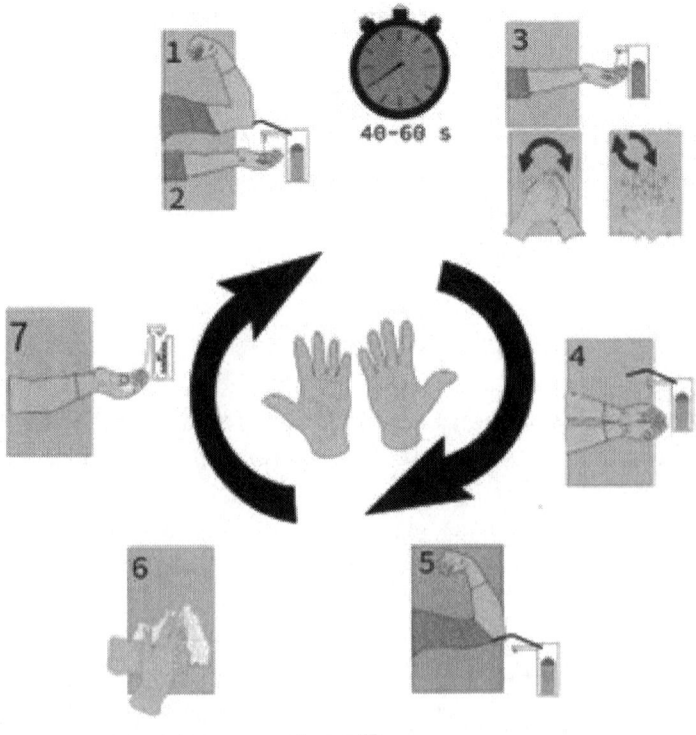

IMAGEN **40.**

Procedimiento de lavado higiénico y antiséptico de manos.
(Fuente: elaboración propia, programa Adobe Ilustrator).

1.3. RECURSOS HUMANOS

El alumno/a realiza el rol de enfermero/a.

1.4. RECURSOS MATERIALES

- Lavabo para manos.
- Agua.
- Jabón neutro y antiséptico.
- Solución desinfectante alcohólica para las manos.
- Cepillo desechable.
- Toalla a ser posible desechable.

1.5. PROCEDIMIENTO

1. Iniciar el lavado manual, abriendo el paso del agua.
2. Mojarse las manos.
3. Enjabonar manos y muñecas por delante y por detrás, insistiendo en los espacios interdigitales unos 40-60 segundos.
4. Enjuagar manos y muñecas.
5. Cerrar el paso del agua con los codos o con una toalla desechable.
6. Secar las manos y muñecas con toallas de celulosa y desechar.
7. Realizar desinfección alcohólica de las manos si procede. Se realiza frotando suavemente las palmas, dorsos y dedos de las manos durante 15-30 segundos, hasta que las manos estén secas. La cantidad de producto a utilizar dependerá de la solución utilizada.
8. En el lavado antiséptico utilizar jabón antiséptico. Aplicar unos 5cm^3 durante un tiempo de unos 2 minutos.

2. LAVADO QUIRÚRGICO DE MANOS

2.1. DEFINICIÓN

Frote enérgico de las manos y parte de los brazos con soluciones jabonosas compuestas a partir de povidona yodada o clorhexidina.

2.2. OBJETIVO

Disminuir la flora resistente de las manos y antebrazos y prevenir las infecciones nosocomiales.

2.3. RECURSOS HUMANOS

El alumno/a realiza el rol de enfermero/a.

2.4. RECURSOS MATERIALES

- Lavabo amplio, profundo y con grifo con palanca especial.
- Agua.
- Jabón antiséptico.
- Cepillo estéril desechable.
- Limpiauñas.
- Gasas, paños y toallas estériles.

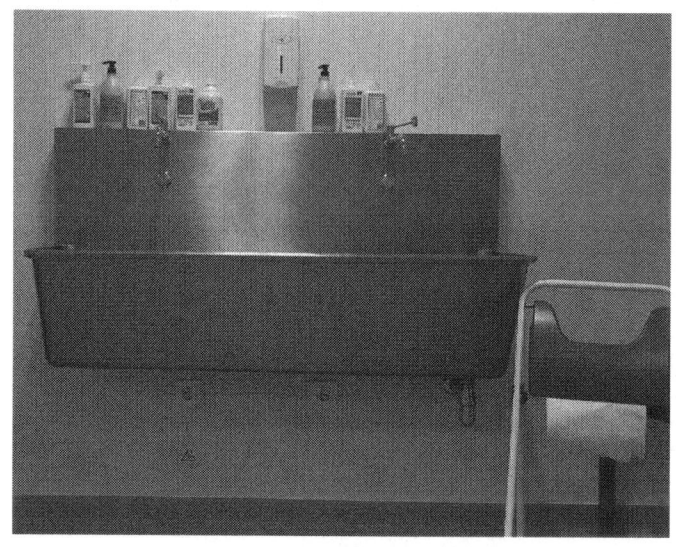

IMAGEN **41.**

Lavabo especial para realizar el lavado quirúrgico de manos.
(Fuente: elaboración propia, CSA, Facultad de Salud UCHCEU).

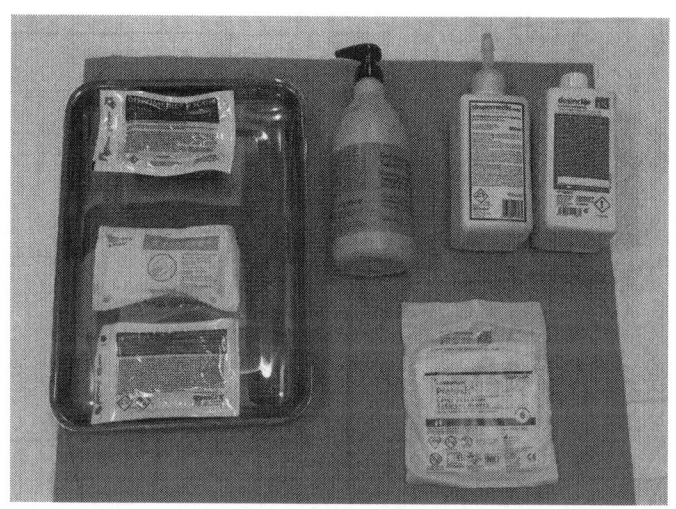

IMAGEN **42.**

Material necesario para el lavado quirúrgico de manos.
(Fuente: elaboración propia, CSA, Facultad de Salud UCHCEU).

2.5. PROCEDIMIENTO

Duración del lavado: 2-5 minutos, dependiendo de las instrucciones del fabricante del producto utilizado.

A) PREPARACIÓN PARA EL LAVADO QUIRÚRGICO

1. Mantener las uñas cortas y retirar esmalte de uñas.
2. Retirar toda joyería (los anillos, los relojes de pulsera, las pulseras) antes de entrar en la sala de operaciones.
3. Lavar manos, brazos y codos con un jabón no antiséptico antes de entrar en el área de la sala de operaciones o si las manos están visiblemente sucias.
4. Limpiar la zona subungueal con un limpiauñas.
5. Los cepillos de uñas no deberían ser usados ya que pueden dañar la piel y pueden facilitar el derramamiento de celdas; si se usan, deben ser estériles y de uso único.

B) PREPARACIÓN QUIRÚRGICA DE LAS MANOS CON UN JABÓN ANTISÉPTICO

1. Mojarse las manos.
2. Poner una cantidad de jabón suficiente para cubrir toda la superficie de las manos.
3. Comenzar a contar el tiempo del procedimiento. Frotar cada lado de cada dedo, entre los dedos, la parte de atrás y la parte delantera de la mano durante 2 minutos.
4. Proceder a frotar los antebrazos, manteniendo la mano más alta que el brazo en todo momento. Esto ayuda a evitar recontaminación de las manos e impide que agua y jabón sean colonizados por bacterias que contaminan las manos.
5. Lavar cada lado del brazo desde la muñeca hasta el codo durante un minuto.

6. Repetir el proceso en la otra mano conservando manos por encima de codos en todo momento.
7. Enjuagar manos y brazos haciéndolas pasar por el agua en una dirección sólo, de la punta de los dedos hasta el codo.
8. Con las manos por encima de los codos secarse las manos y brazos con una toalla o paño estéril. Utilizar una toalla para cada brazo.
9. En todo momento durante el procedimiento, se debe de tener cuidado de no salpicarse la indumentaria quirúrgica.
10. Cuando se utilice la desinfección alcohólica de las manos:
   • Antes de aplicar la solución con alcohol realizar un prelado de antebrazo y manos con un jabón normal y secar las manos y antebrazos completamente.
   • Después aplicar la solución alcohólica hasta que manos y antebrazos queden secos completamente.

BIBLIOGRAFÍA

FULLER, (2012). *Instrumentación quirúrgica. Principios y práctica*, 5ª edición. Panamericana.

PHILIPS, (2010). Berry & Kohn: Técnicas de Quirófano, 10ª edición. Elsewier.

SPETH, J. (2023). Guidelines in Practice: Hand Hygiene. *AORN journal*, 118(2), pp. 101-108. https://doi.org/10.1002/aorn.13964

TANNER, J. (2008). Surgical hand antisepsis: the evidence. *Journal of perioperative practice*, 18(8), pp. 330-339. https://doi.org/10.1177/175045890801800803

ENFERMERÍA CLÍNICA I

PARTE 4

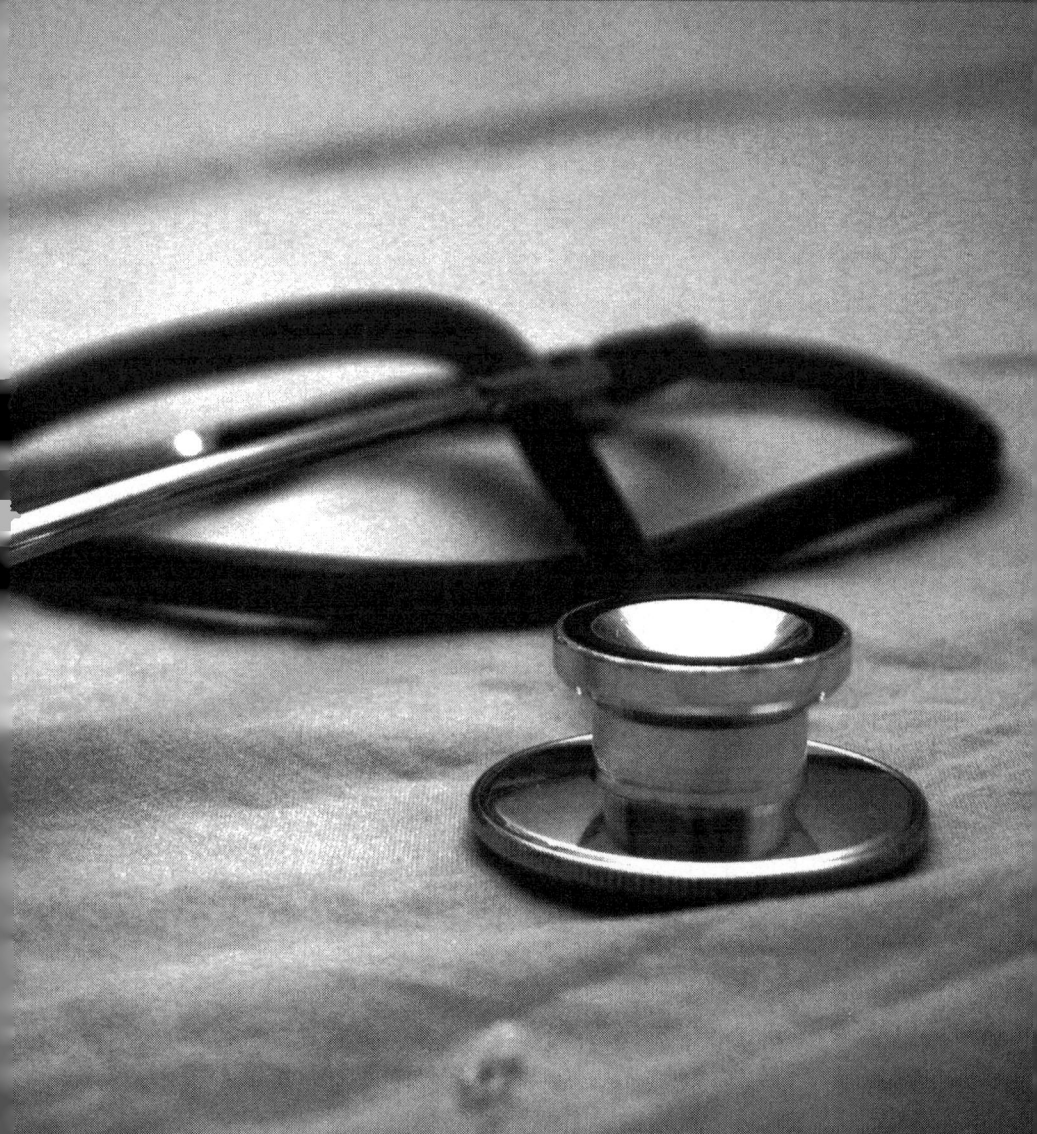

OXIGENOTERAPIA
ISABEL SERRA GUILLÉN

1. OXIGENOTERAPIA

1.1. DEFINICIÓN

Uso terapéutico del oxígeno que consiste en su administración a concentraciones mayores de las que se encuentran en el aire ambiente.

1.2. OBJETIVO

Administrar aire enriquecido con 0_2 para prevenir la hipoxemia y la hipoxia tisular.

1.3. RECURSOS HUMANOS

- El alumno/a realiza el rol de enfermero/a.
- El alumno realiza el rol de paciente.

1.4. RECURSOS MATERIALES

- Pulsioxímetro o saturímetro.
- Gafas nasales.
- Mascarilla sin reservorio.

- Mascarilla con reservorio.
- Nebulizador.
- Mascarilla tipo venturi (Ventimask®).
- Agua destilada estéril.
- Fuente de oxígeno.
- Cilindros o bombonas de gas comprimido.
- Caudalímetro.

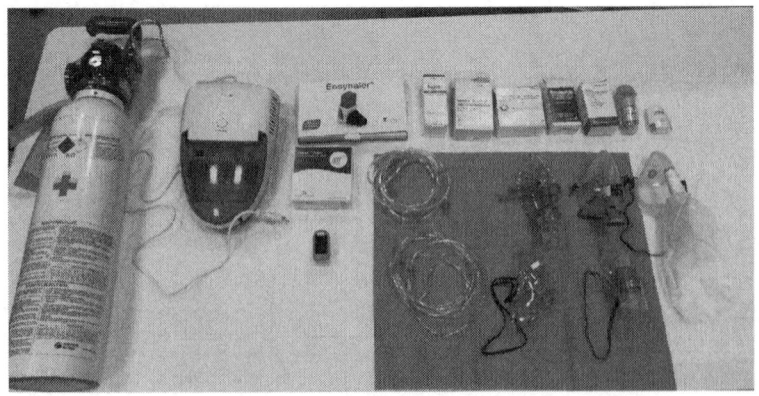

IMAGEN **43.**

Material necesario para la administración de oxigenoterapia.
(Fuente: elaboración propia, CSA, Facultad de Salud UCHCEU).

1.5. PROCEDIMIENTO

1. Informar al paciente sobre la técnica.
2. Colocar al paciente en posición Semi-Fowler.
3. Comprobar el caudalímetro.
4. Limpiar las fosas nasales del paciente de secreciones.
5. Elegir el tipo de mascarilla y concentraciones.
6. Conectar la mascarilla.
7. Regular el flujo.
8. Colocar el saturímetro para comprobar la eficacia de la terapia.

2. PULSIOXIMETRÍA

2.1. DEFINICIÓN

Método no invasivo, que permite determinar el porcentaje de saturación de oxígeno en sangre venosa.

2.2. OBJETIVOS

Monitorizar a los pacientes para conocer el nivel de oxígeno en sangre.

2.3. RECURSOS HUMANOS

El alumno/a realiza el rol de enfermero/a.

2.4. RECURSOS MATERIALES

- Oxímetro portátil.

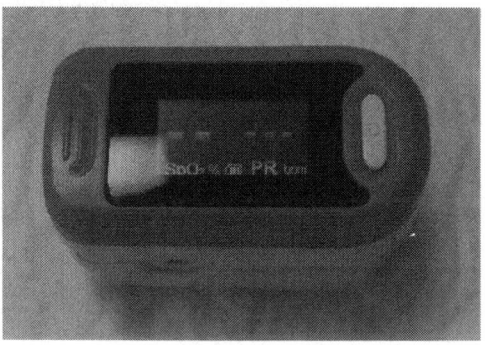

IMAGEN **44.**
Pulsioxímetro digital.
(Fuente: elaboración propia, CSA, Facultad de Salud UCHCEU).

2.5. PROCEDIMIENTO

1. Evaluar el estado del paciente.
2. Retirar la laca de uñas ya que el esmalte de uñas absorbe la luz emitida por los oxímetros de pulso e interfiere con la detección y medición de la hemoglobina oxigenada.
3. Colocar la pinza en el dedo.
4. Leer el nivel de saturación del oxígeno.
5. Escribir los hallazgos en la historia.

3. GAFAS O CÁNULAS NASALES

3.1. DEFINICIÓN

Dispositivo empleado en situaciones en las que se precisa el uso de oxigenoterapia. Constan de dos pequeñas cánulas que se introducen por ambos orificios nasales para administrar oxígeno a bajas concentraciones.

3.2. OBJETIVO

Administrar oxígeno a bajas concentraciones. La concentración viene determinada por la fracción inspirada de oxígeno (FIO_2) que es la proporción de oxígeno en la mezcla del aire inspirado.

- Para una FIO_2 del 24%-38%, el caudal de oxígeno administrado ha de ser entre 1-2L.
- Para una FIO_2 del 30%-35%, el caudal de oxígeno administrado ha de ser entre 3-4L.
- Para una FIO_2 38%-44%, el caudal de oxígeno administrado ha de ser entre 5-6L.

3.3. RECURSOS HUMANOS

El alumno/a realiza el rol de enfermero/a.

3.4. RECURSOS MATERIALES

- Cánula nasal del tamaño adecuado para el paciente.
- Fuente de oxígeno.
- Caudalímetro.
- Humidificador desechable.

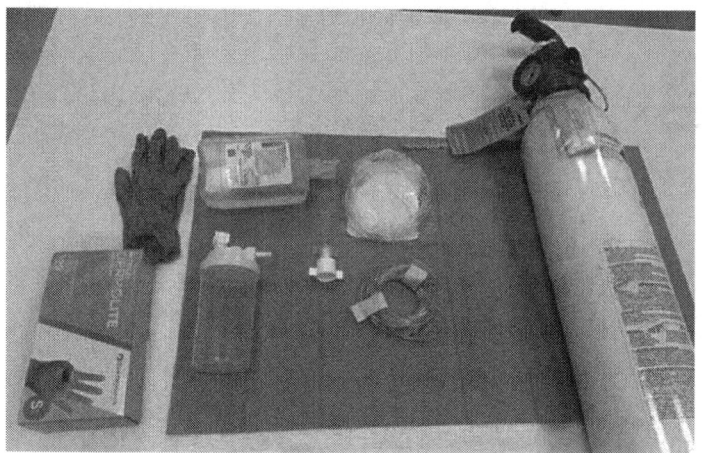

IMAGEN **45.**

Material necesario para la administración de oxigenoterapia con gafas nasales.
(Fuente: elaboración propia, CSA, Facultad de Salud UCHCEU).

3.5. PROCEDIMIENTO

1. Lavarse las manos.
2. Informar al paciente o familia sobre el procedimiento.
3. Colocar en el caudalímetro el número de litros prescritos.
4. Introducir los dientes de la cánula en las fosas nasales.

5. Pasar los tubos de la cánula por encima de las orejas, si el un paciente con riesgo de alteración de la integridad cutánea, poner unas gasas como almohadillado.
6. Colocar la unidad de humidificación desechable.
7. Conectar el extremo distal de la cánula al caudalímetro.
8. Administrar el flujo prescrito.
9. Lavarse las manos.
10. Registrarlo en la historia.

4. MASCARILLA FACIAL SIMPLE

4.1. DEFINICIÓN

Las mascarillas son dispositivos de plástico suave y transparente que cubren la boca, la nariz y el mentón del paciente.

Su uso permite administrar una FIO_2 35%-65% donde el caudal de oxígeno administrado ha de ser entre 8-12L.

4.2. OBJETIVO

Administrar oxígeno de bajo flujo a través de la nariz y la boca del paciente.

4.3. RECURSOS HUMANOS

El alumno/a realiza el rol de enfermero/a.

4.4. RECURSOS MATERIALES

- Mascarilla simple.
- Fuente de oxígeno.

- Caudalímetro.
- Humidificador desechable.

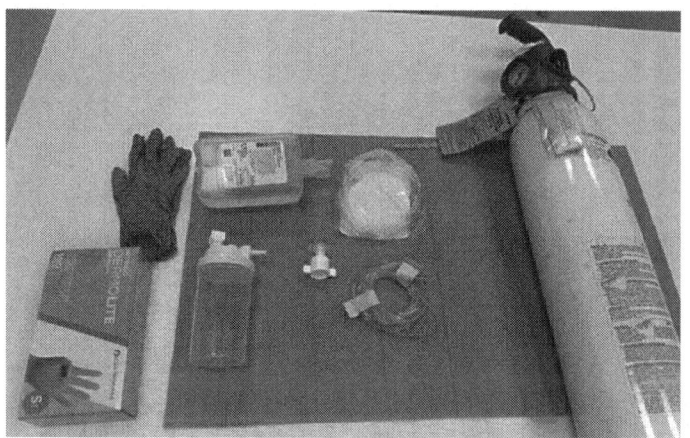

IMAGEN **46.**

Material necesario para la administración de oxigenoterapia. Utilización de mascarilla simple.
(Fuente: elaboración propia, CSA, Facultad de Salud UCHCEU).

4.5. PROCEDIMIENTO

1. Lavarse las manos.
2. Informar al paciente o familia sobre el procedimiento.
3. Colocar la unidad de humidificación desechable.
4. Elevar un poco la cabecera de la cama o decirle que se siente.
5. Colocar en el caudalímetro el número de litros prescritos.
6. Sitúe la mascarilla sobre la nariz, la boca y el mentón.
7. Amoldar la banda metálica sobre el tabique nasal.
8. Colocarla goma elástica alrededor de la cabeza del paciente.
9. Esperar unos minutos a su lado y ver cómo se siente.
10. Lavarse las manos.
11. Registrarlo en la historia.

5. MASCARILLA FACIAL CON RESERVORIO

5.1. DEFINICIÓN

Es una mascarilla de reinhalación parcial de plástico transparente (mascarilla simple) con la adición de una bolsa de reservorio.

- Con retorno de respiración parcial: no tiene válvula inspiratoria, por lo que la porción inicial del aire exhalado regresa a la bolsa y se mezcla con el inspirado. Su uso permite administrar una FIO_2 40%-60% donde el caudal de oxígeno administrado ha de ser entre 6-10L.

- Sin retorno de respiración: la válvula se cierra durante la espiración de manera que el aire exhalado no entra en el reservorio y no se reinhala. Su uso permite administrar una FIO_2 60%-100% donde el caudal de oxígeno administrado ha de ser entre 6-15L.

5.2. OBJETIVO

Aportar hasta un 95%-100% de oxígeno con velocidades de flujo de 10 a 15L/min.

5.3. RECURSOS HUMANOS

El alumno/a realiza el rol de enfermero/a.

5.4. RECURSOS MATERIALES

- Mascarilla con reservorio.
- Fuente de oxígeno.
- Caudalímetro.
- Humidificador desechable.

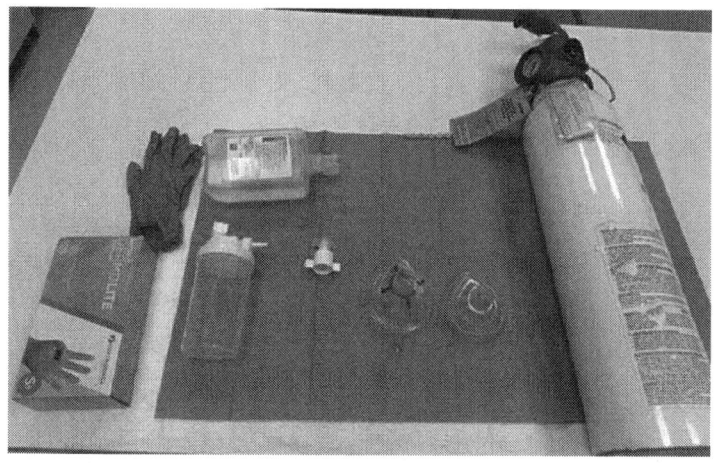

5.5. PROCEDIMIENTO

1. Lavarse las manos.
2. Informar al paciente o familia sobre el procedimiento.
3. Colocar la unidad de humidificación desechable.
4. Elevar un poco la cabecera de la cama o decirle que se siente.
5. Colocar en el caudalímetro el número de litros prescritos.
6. Esperar a que el reservorio se llene completamente de oxígeno.
7. Sitúe la mascarilla sobre la nariz, la boca y el mentón.
8. Amoldar la banda metálica sobre el tabique nasal.
9. Colocarla goma elástica alrededor de la cabeza del paciente.
10. Comprobar periódicamente que la bolsa reservorio está completamente hinchada.
11. Lavarse las manos.
12. Registrarlo en la historia.

6. MASCARILLA VENTURI (VENTIMASK)

6.1. DEFINICIÓN

Mascarilla de flujo alto que proporciona una fracción inspiratoria de oxígeno predeterminada y sostenida, basada en el principio Venturi, el cual consiste en que un fluido en movimiento dentro de un conducto cerrado disminuye su presión al aumentar la velocidad tras haber atravesado una zona de sección menor.

Su uso permite administrar una FIO_2 24%-50% donde el caudal de oxígeno administrado ha de ser entre 1-2L.

6.2 OBJETIVO

Administrar oxígeno de bajo flujo a través de la nariz y la boca del paciente a través de un dispositivo que permite regular la concentración de oxígeno que se está administrando.

6.3. RECURSOS HUMANOS

El alumno/a realiza el rol de enfermero/a.

6.4. RECURSOS MATERIALES

- Mascarilla venturi.
- Fuente de oxígeno.
- Caudalímetro.
- Humidificador desechable.

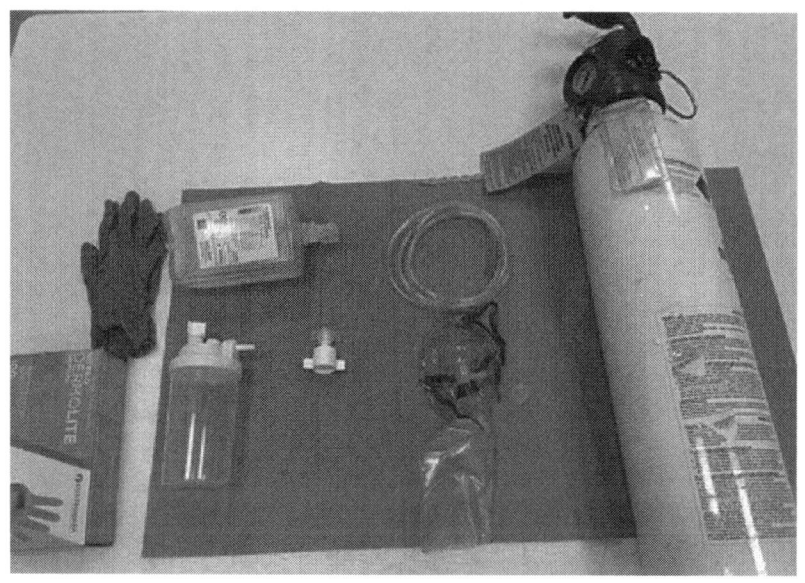

6.5. DOSIS DE OXÍGENO

- La dosis administrada debe mantener la PaO_2 >60 mmHg (Sat O_2 en torno a 92-93%).
- El flujo debe ajustarse individualmente, y comprobarse mediante gasometría arterial y/o pulsioximetría.
- En gafas nasales se suele iniciar con 1-2lpm.
- Duración: >18 horas, incluyendo el sueño.

BIBLIOGRAFÍA

BALLESTEROS PEÑA, S.; FERNÁNDEZ AEDO, I.; PICÓN, A. & LORRIO PALOMINO, S. (2015). Influencia del esmalte de uñas en los valores de saturación de oxígeno en pacientes sometidos a pulsioximetría: una revisión sistemática [Influence of nail polish on pulse oximeter readings of oxygen saturation: a systematic review]. *Emergencias: revista de la Sociedad Española de Medicina de Emergencias*, 27(5), pp. 325-331.

ESTEVE, J. y MITJANS, J. (2003). *Enfermería. Técnicas Clínicas.* McGraw-Hill, Interamericana.

SMITH, S. *et al. Habilidades para enfermería clínica.* Vol I. 9ª edición. Pearson.

ADMINISTRACIÓN DE MEDICACIONES INHALATORIAS
ISABEL SERRA GUILLÉN

1. NEBULIZADORES

1.1. DEFINICIÓN

Dispositivo que convierte el medicamento líquido en un vapor para poder inhalarlo a través de una mascarilla de oxígeno.

1.2. OBJETIVO

Conseguir que el medicamento prescrito llegue de manera directa a los pulmones.

1.2. RECURSOS HUMANOS

El alumno/a realiza el rol de enfermero/a.

1.4. RECURSOS MATERIALES

- Compresor eléctrico.
- Suministro de oxígeno.
- Nebulizador.
- Mascarilla de oxígeno.
- Medicación.

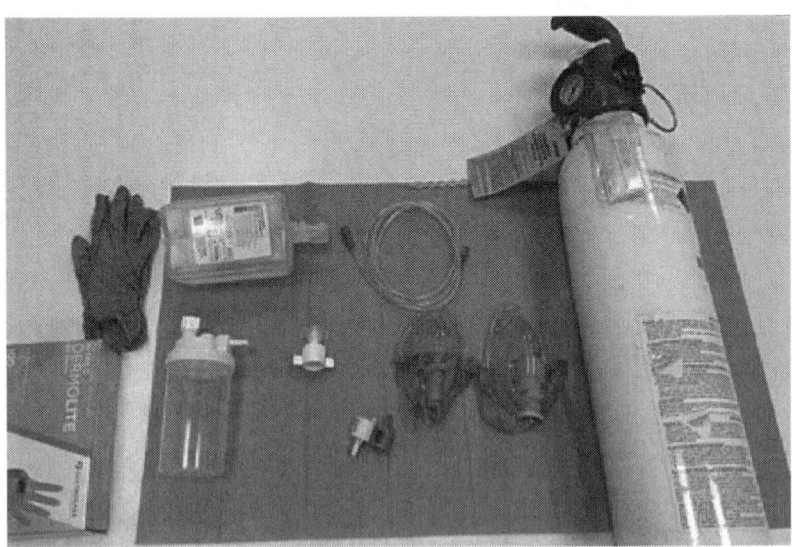

IMAGEN **49.**
Material necesario para la administración medicación mediante nebulizadores.
(Fuente: elaboración propia, CSA, Facultad de Salud UCHCEU).

1.5. PROCEDIMIENTO

1. Comprobar la identidad del paciente, fármaco, dosis, indicación, fecha de caducidad y vía de administración.
2. Explicar el procedimiento al paciente, haciendo hincapié en que debe respirar normalmente durante la nebulización.
3. Explicar que no debe hablar durante la nebulización para favorecer que el fármaco entre con normalidad.
4. Preparar el equipo.
5. Si el nebulizador está conectado al oxígeno preparar la dosis.
6. Colocar la paciente en una posición cómoda y explicarle que el ruido no le debe crear ansiedad.
7. Preparar el fármaco según instrucciones del fabricante.

8. Llenar la cámara del nebulizador, con el medicamento preparado, conservando en vertical la cámara del nebulizador para evitar que se derrame el fármaco.
9. Conectar el equipo al compresor a través de la cánula de conexión.
10. Activar el compresor de aire o fuente de oxígeno (de esta manera el medicamento se convierte en aerosol).
11. Vigilar al paciente y estar pendiente de posibles efectos secundarios.
12. Cuando termine, decirle al paciente que realice una higiene bucodental (algunos fármacos pueden producir candidiasis oral).
13. Lavar y secar el nebulizador, los tubos y la mascarilla según instrucciones del fabricante.
14. Registrar e procedimiento de enfermería.

2. INHALADORES

2.1. DEFINICIÓN

El inhalador es un dispositivo que permite que un medicamento pase directamente con la respiración a las vías aéreas.

2.2. OBJETIVO

Introducir a través de un dispositivo medicación que debe llegar directamente a los pulmones.

2.3. RECURSOS HUMANOS

El alumno/a realiza el rol de enfermero/a.

2.4. RECURSOS MATERIALES

- Bote con la medicación prescrita.
- Cámara de inhalación o retención si está prescrita.
- Pañuelos de papel.

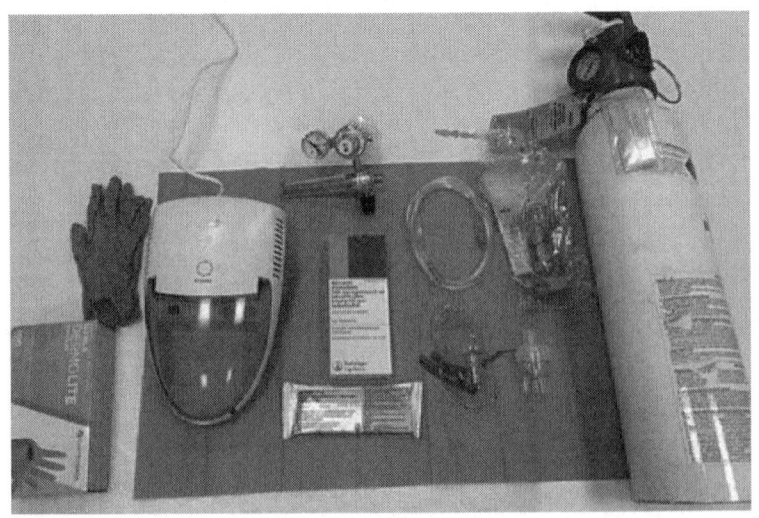

IMAGEN 50.

Inhaladores y medicación.
(Fuente: elaboración propia, CSA, Facultad de Salud UCHCEU).

2.5. PROCEDIMIENTO

1. Explicar al paciente el procedimiento.
2. Indicarle que debe estar de pie o sentado.
3. Indicar al paciente que debe agitar el bote.
4. Explicar que debe quitar la tapa de la boquilla.
5. El paciente debe exhalar con los labios fruncidos.
6. Explicarle que debe poner la boquilla rodeando con los labios.

7. Indicarle que pulse el dispositivo de inhalación para que lance un disparo con medicación, mientras inhala con lentitud 3-5 segundos y profundidad.
8. Decirle que aguante la respiración durante 10 segundos y que después retire el aparato y exhale con lentitud a través de los labios fruncidos.
9. Indicarle que debe esperar 1 ó 2 minutos entre las inhalaciones.
10. Cuando termine, pedirle que se enjuague la boca para evitar candidiasis oral.
11. Enseñar al paciente a limpiar la boquilla.
12. Lávese las manos.
13. Registrar el procedimiento de enfermería.

BIBLIOGRAFÍA

BARJAKTAREVIC, I. Z. & MILSTONE, A. P. (2020). Nebulized Therapies in COPD: Past, Present, and the Future. *International journal of chronic obstructive pulmonary disease, 15*, pp. 1665-1677. https://doi.org/10.2147/COPD.S252435

ESTEVE, J. y MITJANS, J. (2003). *Enfermería. Técnicas Clínicas.* McGraw-Hill, Interamericana.

FUGLØ-MORTENSEN, R.; LANGE, P. & MORTENSEN, J. (2019). *Ugeskrift for laeger, 181*(33), V07180510.

MARTIN, A. R. & FINLAY, W. H. (2015). Nebulizers for drug delivery to the lungs. *Expert opinion on drug delivery, 12*(6), pp. 889-900. https://doi.org/10.1517/17425247.2015.995087

SORINO, C.; NEGRI, S.; SPANEVELLO, A.; VISCA, D. & Scichilone, N. (2020). Inhalation therapy devices for the treatment of obstructive lung diseases: the history of inhalers towards the ideal inhaler. *European journal of internal medicine, 75*, pp. 15-18. https://doi.org/10.1016/j.ejim.2020.02.023

SMITH, S. *et al. Habilidades para enfermería clínica.* Vol I. 9ª edición. Pearson.

MEDICIÓN DE GLUCEMIA CAPILAR
LAURA SALAS

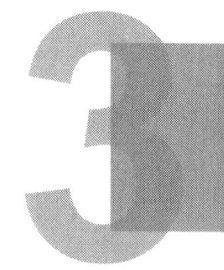

1. MEDICIÓN DE GLUCEMIA CAPILAR

1.1. DEFINICIÓN

Es un método enzimático específico para la determinación en mg/dL de niveles de glucosa sanguíneos. Nos permite por medio de una pequeña gota de sangre y un aparato para su lectura conocer al instante la concentración de glucosa en sangre.

1.2. OBJETIVO

Determinar la concentración en mg/dL de glucosa en sangre venosa tras punción capilar y valorar la eficacia de la administración de insulina en pacientes diabéticos.

1.3. RECURSOS HUMANOS

- El alumno/a realiza el rol de enfermero/a.
- El alumno realiza el rol de paciente.

1.4. RECURSOS MATERIALES

- Glucómetro.
- Lancetas de seguridad de uso único o bolígrafo para realizar la punción.
- Tiras reactivas compatibles.
- Clorhexidina.
- Gasas estériles.
- Guantes no estériles.
- Contenedor de punzantes.
- Registro de enfermería.
- Batea.

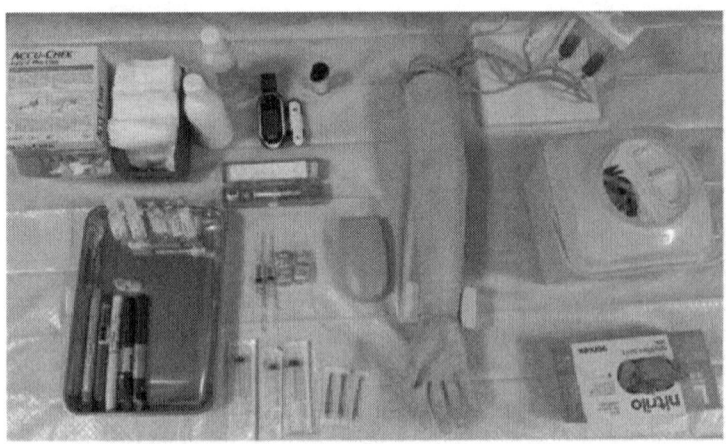

IMAGEN 51.
Material necesario para la medición de la glucemia capilar.
(Fuente: elaboración propia, CSA, Facultad de Salud UCHCEU).

1.5. PROCEDIMIENTO

1. Presentarse y comprobar la filiación del paciente.
2. Explicar al paciente la técnica a aplicar y pedirle su colaboración.

3. Preparar el material.
4. Lavarse las manos.
5. Colocarse guantes no estériles.
6. Limpiar las manos del paciente con agua y jabón, para evitar lo conocido como «dedos dulces» que alterarían los valores dando lecturas más altas de las reales.
7. Secar las manos para evitar que la gota de sangre se diluya (las manos mojadas podrían dar un valor de glucemia inferior al real).
8. Se puede aumentar el flujo sanguíneo en el pulpejo utilizando agua templada o realizando un masaje en dicha zona.
9. No puncionar en zonas frías, cianóticas o edematosas.
10. Aplicar en la zona de punción con gasa en forma de torunda solución antiséptica.
11. Pinchar con la lanceta en la parte lateral del pulpejo del dedo.
12. Desechar la primera gota de sangre.
13. Presionar ligeramente el dedo hasta obtener una gota de sangre suficiente.
14. Aplicar la gota de sangre hasta cubrir el cuadro reactivo de la tira desechable.
15. Una vez obtenida la muestra, aplicar una gasa a la zona de punción presionando.
16. Esperar el resultado de la determinación de la concentración de glucosa en sangre.
17. Recoger el material, retirarse los guantes y lavarse las manos.
18. Registrar el procedimiento en la historia de salud, anotando el resultado, fecha, hora e incidencias.
19. Realizar las medidas preceptivas si los niveles de glucosa son anormales.

BIBLIOGRAFÍA

ALVAREZ, M. M.; REIFF E VIEIRA, A. C.; LUIZ, R. R. & DA VEIGA, G. V. (2009). Validation of capillary glycemia as a strategy for the screening of diabetes mellitus in adolescents. *Pediatric diabetes*, 10(7), pp. 449-454. https://doi.org/10.1111/j.1399-5448.2009.00508.x

RUBIO LÓPEZ M.A.; LANDAJO CHAMORRO, I.; CAMARERO ERDOIZA, M. (2012). *Me acaban de decir que tengo diabetes.* 1ª edición. Servicio Central de Publicaciones del Gobierno Vasco, Vitoria-Gasteiz.

CANALIZACIÓN VENOSA PERIFÉRICA

LAURA SALAS

1. CANALIZACIÓN VENOSA PERIFÉRICA

1.1. DEFINICIÓN

Se entiende por acceso venoso periférico, el abordaje a una vena superficial de localización extra-aponeurótica, mayoritariamente en los miembros superiores siendo más excepcional el acceso a la misma a través de los miembros inferiores (dorso pedal) en los adultos.

1.2. OBJETIVO

Insertar un catéter de corta longitud en una vena superficial con fines diagnósticos y/o terapéuticos.

1.3. RECURSOS HUMANOS

- El alumno/a realiza el rol de enfermero/a.
- El alumno realiza el rol de paciente.

1.4. RECURSOS MATERIALES

- Modelos de brazo con sangre artificial.
- Empapador o paño estéril.

- Catéteres intravenosos periféricos (diferentes calibres).

TAMAÑO DEL CATÉTER	INDICACIONES
Calibres 26G y 24G	Adecuado para lactantes, niños y adultos con venas extremadamente pequeñas.
Calibre 22G	Pacientes no quirúrgicos y/o pacientes con limitación de acceso venoso.
Calibre 20G	Pacientes no quirúrgicos.
Calibre 18G	Pacientes quirúrgicos. Administración de sangre y hemoderivados.
Calibre 16G	Traumatismos e intervenciones de cirugía mayor.
Calibre 14G	Administración rápida de soluciones en situaciones de urgencia vital: quemados, politraumatismos, riesgo de shock...

- Suero fisiológico de 10ml.
- Jeringas de 5 y 10ml.
- Alargadera con llave de 3 vías.
- Garrotes.
- Solución de desinfección alcohólica de las manos.
- Gasas estériles.
- Solución antiséptica.
- Esparadrapo antialérgico.
- Obturadores estériles.
- Contenedores de residuos punzantes.
- Aguja para cargar medicación.
- Apósitos estériles para fijar el catéter.

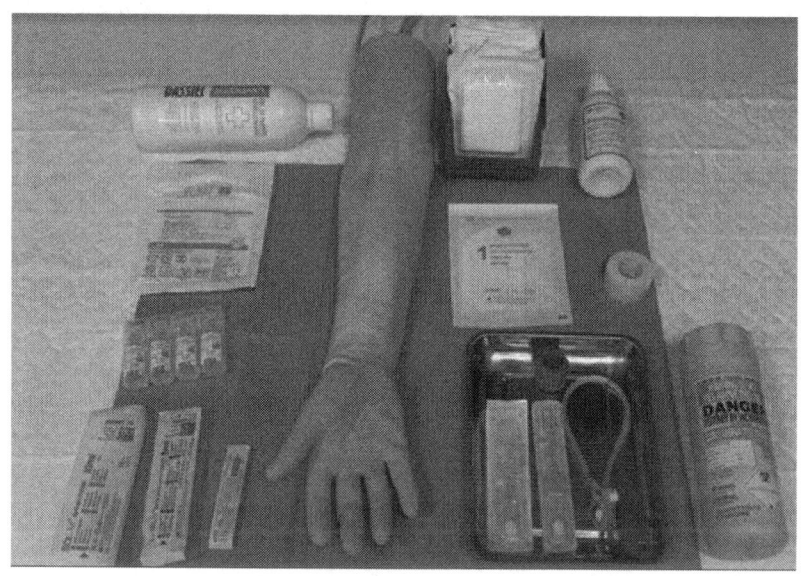

IMAGEN 52.

Material necesario para la canalización de una vía periférica.
(Fuente: elaboración propia, CSA, Facultad de Salud UCHCEU).

1.5. PROCEDIMIENTO

1. Lavarse las manos.
2. Presentación. Informar e identificar al paciente. Pedir su colaboración.
3. Colocar paciente posición cómoda
4. Preparar el material en una batea.
5. Proceder a la desinfección alcohólica de las manos.
6. Purgado del sistema de alargadera con SF 0,9% si se dispone de ella.
7. Colocarse los guantes.
8. Seleccionar la vena más adecuada y que se palpe con facilidad, blanda, llena y no obstruida (preferencia de distal a proximal).

9. Colocar el compresor 10-15cm por encima de la zona de punción. El torniquete debe estar lo bastante apretado como para detener la circulación venosa pero no la arterial.

10. Utilizar los dedos índice y medio de la mano no dominante para palpar la vena.

11. Desinfectar la zona desde el centro hacia fuera y dejar secar.

12. Retirar la funda del catéter y cogerlo con la mano dominante.

13. Inserción catéter:

   a) Fijar piel.

   b) Introducción catéter con bisel hacia arriba (ángulo aproximado de 30°): cuando refluya sangre, canalizar, y luego deslizar introduciendo el catéter y dejando fiador estático. (Valorar dejar gasa debajo del cono del catéter para evitar manchado).

   c) Retirar compresor, presionar catéter sobre la piel para evitar reflujo de sangre y retirar aguja.

   d) Si se dispone de ella, conectar a la alargadera con llave 3 vías cerrada (previamente purgada con SF 0,9%).

14. Comprobar la permeabilidad del catéter introduciendo suero fisiológico, unos 2-3cc. observando que no haya obstrucción o extravasación del líquido introducido.

15. Conectar el equipo de infusión o el obturador. En los equipos de bioseguridad el obturador asegura la permeabilidad del catéter.

16. Colocar una gasa estéril debajo de la conexión catéter-equipo y obturador para evitar lesiones en la piel. Se deben extremar las medidas de asepsia para evitar complicaciones como flebitis.

17. Fijar el equipo de infusión a la piel para evitar tracciones.

18. Desechar el material punzante en el contenedor destinado para ello. Recoger el material.
19. Dejar al paciente en una posición cómoda.
20. Retirarse los guantes y realizar lavado de manos.
21. Informar al paciente de posibles complicaciones que debe comunicar como dolor en la zona, enrojecimiento, sangrado... que podrían indicar extravasación, obstrucción del catéter.
22. Registro de enfermería de la técnica realizada (punto de punción, calibre del catéter, estado de la piel).

BIBLIOGRAFÍA

GENERALITAT VALENCIANA. CONSELLERIA DE SANITAT. (2007). *Guía de Actuación de Enfermería. Manual de procedimientos generales.* Conselleria de Sanitat, Generalitat Valenciana. Disponible online en: http://publicaciones.san. gva.es/publicaciones/documentos/V.5277-2007.pdf

MOUREAU, N. & CHOPRA, V. (2016). Indications for peripheral, midline and central catheters: summary of the MAGIC recommendations. *British journal of nursing (Mark Allen Publishing),* 25(8), S15-S24. https://doi.org/10.12968/bjon. 2016.25.8.S15

VENDAJES (MATERIAL Y VUELTAS BÁSICAS)

MARÍA INMACULADA SÁNCHEZ LÓPEZ

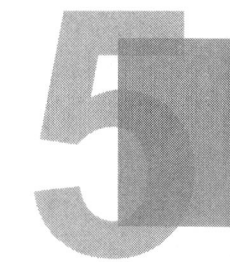

1. VENDAJES

1.1. DEFINICIÓN

El vendaje es un procedimiento que consiste en la aplicación de una venda en una zona del cuerpo para reforzar, contener o envolver la zona lesionada. Según la finalidad, existen distintos tipos y tamaños de vendas, y distintas técnicas de aplicación de las mismas.

1.2. OBJETIVO

Conocer el material necesario para realizar vendajes, así como las vueltas básicas que se realizan al vendar.

1.3. RECURSOS HUMANOS

- El alumno/a realiza el rol de enfermero/a.
- Otro alumno realiza el rol de paciente.

1.4. RECURSOS MATERIALES

Según el tipo de vendaje se empleará un tipo de venda y material. En la imagen 53 se incluyen todos los tipos de vendas y el resto de material necesario.

- Venda hilo gasa.
- Venda de algodón.
- Venda crepé®.
- Venda autoadhesiva o cohesiva.
- Venda espuma.
- Venda elástica adhesiva.
- Venda de yeso.
- Venda tubular.
- Tape.
- Tijeras de punta roma.
- Esparadrapo.
- Carro de yesos.
- Guantes desechables.
- Elevador de pie-tobillo.
- Camilla.
- Protector camilla.

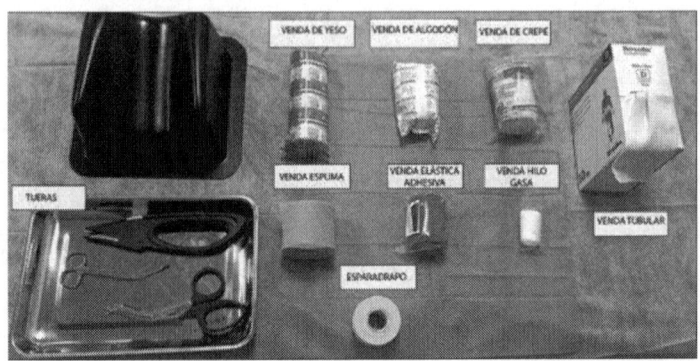

IMAGEN 53.

Material necesario para la realización de varios tipos de vendajes.
(Fuente: elaboración propia, CSA, Facultad de Salud UCHCEU)

1.5. PROCEDIMIENTO

A) PROCEDIMIENTOS DE LAS VUELTAS BÁSICAS EN VENDAJES

Los siguientes puntos son generales para todos los tipos de vueltas:

1. Coger la venda correctamente: cogerla con la mano de modo que la parte externa del cabo de la venda que queda suelto sea la que vaya a entrar en contacto con la piel del paciente.
2. Ir desenrollando la venda a medida que se requiera.

B) VUELTA CIRCULAR

1. Poner el cabo suelto de la venda encima de la piel del paciente, sujetándolo con la mano que no coge la venda.
2. Desenrollar la venda dando una vuelta a la extremidad que vamos a vendar.
3. Repetir una segunda vuelta que debe cubrir exactamente la vuelta anterior.

Nota: estas 2 vueltas circulares se hacen al inicio y final de los vendajes explicados en este capítulo. O también para vendar una parte cilíndrica del cuerpo.

C) VUELTA ESPIRAL

1. Realizar las dos vueltas circulares de inicio.
2. Cuando ya hayamos dado esas dos vueltas, llevar la venda hacia arriba en un ángulo ligero (20-30°), y mantener ese mismo ángulo mientras avanzamos el vendaje de distal a proximal.
3. Cada vuelta debe ser paralela a la anterior.
4. Cada vuelta debe cubrir aproximadamente 2/3 de la vuelta anterior.
5. Al realizar las vueltas debemos ir tensando la venda a medida que la desenrollamos y aplicamos.

D) VUELTA EN ESPIGA O ESPIRAL INVERTIDA

1. Realizar las dos vueltas circulares de inicio.
2. Luego llevar la venda hacia arriba en un ángulo de 30-40°, pasar la venda por la parte posterior de la extremidad y volver hacia abajo con el mismo ángulo de subida. De esta forma las vendas se superponen en forma cruzada.
3. Repetir el paso anterior, pero de forma más proximal. Cada vuelta debe ser paralela a la anterior de la que le precede.
4. Al realizar las vueltas debemos ir tensando la venda a medida que la desenrollamos y aplicamos.

E) VUELTA RECURRENTE

1. Realizar las dos vueltas circulares de inicio.
2. Girar el rollo de la venda de modo que quede perpendicular a las primeras vueltas circulares.
3. Desenrollar la venda haciéndola pasar de atrás hacia delante y a la inversa. Cada vuelta recurrente debe cubrir al menos la mitad de la anterior.
4. Se necesitará sujetar la venda por delante y por detrás para que no suelte a medida que se hacen las vueltas recurrentes.

2. VENDAJE CAPELINA

2.1. DEFINICIÓN

Vendaje que se emplea para vendar la cabeza.

2.2. OBJETIVO

Sujetar apósitos y/o compresas colocadas en cabeza.

2.3. RECURSOS HUMANOS

- El alumno/a realiza el rol de enfermero/a.
- El alumno realiza el rol de paciente.

2.4. RECURSOS MATERIALES

- Venda elástica no adhesiva o crepé® de 10cm de ancho.
- Esparadrapo.
- Tijeras.

2.5. PROCEDIMIENTO

1. Preparar el material y realizar el lavado higiénico de manos.
2. Presentarnos al paciente, confirmar la identidad del paciente, informar de la técnica y pedir su colaboración.
3. Posición del paciente: cabeza en posición vertical y que permita el vendaje, por ejemplo, estando sentado.
4. Comenzar el vendaje con dos vueltas circulares en la cabeza: que la venda pase por la frente (dejando libre ojos y cejas), continúe por encima de las orejas en la zona parietal, siga hacia la parte baja de la nuca y continúe por el otro lado del cráneo hasta llegar al punto inicial.
5. Repetir la vuelta circular del mismo modo y justo sobre la vuelta anterior.
6. A la altura del punto medio de la frente, realizar una doblez de 90° para cambiar la dirección de la venda de horizontal a vertical. Esta doblez debe sujetarla otro sanitario (o el paciente si se encuentra bien).

7. Continuar el vendaje en sentido sagital pasando la venda por la línea media del cráneo hasta llegar a la nuca.
8. Volver a hacer una doblez de 180° en la nuca y que la sujete el enfermero que hace el vendaje o el otro sanitario si hay.
9. Realizar otra vuelta recurrente sagital hacia delante, que cubra al menos la mitad de la vuelta anterior.
10. Repetir las vueltas recurrentes hasta que la cabeza quede totalmente cubierta.
11. Sujetar las vueltas recurrentes realizando dos vueltas circulares similares a las dos primeras. Estas vueltas circulares también se pueden ir haciendo antes, para ir sujetando las vueltas recurrentes.
12. Fijar el final del vendaje con esparadrapo.
13. Dar las recomendaciones sobre el vendaje al paciente: mantener el vendaje limpio y seco, no introducir objetos entre el vendaje y la piel, explicar al paciente signos y síntomas que indicarían una complicación.

3. VENDAJE COMPRESIVO EN MUÑECA

3.1. DEFINICIÓN

Vendaje que se emplea para comprimir la muñeca.

3.2. OBJETIVO

Comprimir la muñeca.

3.3. RECURSOS HUMANOS

- El alumno/a realiza el rol de enfermero/a.
- El alumno realiza el rol de paciente.

3.4. RECURSOS MATERIALES

Se puede emplear una venda u otra y su prevendaje correspondiente. Tamaño del ancho de la venda: 5-7,5cm según tamaño de la muñeca del paciente.

- Venda crepé®.
- Vendaje cohesiva.
- Venda de algodón.
- Venda elástica adhesiva.
- Venda de gomaespuma.
- Esparadrapo.
- Tijeras.

3.5. PROCEDIMIENTO

1. Preparar el material y realizar el lavado higiénico de manos.
2. Presentarnos al paciente, confirmar la identidad del paciente, informar de la técnica y pedir su colaboración.
3. Posición de la mano-muñeca: como si el paciente estuviera cogiendo un vaso (pulgar separado del resto de los dedos y curvado hacia ellos, muñeca dedos en semiflexión).
4. Prevendaje con venda de algodón (si vamos a utilizar crepé® o cohesiva posteriormente) o gomaespuma (si vamos a utilizar venda elástica adhesiva).
5. En primer lugar, dar una vuelta circular encima de la muñeca, en dirección radio-cúbito.
6. Realizar una vuelta de 8 alrededor del dorso y palma de la mano. Ejercer tensión para que la muñeca quede sujeta.

7. Repetir la vuelta en 8 de forma más proximal. Que quede cubierta toda la palma y dorso de la mano desde la base de los dedos.
8. Continuar el prevendaje con vueltas circulares o espiral en el antebrazo sin llegar a vendar el codo.
9. Vendaje: repetir los pasos anteriores del prevendaje con la venda elegida.
10. En caso de manos pequeñas para las que la venda sea demasiado grande, cuando haya que pasar la venda entre el dedo pulgar y el índica, se puede hacer un orificio en la venda e introducir por él el dedo pulgar. Esto ayuda a que no se arrugue la venda en ese espacio interdigital.
11. Fijar el final del vendaje con esparadrapo.
12. Revisar que no haya parte del miembro vendado sin vendar (podría producir edema de ventana).
13. Realizar la valoración neurovascular.
14. Poner el brazo en cabestrillo.
15. Recomendaciones al paciente: mantener el vendaje limpio y seco, mantener la muñeca más alta que el corazón, no introducir objetos punzantes entre el vendaje y la piel, explicar al paciente signos y síntomas que indicarían una complicación.

4. VENDAJE COMPRESIVO EN PIE Y TOBILLO

4.1. DEFINICIÓN

Vendaje que se emplea para comprimir el pie y/o tobillo.

4.2. OBJETIVOS

Comprimir el pie y/o tobillo.

4.3. RECURSOS HUMANOS

- El alumno/a realiza el rol de enfermero/a.
- El alumno realiza el rol de paciente.

4.4. RECURSOS MATERIALES

Se puede emplear una venda u otra y su prevendaje correspondiente. Tamaño del ancho de la venda: 7 o 10cm según tamaño del pie y tobillo del paciente

- Venda crepé®.
- Venda de algodón.
- Venda elástica adhesiva.
- Venda de gomaespuma.
- Esparadrapo.
- Tijeras.
- Elevador de pie.

4.5. PROCEDIMIENTO

1. Preparar el material y realizar el lavado higiénico de manos.
2. Presentarnos al paciente, confirmar la identidad del paciente, informar de la técnica y pedir su colaboración.
3. Posición del paciente: estará sentado o tumbado en decúbito supino en una camilla, con el tobillo encima de la misma y en alineación neutra con el pie en ángulo de 90° con la pierna. Colocar la pierna encima del elevador de pie.
4. Prevendaje:

   a) Iniciar el vendaje en la zona de inicio de los dedos, en el empeine, y dar dos vueltas circulares.

   b) Primer vendaje en 8: desde uno de los extremos de la vuelta circular (por ejemplo, la parte del dedo gordo) llevar la venda hacia el talón, y dar una vuelta de la venda por el talón, continuando en forma de 8 en el dorso del pie y llevar la venda al otro extremo (en este caso dedo meñique).

c) Repetir el vendaje en 8 anterior avanzando de distal a proximal.

d) Cuando ya se haya cubierto toda la planta del pie, continuar el vendaje de la pierna en espiral o espiga hasta debajo de la rodilla.

5. Vendaje:

a) Iniciar el vendaje en la zona de inicio de los dedos, en el empeine, y dar dos vueltas circulares, dejando 0,5-1cm de prevendaje a la vista.

b) Primer vendaje en 8: desde uno de los extremos de la vuelta circular (por ejemplo, la parte del dedo gordo) llevar la venda hacia el talón, y dar una vuelta de la venda por el talón, continuando en forma de 8 en el dorso del pie y llevar la venda al otro extremo (en este caso dedo meñique).

c) Repetir el vendaje en 8 anterior avanzando de distal a proximal.

d) Cuando ya se haya cubierto toda la planta del pie, continuar el vendaje de la pierna en espiral o espiga hasta debajo de la rodilla.

e) Sujetar el cabo de la venda con esparadrapo.

f) Revisar que no haya parte del miembro vendado sin vendar (podría producir edema de ventana).

6. Valoración neurovascular.

7. Recomendaciones al paciente: mantener el vendaje limpio y seco, mantener el tobillo más alto que el corazón, no introducir objetos punzantes entre el vendaje y la piel, explicar al paciente signos y síntomas que indicarían una complicación.

5. VENDAJE COMPRESIVO EN RODILLA

5.1. DEFINICIÓN

Vendaje que se emplea para comprimir la rodilla.

5.2. OBJETIVOS

Compresión de la rodilla.

5.3. RECURSOS HUMANOS

- El alumno/a realiza el rol de enfermero/a.
- El alumno realiza el rol de paciente.

5.4. RECURSOS MATERIALES

Tamaño del ancho de la venda: 10cm (es el tamaño habitual, pero habrá que elegir una venda más o menos ancha según la rodilla del paciente).

- Venda crepé®.
- Venda de algodón.
- Tijeras.
- Esparadrapo.

5.5. PROCEDIMIENTO

1. Preparar el material y realizar el lavado higiénico de manos.
2. Presentarnos al paciente, confirmar la identidad del paciente, informar de la técnica y pedir su colaboración.

3. Posición del paciente: estará tumbado en decúbito supino en una camilla, con la rodilla flexionada ligeramente (5° ó 10°). El paciente también se puede sentar y apoyar el pie en un taburete o silla dejando al aire la rodilla (esto ayudará al enfermero/a para realizar la técnica)

4. Iniciar el prevendaje con la venda algodón:

   a) Iniciar doble vuelta circular en mitad de la pierna.

   b) Hacer vueltas circulares o espiga hacia proximal y cubrir hasta un poco más de la mitad del muslo.

5. Seguir con el vendaje (venda crepé®) haciendo los mismos pasos:

   a) Iniciar doble vuelta circular en mitad de la pierna, dejando a la vista 0,5-1cm de la venda de algodón.

   b) Hacer vueltas circulares o espiga hacia cubrir hasta la mitad del muslo, dejando a la vista 0,5-1cm del prevendaje de algodón.

   c) Terminar con dos vueltas circulares.

   d) Sujetar el cabo de la venda con esparadrapo.

   e) Revisar que no haya parte del miembro vendado sin vendar (podría producir edema de ventana).

6. Valoración neurovascular.

7. Recomendaciones al paciente: mantener el vendaje limpio y seco, mantener la rodilla más alta que el corazón, no introducir objetos punzantes entre el vendaje y la piel, explicar al paciente signos y síntomas que indicarían una complicación.

BIBLIOGRAFÍA

CORDÓN LLERA, F.; CORDÓN LLERA, J. y MARTÍNEZ VILLAR, J. Vendaje blando. En: CONTRERAS MARTOS, G. M. (coordinador), (2008). *Manual práctico de vendaje terapéutico y funcional*, pp. 53-130. Logos, España.

DAE FORMACIÓN. (2021). Vendajes en las lesiones traumáticas. DAE Editorial; Fecha de acceso: 04/03/2024. Disponible en: https://daeformacion.com/vendajes-lesiones-traumaticas/

DICCIONARIO MÉDICO. Capelina. Fuente: portalesmedicos. com. Fecha de acceso: 04/03/2024. Disponible en: https://www.portalesmedicos.com/diccionario_medico/index.php?title=Capelina

FERNÁNDEZ MARTOS, B. F. Formas de vendar. En: FERNÁNDEZ MARTOS, B. F. (2003). *Manual de vendajes*, pp. 25-30. Consejo de Enfermería de la Comunidad Valenciana, España.

— Vendajes específicos. En: FERNÁNDEZ MARTOS, B. F. (2003). *Manual de vendajes*, pp. 31-73. Consejo de Enfermería de la Comunidad Valenciana, España.

GONZÁLEZ GARCÍA, A. (2019). Esguinces, luxaciones y fracturas. En: ORTEGA DEBALLON, I. y DÍAZ-SANTOS DUEÑAS, A., (coordinadores). *Urgencias esenciales para enfermería*, pp. 171-92. Difusión Avances de Enfermería, Madrid.

HOLGADO CATALÁN, M. S. Diagnóstico e inmovilización en patología traumática. En: AEPap (ed.), (2023). *Congreso de Actualización en Pediatría*, pp. 496-505. Lúa Ediciones 3.0, Madrid.

IBÁÑEZ, R. y PONCE, M. (2007), Vendajes específicos. En: IBÁÑEZ, R. y PONCE, M., (editores). *Manual de vendajes, yesos y férulas. Vendajes funcionales. Técnicas del masaje*, pp. 149-180. Monsa-Prayma, España.

ROMERO-NIEVA LOZANO, J. y SÁNCHEZ DÍAZ, R. (2011). *Enfermería y seguridad del paciente. Guía práctica.* Difusión Avances de Enfermería, Madrid.

SAMUR. (2021). Procedimientos asistenciales. Técnicas: trauma: vendajes. En: SAMUR, (editores). *Manual de procedimientos*, pp. 517-518, SAMUR, España.

SMITH, S. F.; DUELL, D. J. y MARTIN, B. C. (2018). Aplicación de aparatos de inmovilización. En: Smith, S. F.; Duell, D. J. y Martin, B. C. *Técnicas de enfermería clínica*. Volumen II. 9ª edición. Pearson, España.

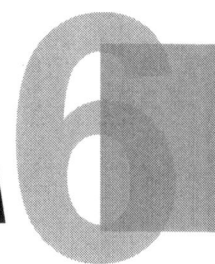

CAMBIO DEL DISPOSITIVO COLECTOR DE LA COLOSTOMÍA

MARÍA INMACULADA SÁNCHEZ LÓPEZ

1. CAMBIO DEL DISPOSITIVO COLECTOR DE LA COLOSTOMÍA

1.1. DEFINICIÓN

Procedimiento de sustitución de un dispositivo colector (bolsa) de ostomías usada por una nueva.

1.2. OBJETIVO

Cambiar una bolsa de ostomías cuando se da alguna de las siguientes situaciones: que la bolsa esté llena de heces (hacerlo cuando esté llena por la mitad, no esperar a que se llene totalmente), que la bolsa esté despegada, que haya fuga de heces, que la bolsa esté rota o similares.

1.3. RECURSOS HUMANOS

El alumno/a realiza el rol de enfermero/a.

1.4. RECURSOS MATERIALES

- Maniquí con un estoma digestivo.
- Cama donde se coloque el maniquí.

- Guantes no estériles.
- Empapador.
- Jabón neutro o esponja jabonosa.
- Gasas no estériles.
- Medidor del tamaño del estoma.
- Tijeras de punta roma.
- Bolsa de ostomía.
- Bolsa residuos.
- 2 palanganas.

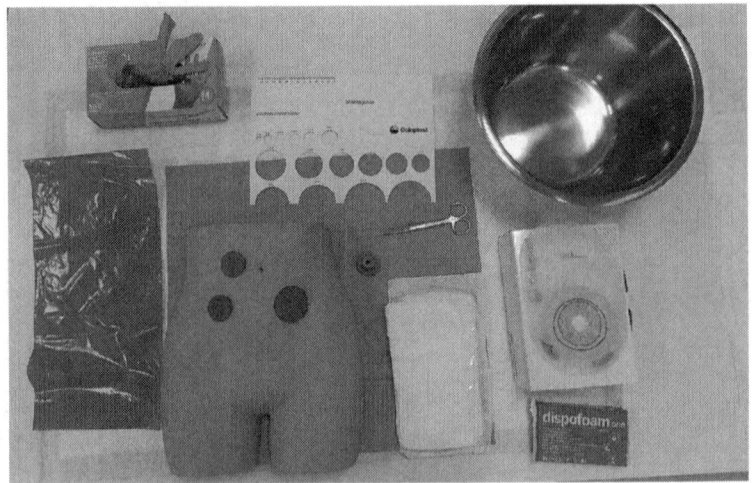

IMAGEN **54.**

Material necesario para el cambio de dispositivo colector de la colostomía.
(Fuente: Elaboración propia, CSA Facultad Salud UCHCEU).

1.5. PROCEDIMIENTO

1. Realizar lavado higiénico de manos.
2. Preparar el material. Elegir la bolsa de ostomía que más se adapte a las características del estoma de paciente: ileostomías y colostomías derechas las heces son más líquidas por lo que es más adecuado una bolsa de siste-

ma abierto; en las colostomías izquierdas las heces son más sólidas por lo que las bolsas más adecuadas con las bolsas de sistemas cerrados.

3. Presentarnos al paciente, confirmar la identidad del paciente, informar de la técnica y pedir su colaboración.
4. Colocarse los guantes no estériles.
5. Preservar la intimidad del paciente.
6. Informar al paciente del procedimiento
7. Solicitar la colaboración del paciente.
8. Colocar al paciente en posición decúbito supino con el abdomen al descubierto.
9. Proteger la ropa de la cama con el empapador.
10. Retirar suavemente la bolsa usada desde arriba hacia abajo: una mano retira la bolsa y la otra mano sujeta la piel del paciente para evitar tracciones de la piel. Se debe retirar cuando la bolsa esté medio llena, tenga fuga o produzca incomodidad.
11. Desechar la bolsa usada y el material que vayamos empleando en la bolsa de residuos.
12. Si hay restos de heces en el estoma, retirarlos con una gasa humedecida en agua.
13. Limpiar estoma y la piel periestomal con agua tibia y jabón neutro.
14. Secar bien la piel circundante, hacer mucho hincapié en la zona de unión mucocutánea.
15. Observar estado de la piel y estoma, y la aparición de posibles complicaciones.
16. Medir el diámetro del estoma con una guía de medida.
17. Poner una gasa sobre el estoma por si hay salida de heces y para mantener la intimidad, y dejarla hasta que vayamos a colocar la bolsa nueva.
18. Recortar la placa de fijación según sea el tamaño medido. Revisar la circunferencia cortada para revisar que no haya aristas.

19. Retirar el plástico protector de la placa de fijación.
20. Colocar la bolsa: ir acoplándola de forma que quede en el límite de inicio del estoma, para que no quede piel periestomal a la vista. Asegurarse de que toda la placa adhesiva queda perfectamente pegada a la piel. Comprobar que no quedan arrugas.
21. Retirarse los guantes.
22. Dejar al paciente en posición cómoda.
23. Lavarse las manos.
24. Registrar en la documentación de enfermería: cantidad, aspecto, textura, color de las heces y aspecto del estoma, fecha y hora, incidencias y respuesta del paciente.
25. Durante el proceso, ayudar al paciente y familia a practicar los autocuidados, con el objetivo de que acaben siendo autónomos en este procedimiento.
26. Explicar al paciente que debe contactar con su enfermera de referencia en caso de que: el estoma drene pus o sangre, el estoma cambie de alguna forma (color, olor, tamaño...), si la piel de alrededor del estoma está protuyendo, si hay sangre en las heces, si aparece dolor abdominal, si no salen heces en la frecuencia habitual o si salen en exceso.

BIBLIOGRAFÍA

AMERICAN CANCER SOCIETY. *Cuidados de una colostomía.* Fecha de última actualización: 02/10/2019. Disponible en: https://www.cancer.org/es/cancer/como-sobrellevar-el-cancer/tipos-de-tratamiento/cirugia/ostomias/colostomia/manejo.html

GENERALITAT VALENCIANA. CONSELLERIA DE SANITAT. (2007). *Guía de Actuación de Enfermería. Manual de procedimientos generales.* Apartado 4.10.2.1: Cambio del dispositivo colector de la ostomía digestiva, pp. 124-125. Conselleria de Sanitat, Generalitat Valenciana. Publicación online disponible en: http://publicaciones.san.gva.es/publicaciones/documentos/V.5277-2007.pdf

SMITH, S. F.; DUELL, D. J. y MARTIN, B. C. (2009). Colocación de una bolsa de ostomía fecal. En: *Técnicas de enfermería clínica.* Volumen II. 9ª edición, pp. 838-847, Pearson, España.

WECHTER, D. G. Cambio de la bolsa de ostomía. Medline Plus. Última revisión del documento: 10/01/2022. Fecha de acceso: 04/03/2022. Disponible en: https://medlineplus.gov/spanish/ency/patientinstructions/000204.htm

CURA SECA DE HERIDAS
ISABEL SERRA GUILLÉN

1. CURA SECA DE HERIDAS

1.1. DEFINICIÓN

Cura en la que se permite que la herida esté al aire. Para evitar las infecciones, se limpia la superficie o las zonas circundantes a la costra con productos antisépticos.

1.2. OBJETIVO

Recuperar el deterioro de la integridad cutánea, evitar la infección, controlar la hemorragia y disminuir el tiempo de cicatrización.

1.3. RECURSOS HUMANOS

El alumno/a realiza el rol de enfermero/a.

1.3. RECURSOS MATERIALES

- Guantes estériles varias tallas.
- Clorhexidina botes.
- Apósitos estériles 10 x 5.
- Apósitos estériles 10 x 10 o similar.

- Gasas estériles.
- Tallas estériles tamaño mesa de mayo.
- Suero fisiológico de irrigación.
- Empapadores.
- Carro de curas o batea.
- Pinzas de disección con dientes, sin dientes.
- Tijeras estériles.
- Pinzas de mosquito.
- Mango bisturí.
- Desinfectante alcohólico para manos.
- Solución antiséptica.
- Bolsas para residuos.

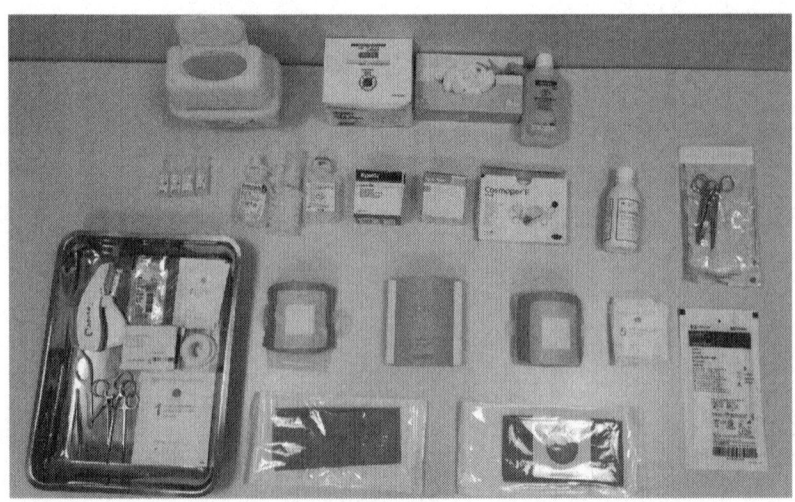

IMAGEN 55.
Material necesario para la realización de cura seca de heridas.
(Fuente: elaboración propia, CSA, Facultad de Salud UCHCEU).

1.5. PROCEDIMIENTO

1. Realizar lavado de manos.
2. Preparar el material.
3. Preservar la intimidad del paciente e informar al paciente del procedimiento.
4. Solicitar la colaboración del paciente y familia.
5. Valorar el dolor que siente el paciente durante las curas.
6. Valorar el estado de la piel perilesional (ESCALA FEDPALLA).
7. Colocar al paciente en una posición cómoda.
8. Colocarse guantes no estériles.
9. Colocar el empapador debajo de la zona de la herida.
10. Retirar el apósito, evitando producir dolor al hacerlo: retirar en la dirección del vello, mojándolo previamente con suero fisiológico si está muy adherido.
11. Retirar guantes.
12. Desinfección alcohólica de las manos.
13. Preparar campo estéril y poner encima todo el material necesario para la cura, dejándolo caer sin tocar nada para evitar perder la esterilidad.
14. Colocarse guantes estériles (ver capítulo siguiente).
15. Limpiar la herida con suero salino fisiológico a chorro por arrastre, desde el centro de la herida a los extremos.
16. Secar con gasas estériles con pequeños toques.
17. Poner clorhexidina.
18. Aplicar un apósito adecuado.
19. Recoger el material.
20. Dejar al paciente en una posición cómoda.
21. Retirarse los guantes.
22. Realizar lavado de manos.
23. Registrar la técnica en la hoja de enfermería.

BIBLIOGRAFÍA

SMITH, S. F. *Habilidades para enfermería clínica II.* 9ª edición. Pearson.

ALMENDRAL, N. G.; SANTAOLARIA, L. M.; SIGNES, M. T.; MARCH, S. C. & BENEYTO, L. D. (2024). ¿Cura húmeda o cura tradicional seca en pacientes operados de sinus pilonidal?: Una revisión bibliográfica. Heridas y cicatrización: *Revista de la Sociedad Española de Heridas*, 14(1), pp. 125-126.

AHIN, E., RIZALAR, S., & ÖZKER, E. (2022). Effectiveness of negative-pressure wound therapy compared to wet-dry dressing in pressure injuries. *Journal of tissue viability*, 31(1), pp. 164-172. https://doi.org/10.1016/j.jtv.2021.12.007

PUESTA DE GUANTES ESTÉRILES

ISABEL SERRA GUILLÉN

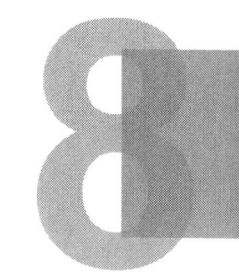

1. PUESTA DE GUANTES ESTÉRILES

1.1. DEFINICIÓN

Los guantes estériles son guantes que han sido sometidos a un procedimiento de esterilización y se encuentran empaquetados de manera individual. Son anatómicos, de manera que existe uno para la mano derecha y otro para la izquierda y podemos encontrar distintas tallas.

1.2. OBJETIVO

- Evitar infecciones nosocomiales.
- Realizar técnicas bajo procedimientos estériles.

1.3. RECURSOS MATERIALES

- Guantes estériles empaquetados.

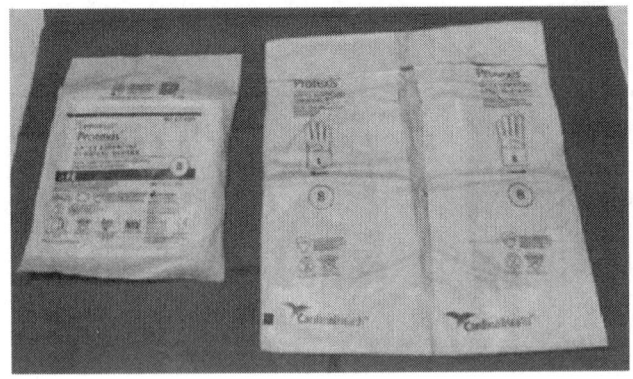

IMAGEN **56.**

Material para la puesta de guantes estériles.
(Fuente: elaboración propia, CSA, Facultad de Salud UCHCEU).

1.5. PROCEDIMIENTO

1. Lavado de manos.
2. Colocar el paquete de guantes sobre la mesa limpia y seca.
3. Estirando de las lengüetas quitar el paquete exterior.
4. Extender el paquete interno, tocando de dos esquitas solamente para preservar la esterilidad.
5. En el paquete se puede observar un dibujo con la disposición interna de ambos guantes, derecho e izquierdo de manera que hay que dirigir la mano como se presenta en el dibujo.
6. No tocar los guantes por la parte externa.
7. Con la mano no dominante coger la parte doblada del guante opuesto. Tirar suavemente del guante para colocarlo tocando solamente por la parte interna del puño. Si no están bien colocados los dedos, no tocarlos hasta que no esté colocado el segundo guante.
8. Con la mano dominante con guante puesto, coger el otro guante tocando la parte del puño que no se ve, es decir la parte interna del dobladillo.

9. Introducir los dedos sin enguantar en el puño del se-
    gundo guante estirando suavemente.
10. Al tener ya las dos manos enguantadas podemos reco-
    locar los dedos de ambas manos.
11. A partir de ahora solamente se debe tocar material estéril.

BIBLIOGRAFÍA

BREWER, J. D.; GONZALEZ, A. B.; BAUM, C. L.; ARPEY, C. J.; ROENIGK, R. K.; OTLEY, C. C. & ERWIN, P. J. (2016). Comparison of Sterile vs. Nonsterile Gloves in Cutaneous Surgery and Common Outpatient Dental Procedures: A Systematic Review and Meta-analysis. *JAMA dermatology*, 152(9), pp. 1008-1014. https://doi.org/10.1001/jamadermatol.2016.1965

GENERALITAT VALENCIANA. CONSELLERIA DE SANITAT. (2007). *Guía de Actuación de Enfermería. Manual de procedimientos generales*. Apartado 10.2. Conselleria de Sanitat, Generalitat Valenciana. Disponible online en: http://publicaciones.san. gva.es/publicaciones/documentos/V.5277-2007.pdf

SPRUCE, L. (2017). Back to Basics: Sterile Technique. *AORN journal*, 105(5), pp. 478-487. https://doi.org/10.1016/j.aorn.2017. 02.014

ENFERMERÍA CLÍNICA II

PARTE 5

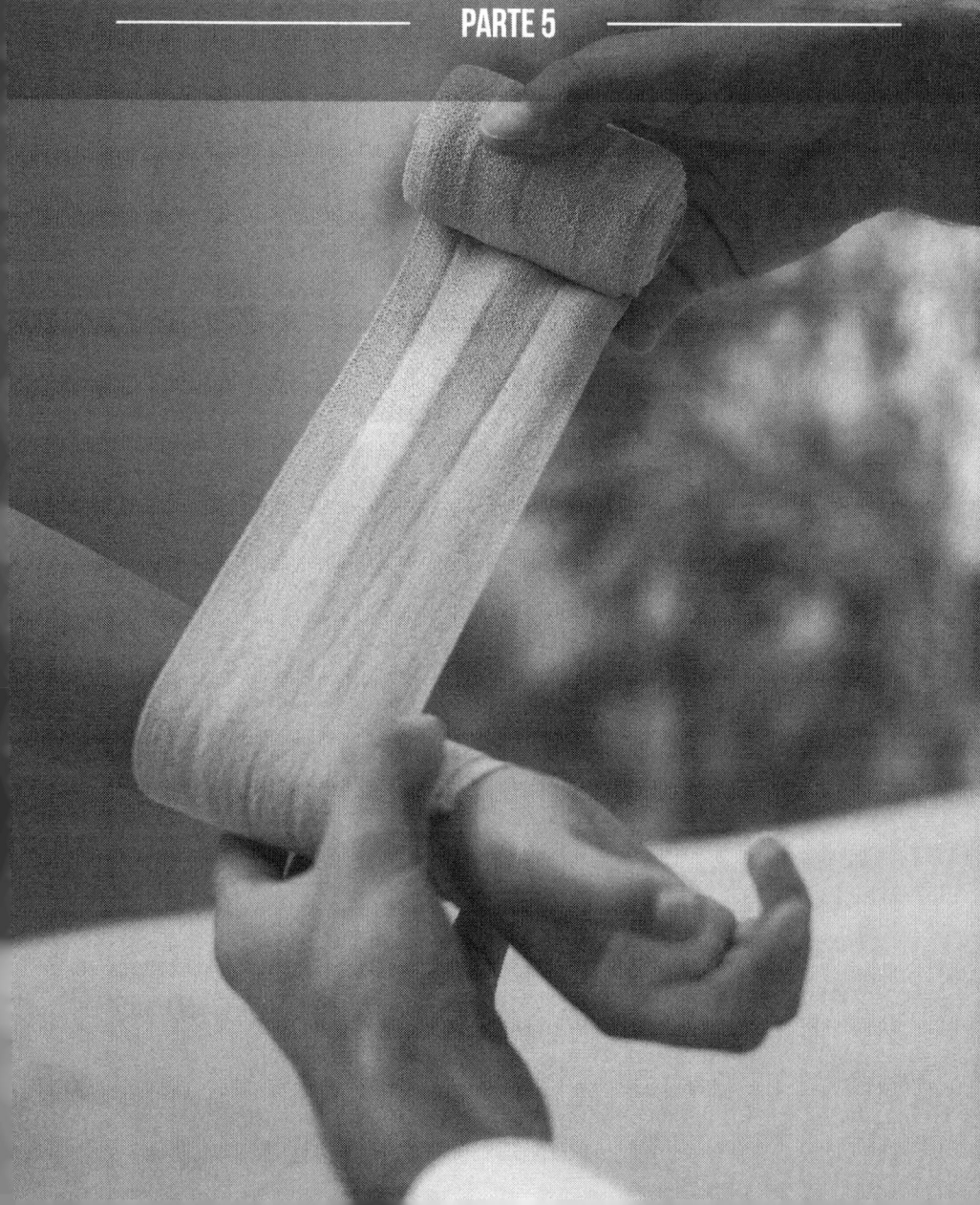

VENDAJE FUNCIONAL DE TOBILLO

ISABEL SERRA GUILLÉN

1. VENDAJE FUNCIONAL DE TOBILLO

1.1. DEFINICIÓN

El vendaje funcional del tobillo es un vendaje que nos permite la inmovilización parcial de la articulación tibio-peronea-astragalina.

1.2. OBJETIVO

Mantener la posición anatomo-funcional de una zona lesionada con inmovilización parcial, reduciendo las manifestaciones dolorosas y previniendo la formación de edemas.

1.3. RECURSOS HUMANOS

El alumno/a realiza el rol de enfermero/a.

1.4. RECURSOS MATERIALES

- Foam (goma-espuma).
- Venda de Tape (no elástica).

1.5. PROCEDIMIENTO

1. Elegir las vendas de tipo y tamaño adecuado, según la lesión y el objetivo del vendaje.
2. Informar al usuario de la técnica a realizar y de las posibles molestias.
3. Colocar el miembro o región del cuerpo que se va a vendar en posición anatomo-funcional.
4. Limpiar y secar la zona. Proteger pliegues cutáneos y prominencias óseas, mediante venda algodonosa, si hay heridas curarlas previamente.
5. En extremidades iniciar el vendaje desde la zona distal hacia la proximal, para facilitar al retorno venoso realizando una presión uniforme.
6. Vendar de manera que la piel esté en contacto con la cara externa del rollo de la venda.
7. Continuar el vendaje de manera que cada vuelta de venda cubra la mitad o los 2/3 de la vuelta anterior, evitando que quede demasiado apretado.
8. Terminar el vendaje con unas vueltas circulares y fijarlo con esparadrapo.
9. Informar al usuario de cómo y cuándo retirar el vendaje.

A) PROCEDIMIENTO VENDAJE TOBILLO

1. Cubrir toda la zona que va a estar en contacto con el tape.
2. Con el pie en posición de 90°, colocar ANCLAJES, siendo prudentes a la hora de aplicar la presión sobre la zona.
   - **Anclaje proximal:** Es conveniente coger un poco de piel (1cm) sin foam, para mejorar la adherencia y eficacia del vendaje.
   - **Anclaje distal:** No presionar en exceso para evitar dolor en zona de cabezas metatarsianas.

3. Continuamos en la posición de 90º para colocar los ESTRIBOS.
4. El primer ESTRIBO que irá de la cara interna a la externa, en función de la zona lesionada. (Para esguinces en inversión; para esguinces en eversión sería al contrario).
5. Primero medir la longitud del estribo y cortar la tira luego colocamos el tobillo en eversión de forma pasiva con el talón de nuestra mano, y sin tirar de la tira de tape, la colocamos y la pegamos en toda su longitud.
6. El segundo ESTRIBO, situamos la venda desde el ANCLAJE DISTAL cara externa, dando la vuelta al talón hasta la CARA INTERNA del mismo.
7. Repetimos esta acción con tantas tiras como necesitemos, recordando el principio fundamental de los menos estribos posibles para la máxima funcionalidad. Habitualmente con 3 estribos es suficiente. Cada estibo lateral colocado, es reforzado con uno inferior como hemos visto anteriormente.
8. Los tres estribos no se deben colocar uno sobre otro sino cruzados sobre el primero.
9. Esta disposición aumenta la resistencia a la tracción del vendaje, con lo que aumenta su eficacia. En la cara interna estará la misma disposición, pero con el orden alterado, ya que, si la tira 3 está en la parte más posterior de la cara lateral, en la cara interna estará en la parte más anterior. Es decir, se cruza de forma oblicua en el recorrido. Así con todas, excepto con el estribo 1, que va en dirección de maleolo interno a maleolo externo.
10. Terminamos cerrando el vendaje de forma que haya la menos presión posible, para ello cerraremos la mitad posterior del vendaje, y luego la mitad anterior.

BIBLIOGRAFÍA

ALAWNA, M. & MOHAMED, A. A. (2020). Short-term and long-term effects of ankle joint taping and bandaging on balance, proprioception and vertical jump among volleyball players with chronic ankle instability. *Physical therapy in sport: official journal of the Association of Chartered Physiotherapists in Sports Medicine*, 46, pp. 145-154. https://doi.org/10.1016/j. ptsp.2020.08.015

GENERALITAT VALENCIANA. CONSELLERIA DE SANITAT. (2007). *Manual de Procedimientos básicos de enfermería en Atención Primaria*. Capítulo VII.

HAMPTON, S. (1998). Bandage application. *Journal of wound care*, 7(9 Suppl), pp. 58. https://doi.org/10.12968/jowc.1998. 7.sup9.5

INMOVILIZACIÓN CON FÉRULA DE YESO EN ANTEBRAZO

ISABEL SERRA GUILLÉN

1. INMOVILIZACIÓN CON FÉRULA DE YESO EN ANTEBRAZO

1.1. DEFINICIÓN

Realización de férula de yeso para inmovilizar el antebrazo.

1.2. OBJETIVO

Conseguir la inmovilización de un miembro. Se utiliza para tratar lesiones menores, cuando existe un edema en una fractura, o para servir de apoyo a un yeso cerrado.

1.3. RECURSOS HUMANOS

El alumno/a realiza el rol de enfermero/a.

1.4. RECURSOS MATERIALES

- Venda Tubular.
- Venda de algodón.
- Venda de yeso (10 y 15cm de ancho).
- Férulas.
- Carro de yesos.

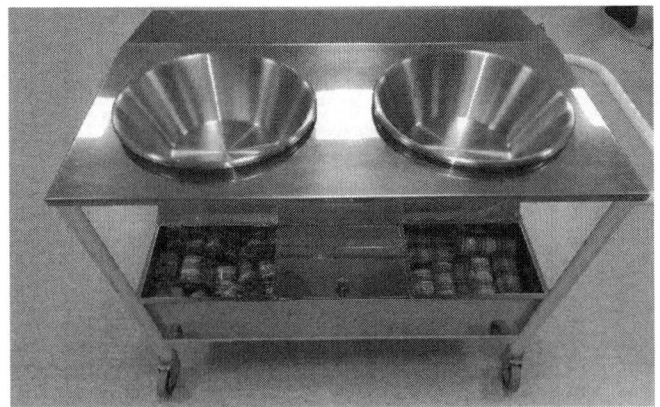

IMAGEN 57.

Carro de yesos.
(Fuente: elaboración propia, CSA, Facultad de Salud UCHCEU).

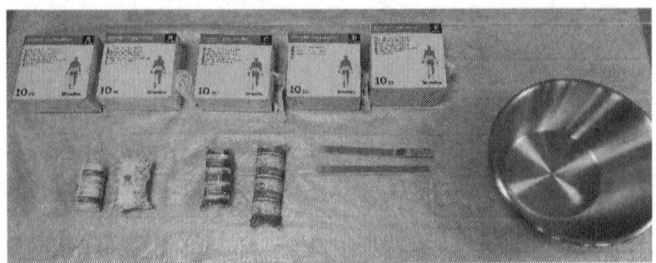

IMAGEN 58.

Material necesario para realizar la inmovilización con férula de yeso.
(Fuente: elaboración propia, CSA, Facultad de Salud UCHCEU).

1.5. PROCEDIMIENTO

1. Preparar el miembro a inmovilizar (retirar pulseras, anillos y otros enseres que pudiesen entorpecer el desarrollo de la técnica, y en previsión de la posible aparición de edema del miembro a inmovilizar).
2. Realizar la cura de las lesiones, si existiesen, en la zona afectada con agua y jabón o suero fisiológico, aplicar desinfectante y cubrir la lesión con un apósito poroso.

3. Protección de la piel:
   - **Vendaje tubular:** se realiza para evitar que el vello del miembro quede atrapado en el yeso.
   - **Venda de algodón:** tras una lesión aguda, y si se prevé la aparición de una tumefacción intensa, se debe dejar espacio para el edema con una capa generosa de algodón, con lo que también se asegura la protección de las prominencias óseas.
4. Confección de la férula: cortar la férula a la longitud necesaria. A continuación, realizar dobleces repetidas de una venda de yeso utilizando 12-15 capas en un adulto y 6-8 en un niño.
5. Mojado de la venda de yeso: sujetar la venda cuidadosamente por ambos extremos, sumergirla completamente en agua tibia, estirarla y dejarla colgando un momento desde una esquina para eliminar el exceso de agua.
6. Consolidación de las capas de la férula: sujetar la férula por un extremo y estirar hacia abajo entre dos dedos en aducción; repetir desde el otro extremo. Con esto retiramos el exceso de agua y evitamos la separación de las capas.
7. Adaptación de la férula al miembro: moldear el yeso cuidadosamente utilizando las palmas de las manos para que se ajuste exactamente al contorno del miembro, sin que se formen arrugas o pliegues en su superficie interior que puedan provocar lesiones por decúbito.
8. Fijación de la férula (vendaje): las vendas utilizadas para asegurar las férulas deben ser de trama abierta (algodón o muselina). Tenemos que aplicar el vendaje sobre el miembro firmemente pero sin demasiada presión, sin dar vueltas a la venda sobre sí misma, pues puede producir constricción local.
9. Explicar al paciente que, si nota hormigueo o la zona cambia de color acuda de nuevo al centro sanitario. Se debe explicar que en caso de prurito, no se debe introducir ningún objeto entre la escayola y la piel.

BIBLIOGRAFÍA

GENERALITAT VALENCIANA. CONSELLERIA DE SANITAT. (2007). *Manual de Procedimientos básicos de enfermería en Atención Primaria.* Capítulo VII.

ESTEVE, J. y MITJANS, J. (2003). *Enfermería. Técnicas Clínicas.* McGraw-Hill, Interamericana.

ESPEJO-REINA, A., CARRASCAL-MORILLO, M. T., & DELGADO-MARTÍNEZ, A. D. (2021). Comparison of two different ways to apply a circular plaster cast for distal radius fractures: biomechanical study. *Journal of orthopaedic surgery and research,* 16(1), 99. https://doi.org/10.1186/s13018-021-02256-1

LAVADO ÓTICO + PRUEBAS DE AUDICIÓN

MARÍA PALANCA CÁMARA

1. LÁVADO ÓTICO

1.1. DEFINICIÓN

El cerumen es la secreción natural que protege el oído. Está compuesto por secreciones sebáceas, secreciones de las glándulas ceruminosas y restos de descamación. Se encuentra en el tercio externo del CAE. Su función es proteger la membrana timpánica, lubricar el CAE y facilitar el paso del sonido. El oído tiene sus propios mecanismos de autolimpieza, produciendo la migración del cerumen hacia el exterior.

La cantidad de producción del cerumen varía de unas personas a otras, en función de diferencias interpersonales, etnia, edad, diferencias estacionales... Los factores que favorecen su acumulación son debidos a maniobras o manipulaciones del propio individuo, como el uso de hisopos o bastones de algodón, así como audífonos o protectores auditivos.

1.2. OBJETIVOS

- Realizar extracción de tapón de cerumen.
- Disminuir hipoacusia.

1.3. RECURSOS HUMANOS

El alumno/a realiza el rol de enfermero/a.

1.4. RECURSOS MATERIALES

- Conos para otoscopio, espéculos auriculares desechables Riester.
- Otoscopios.
- Bateas riñoneras.
- Jeringas 50ml o jeringas metálicas de 60ml (jeringa Jenny).
- Empapadores.
- Guantes de todas las tallas no estériles.
- Fantoma de exploración oído.

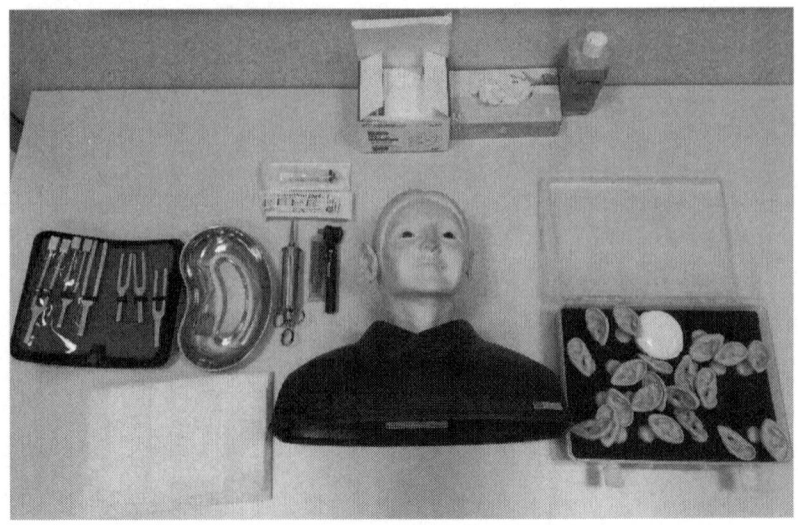

IMAGEN **59.**

Material necesario para realizar un lavado ótico.
(Fuente: elaboración propia, CSA, Facultad de Salud UCHCEU).

1.5. PROCEDIMIENTO

1. Explicar a la persona el procedimiento a realizar.
2. En los días previos, se puede recomendar al paciente el uso de productos cerumen líticos como suero fisiológico, agua oxigenada, aceite, fórmulas magistrales o comerciales. Debe instilarse 3-5 gotas durante unos 5 días previos a la extracción. Se suspenderá el uso de cerumen líticos en caso de dolor o escozor.
3. Preparar el material necesario.
4. Lavarse las manos y colocarse los guantes no estériles.
5. Realizar una otoscopia para comprobar el estado del oído y la presencia de tapón de cerumen.

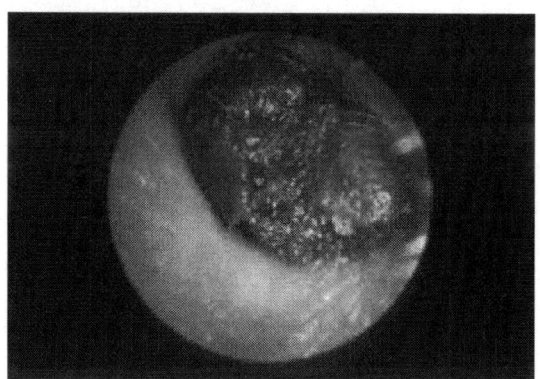

IMAGEN 60.

Tapón de cerumen en conducto auditivo externo.
Fuente: BMJ Best Practice

6. Comprobar la temperatura del agua para evitar alteraciones vestibulares que produzcan mareos o nauseas.
7. El paciente se colocará sentado, y pediremos su colaboración o la de un ayudante en caso de niños, para sujetar la batea debajo del oído, con la finalidad de que recoja el agua y restos de cerumen extraídos.

8. Cargar la jeringuilla con el agua templada y retirar todo el aire.
9. Colocar la jeringuilla en el CAE, orientándola hacia arriba e introduciendo no más de 1cm, asegurándonos de que no ocluimos por completo el CAE permitiendo así la salida del agua y cerumen.
10. Traccionar el pabellón auricular (adultos hacia atrás y arriba; niños, hacia atrás y abajo).
11. Inyectar el agua con cierta presión, constante pero no excesiva para evitar lesionar el tímpano o introducir aún más el tapón de cerumen. Detener el lavado ante la aparición de dolor o cualquier sintomatología anómala.

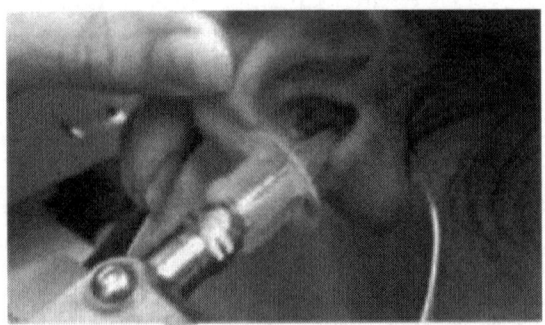

IMAGEN **61.**

Retirada tapón de cerumen.
Fuente: Hospital General Univeristario de Valencia.

12. Después de cada irrigación, observaremos con ayuda del otoscopio el tímpano y CAE para verificar la efectividad del lavado o posibles complicaciones.
13. El número máximo de irrigaciones es de tres (unos 500ml de agua templada).
14. Secar el oído con un paño o toalla limpia.
15. Retirar los guantes y lavar las manos.
16. Anotar en la historia clínica el paciente.

2. PRUEBAS DE AUDICIÓN

2.1. DEFINICIÓN

Las pruebas de audición son técnicas encaminadas a conocer cómo es la audición de la persona. Debemos diferenciar entre adultos o niños, ya que su colaboración o capacidad para entender lo que se les pide hacer es diferente.

2.2. OBJETIVO

Evaluar la hipoacusia de la persona.

2.3. RECURSOS HUMANOS

El alumno/a realiza el rol de enfermero/a.

2.4. RECURSOS MATERIALES

- Diapasones.
- Reloj con segundero.

2.5. PROCEDIMIENTO

A) PRUEBAS AUDITIVAS EN NIÑOS

- **Pruebas selectivas:** a partir del 5º mes, los niños comienzan a dirigir la mirada hacia el sonido. Nos colocaremos a unos 60cm del oído del niño, en una zona en la que no podamos ser vistos, y realizaremos sonidos con distintos objetos (juguetes, cucharas...). La respuesta normal será que el niño gire la cabeza o dirija la mirada hacia el sonido. Se realizará en ambos oídos.

- **Reflejo cócleo-palpebral:** Al hablarle al niño en frecuencias de voz humana, se produce un parpadeo de medio segundo, posterior al estímulo. Si el niño está durmiendo, apretará brevemente los párpados. Para poder realizar esta prueba, el niño debe estar relajado.

- **Ludo audiometría:** como los sonidos puros de las audiometrías de adultos, no tienen para el niño ningún significado, se emplean técnicas de refuerzo positivo. Es decir, cuando el niño percibe un sonido, debe apretar un botón de manera que en una pantalla aparezcan imágenes atractivas para el niño, de manera que le animen a seguir colaborando en la prueba.

B) PRUEBAS AUDITIVAS EN ADULTOS

- **Test del susurro:** la voz en susurro o cuchicheada, en condiciones normales, es audible a una distancia de 6 metros; para la voz normal, esta distancia aumenta a 40 metros. Consideraremos que existe una hipoacusia cuando la persona no es capaz de percibir el susurro a menos de un metro de distancia, se considera hipoacusia moderada, en cambio, si es la voz alta la que no es capaz de percibir a una distancia de un metro, hablamos de hipoacusia grave.

1. Explicamos a la persona la técnica a realizar.
2. Lo colocamos sentado, en posición cómoda, y nos colocamos detrás de él a una distancia de entre 60-100cm (un brazo extendido, aproximadamente).
3. Ocluimos el trago contrario al oído a examinar.
4. Decimos en voz de susurro tres palabras graves (Juan, Treinta, Regla) y tres agudas (Seis, Papel, Miguel).

5. Pedimos a la persona que repita las palabras que hemos dicho.
6. Repetimos, ocluyendo el trago de la oreja contraria, y en esta ocasión cambiaremos las palabras.
7. Si con el susurro no es capaz de percibir la voz, pasaremos a repetir lo mismo, pero en este caso con voz hablada a un tono normal.
8. Si no se percibe la voz cuchicheada o de susurro, hablamos de hipoacusia moderada, en cambio, si no se percibe la voz hablada, estamos ante una hipoacusia grave.

- **Prueba del reloj o del tic-tac:** los relojes con segundero emiten un sonido un tono más elevado que la voz humana. Por tanto, consideramos que hay un problema de audición cuando la persona no es capaz de percibir este sonido.

1. Explicamos a la persona la técnica a realizar.
2. La persona se tapa el oído.
3. Por el lado contrario, vamos acercando lentamente el reloj hacia el oído, desde una distancia de unos 15cm.
4. La persona debe indicarnos cuando escucha el sonido del reloj.
5. Repetir el proceso en el oído contralateral.
6. Si no percibe el sonido por un oído o por ninguno de los dos, consideraremos que existe un problema auditivo.

- **Test de Weber:** Esta prueba se emplea para lateralizar si existe una hipoacusia asimétrica.

1. Explicamos a la persona la técnica a realizar.
2. Pellizcamos el diapasón con los dedos, no mediante un golpe para evitar armónicos.

3. Colocamos el diapasón en la frente de la persona o en los incisivos superiores.

4. La persona debe indicarnos si percibe el sonido mejor de un lado que de otro.

5. Si la persona lateraliza el sonido hacia el lado con hipoacusia, se trata de un problema de conducción

6. Si lateraliza hacia el oído sano, se trata de una hipoacusia neurosensorial.

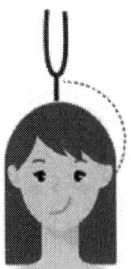 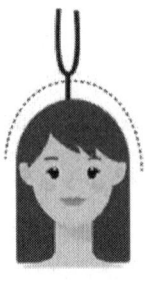 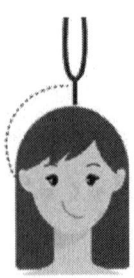

IMAGEN 62.

Uso de diapasones para valorar la función auditiva.
(Fuente: elaboración propia, CSA, Facultad de Salud UCHCEU).

- **Test de Rinne:** Esta prueba se compara la transmisión del sonido por vía ósea y por vía aérea.

1. Explicamos a la persona la técnica a realizar.

2. Se coloca el diapasón vibrante sobre el mastoides del oído a explorar.

3. El sonido de la vibración debe ser percibido durante 20 segundos.

4. Cuando el diapasón deja de ser audible para la persona a través de la vía ósea, se coloca, sin hacerlo vibrar de nuevo, frente al CAE. Por vía aérea, debería ser oído durante 40 segundos más, es decir, el tiempo que la persona está percibiendo el sonido, debe ser mayor en la vía aérea que en la ósea.

5. Si la vía ósea es menor que la aérea, se dice que el test de Rinne es positivo y consideramos que la audición es normal.
6. Si percibe el sonido durante más tiempo en la fase ósea que en la aérea, el test de Rinne es negativo, y estaríamos ante una hipoacusia conductiva.
7. Si por el contrario, se mantiene las proporciones, pero el tiempo se ve acortado, el resultado es un test de Rinne positivo acortado. Se trataría de una hipoacusia neurosensorial.

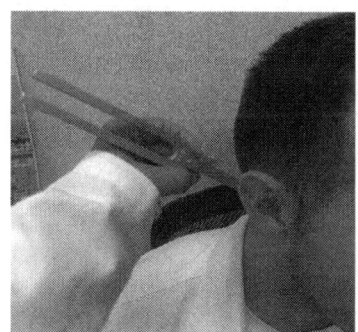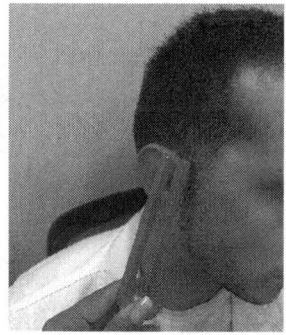

IMAGEN **63.**

Test de Rinne.
(Fuente: elaboración propia, CSA Facultad de Salud, UCHCEU).

BIBLIOGRAFÍA

HARKIN, H. (2005). A nurse-led ear care clinic: sharing knowledge and improving patient care. *British journal of nursing* (Mark Allen Publishing), 14(5), pp. 250-254. https://doi.org/10.12968/bjon.2005.14.5.17658

LEEDY, K. M.; TREES, W. J.; & MULLINS, K. (2021). Educating Nursing Staff in a Long-Term Care Facility on Cerumen Impactions and Cerumenolytic Administration. *Journal of gerontological nursing*, 47(4), pp. 35-43. https://doi.org/10.3928/00989134-20210310-01

MCGILTON, K. S.; HÖBLER, F.; CAMPOS, J.; DUPUIS, K.; LABRECHE, T.; GUTHRIE, D. M.; JARRY, J.; SINGH, G.; & WITTICH, W. (2016). Hearing and vision screening tools for long-term care residents with dementia: protocol for a scoping review. *BMJ open*, 6(7), e011945. https://doi.org/10.1136/bmjopen-2016-011945

PERRY, A. G. & POTTER, P. A. (2019). *Guía Mosby de habilidades y procedimientos en enfermería*. Elsevier Health Sciences.

SÁNCHEZ, E.; PÉREZ, J. & GIL-CARCEDO, E. (2014). *Fisiología auditiva*. Libro virtual de formación en ORL, 1, pp. 1-19.

Proceso asistencial de extracción de tapones de cerumen. (Octubre, 2017). 2ª versión. Hospital General de Valencia.

Protocolo de extracción de tapones de cerumen mediante lavado ótico en atención primaria. Servicio Madrileño de salud. S.G.A.P. Servicio de programas asistenciales.

THOMASSIN, J. M.; BRACCINI, F.; PARIS, J. & KORCHIA, D. (2001). Examen clínico del oído. *EMC-Otorrinolaringología*, 30(3): 1-9.

SONDAJE NASOGÁSTRICO
MARÍA INMACULADA SÁNCHEZ LÓPEZ

1. SONDAJE NASOGÁSTRICO

1.1. DEFINICIÓN

Inserción de una sonda gástrica en el estómago accediendo desde la nariz.

1.2. OBJETIVOS

- Administrar alimentación como vía alternativa a la alimentación oral.
- Administrar medicación cuando la vía oral no es posible.
- Prevenir aspiraciones en pacientes con alteración del nivel de conciencia.
- Realizar lavado gástrico.
- Extraer el contenido gástrico con fines diagnósticos y terapéuticos.

1.3. RECURSOS HUMANOS

- El alumno/a realiza el rol de enfermero/a que prepara todo el material y realiza la técnica.

- El alumno realiza el rol de Técnico en Cuidados Auxiliares de Enfermería (TCAE), para mover la cabeza del maniquí cuando sea necesario, para ofrecer el agua al paciente o para soporte en administración de material en caso de que el estudiante enfermero/a no se haya preparado correctamente el material.

1.4. RECURSOS MATERIALES

- Maniquí de sondaje nasogástrico, con estómago desmontable que pueda rellenarse de agua.
- Camilla o cama que permita colocar el maniquí en posición Fowler o sentado.
- Empapador.
- Vaso con agua y pajita.
- Guantes no estériles.
- Sonda nasogástrica estéril de calibre adecuando para el maniquí.
- Jeringa de 50ml con cono de conexión compatible con la sonda.
- Fonendoscopio.
- Batea.
- Lubricante hidrosoluble.
- Bolsa para residuos.
- Gasas no estériles.
- Esparadrapo antialérgico o apósito de fijación para fijar la sonda a la nariz.
- Bolsa recolectora o tapón, para usar según motivo del sondaje.
- Depresor lingual.
- Pinza pean.
- Rotulador indeleble o esparadrapo, para marcar la longitud a introducir.

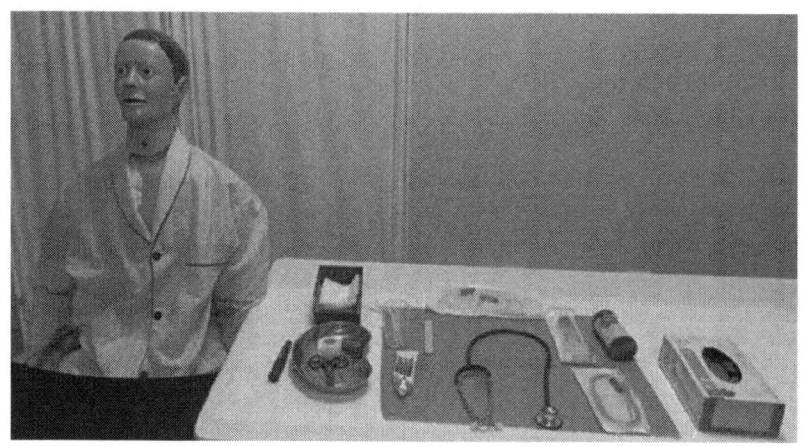

IMAGEN 64.

Maniquí para realizar el sondaje nasogástrico.
(Fuente: elaboración propia, CSA, Facultad de Salud UCHCEU).

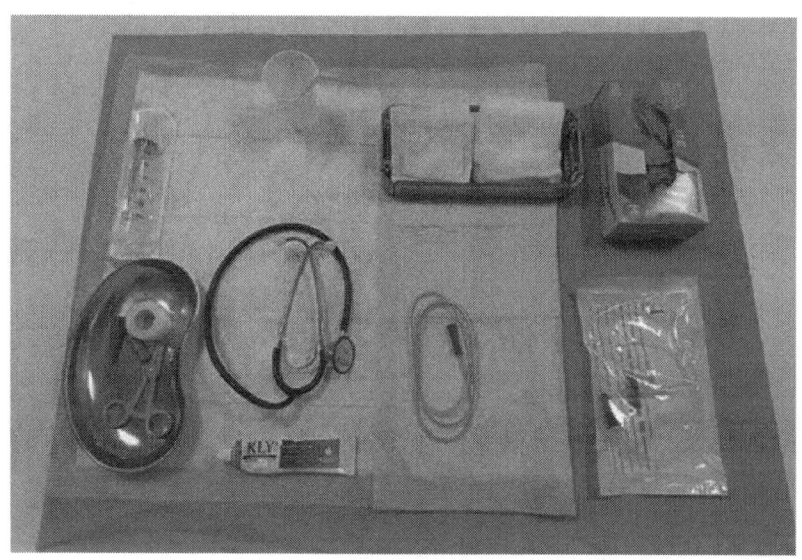

IMAGEN 65.

Material necesario para realizar el sondaje nasogástrico.
(Fuente: elaboración propia, CSA, Facultad de Salud UCHCEU).

1.5. PROCEDIMIENTO

1. Verificar la orden médica de colocación de la sonda.
2. Realizar lavado de manos.
3. Preparar el material indicado arriba.
4. Presentarnos al paciente, confirmar la identidad del paciente, informar de la técnica y pedir su colaboración.
5. Preservar la intimidad del paciente.
6. Indicar al paciente que si durante la técnica desea expresar molestias o arcadas levante un brazo.
7. Colocar al paciente en posición Fowler con la cabeza erguida.
8. Colocarse los guantes no estériles.
9. Examinar mucosa bucal y orificios nasales. Pedir al paciente que se suene las fosas nasales en caso de que tenga secreciones.
10. Elegir orificio nasal con mayor permeabilidad.
11. Retirar prótesis dentales o piercings en nariz en caso de que lleve.
12. Colocar empapador sobre el tórax del paciente.
13. Comprobar que la sonda es permeable y no presenta defectos.
14. Medir la longitud de la sonda a introducir: desde la punta de la nariz al lóbulo de la oreja y de ahí al apéndice xifoides. Marcar la distancia con un rotulador (suele ser entre unos 45cm y 55cm).
15. Lubricar bien el extremo distal de la sonda unos 15-20cm con una gasa y lubricante hidrosoluble.
16. Con la cabeza hiperextendida (hacia atrás) introducir la sonda a través de la fosa nasal hacia la zona posterior de la garganta. Al llegar a nasofaringe tras haber pasado los cornetes (aquí existe una pequeña resistencia) solicitar al paciente que flexione la cabeza hacia delante. Esta maniobra puede producir náuseas.

17. Facilitar el procedimiento solicitando al paciente que beba pequeños sorbos de agua; si no es posible, insistir en la necesidad de respirar por la boca y deglutir durante la técnica.
18. Avanzar de 5 a 10cm en cada deglución hasta llegar a la señal prefijada. Si se encuentra alguna resistencia, rotar la sonda. Si el paciente tose, se ahoga o presenta cianosis, interrumpir la maniobra y retirar la sonda.
19. Comprobar la correcta colocación de la sonda:

- Mediante realización de una radiografía de la parte inferior del tórax y superior del abdomen. Es el método de comprobación adecuado en caso de que la sonda se inserte para administrar alimentación y/o medicación.

- En caso de que el sondaje sea para descompresión gástrica (y solo si el paciente no presente molestias o problemas respiratorios) el método de comprobación podrá ser aspirar con jeringa de 50ml para obtener contenido gástrico. Si hay dudas respecto a la correcta ubicación de la sonda o el paciente presenta molestias o problemas respiratorios se debe realizar una radiografía.

- Las técnicas anteriores se podrían combinar con: pedir al paciente que hable, ya que, si la sonda estuviese en la laringe, tocaría las cuerdas vocales y el habla se vería alterada; inspeccionar la faringe para descartar que la sonda se haya quedado enrollada en esa zona; capnografía (medida de la concentración de CO_2 exhalado) que indicaría si la sonda está en vía respiratoria o gastrointestinal.

- La técnica de introducción de 20-30ml de aire con la jeringa por la sonda y auscultar en el epigastrio (cuadrante superior izquierdo abdominal) para oír la entrada de aire. La ausencia de ruido indica mala colocación. Algunos autores indican que esta técnica no es fiable.

20. Fijar la sonda a la nariz sin impedir la movilidad y visibilidad del paciente y evitando decúbitos en fosas nasales. Si el paciente tiene una piel grasienta, limpiar primero la piel con alcohol y dejar secar.

21. Conectar al extremo de la sonda el sistema de drenaje, equipo de alimentación o pinzar la sonda con la pinza o colocar tapón de la sonda, según el motivo de inserción.

22. Dejar al paciente en posición cómoda.

23. Recoger el material, retirarse guantes y realizar lavado de manos.

24. Realizar el registro de enfermería.

BIBLIOGRAFÍA

DEL-PUERTO-FERNÁNDEZ, I. (2019). Sondaje gástrico. *Técnicas y procedimientos de enfermería.* Tomo II, pp. 822-827. Difusión Avances de Enfermería, España.

HODIN, R. A.; BORDEIANOU, L. Inpatient placement and management of nasogastric and nasoenteric tubes in adults. Post TW, ed. UpToDate. Waltham, MA: UpToDate Inc. https://www.uptodate.com. Fecha de consulta: 04/03/2024. Disponible en: https://www.uptodate.com/contents/inpatient-placement-and-management-of-nasogastric-and-nasoenteric-tubes-in-adults?search=nasogastric%20tube&source=search_result&selectedTitle=1%7E150&usage_type=default&display_rank=1#H1488977140

NOWICKI, L. V.; WILLIAMS, L. S.; BRADFORD, J. L. (2007) Capítulo 32: Función, valoración y medidas terapéuticas de los sistemas gastrointestinal, hepático y pancreático. *Enfermería Medicoquirúrgica.* 3ª ed., pp. 662-692. McGraw Hill, Méjico.

PERRY, A. G. y POTTER, P. A. (2011). Técnica 77. Sonda nasogátrica para descompresión gástrica: inserción y retirada. *Técnicas y procedimientos en enfermería.* 7ª ed., pp. 528-536. Elsevier, España.

SMELTZER, S. C.; BARE, B. G.; HINKLE, J. L.; CHEEVER, K. H. (2017). Capítulo 36: Intubación gastrointestinal y modalidades especiales de nutrición. *Enfermería medicoquirúrgica.* 12ª ed., pp. 1021-1042. Wolters Kluwer, España.

SMITH, S. F.; DUELL, D. J.; MARTIN, B. C.; AEBERSOLD, M. L. y GONZÁLEZ, L. (2018). Capítulo 19: Gestión nutricional e intubación nasogástrica. *Habilidades para enfermería clínica.* Volumen I. 9ª ed., pp. 631-677. Pearson, Holanda.

SONDAJE VESICAL: COLOCACIÓN Y RETIRADA

CARMEN TRULL AHUIR

1. COLOCACIÓN SONDAJE VESICAL

1.1. DEFINICIÓN

Se trata de un procedimiento enfermero invasivo que consiste en un catéter flexible, rígido o semirrígido introducido a través del meato urinario y la uretra hasta la vejiga. El sondaje puede ser temporal o permanente.

1.2. OBJETIVOS

- Evitar o aliviar las molestias debidas a la distensión vesical.
- Favorecer la eliminación de la orina.
- Obtener muestra de orina estéril.
- Instilar medicamentos y proporcionar un drenaje vesical continuo.
- Irrigar vejiga.
- Medir la cantidad de orina residual.
- Vigilar diuresis de un paciente quirúrgico, postquirúrgico, o con una enfermedad grave.

1.3. RECURSOS HUMANOS

- Dos alumnos/as realizan los roles de enfermeros/as.
- Un alumno realiza el rol de enfermera y un alumno realiza el rol de TCAE.

1.4. RECURSOS MATERIALES

A) HIGIENE PERINEAL

- Material para realizar la higiene perineal (ver página 68).

B) SONDAJE PERMANENTE

- 2 paños estériles. Un perforado y otro sin perforar.
- Antiséptico: povidona yodada o clorhexidina al 0,02%.
- Guantes estériles.
- Gasas estériles.
- Pinza de Köcher.
- Jeringa de 10ml estéril.
- Ampolla de 10ml de agua destilada (suero fisiológico en el caso de NO disponer de agua destilada).
- Lubricante hidrosoluble urológico con lidocaína.
- Sonda vesical entre 14 y 18 CH/FR.
- Esparadrapo hipoalergénico.
- Bolsa de diuresis estéril.
- Soporte de la bolsa.

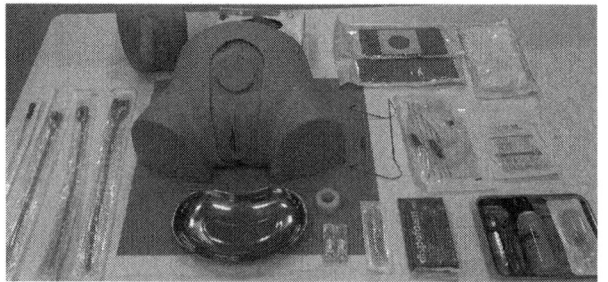

IMAGEN 66.

Material necesario para la colocación y retirada de un sondaje vesical.
(Fuente: elaboración propia, CSA, Facultad de Salud UCHCEU).

1.5. PROCEDIMIENTO SONDAJE PERMANENTE

A) SONDAJE VESICAL FEMENINO

1. Identificar al paciente.
2. Explicar el procedimiento y proporcionar intimidad.
3. La inserción de la sonda puede provocar sensación de orinar, y posiblemente, sensación de ardor.
4. Realizar higiene perineal femenina (procedimiento detallado en página 68).
5. Lavado de manos antiséptico.
6. Preparar el campo estéril depositando el material que se va a utilizar estéril sobre él.
7. Colocarse guantes estériles.
8. Colocar paños estériles en el periné.
9. Comprobar el correcto estado del balón de la sonda inflándolo.
10. Conectar sonda a circuito de drenaje cerrado, si se dispone de bolsa de diuresis estéril.
11. Lubricar punta del catéter vesical (2,5 a 5cm).
12. Desinfectar con antiséptico el periné.
13. Si la sonda es de punta curva se introduce con la punta mirando hacia arriba.

14. Separe labios menores e introducir suavemente la sonda hasta que salga orina, si no se dispone de bolsa de diuresis estéril, se clampa la vía de la sonda por donde sale la orina.
15. Tras comprobar correcta colocación de la sonda, se llena el globo vesical con agua destilada. Retirar sonda hasta que se encuentra resistencia.
16. Fijar la sonda con el esparadrapo en la cara interna del muslo del paciente.
17. Sujetar bolsa a soporte.
18. Dejar al paciente en una posición cómoda.
19. Recoger el material y desecharlo al contenedor según criterios de segregación de residuos.
20. Retirarse los guantes.
21. Realizar lavado de manos.
22. Explicar al paciente que la sonda por debajo de la vejiga para evitar reflujo de la orina y, por tanto, una posible infección. Evitar movimientos bruscos para que no se produzcan desconexiones innecesarias de la bolsa. Vigilar que la sonda no esté obstruida por estar doblada.

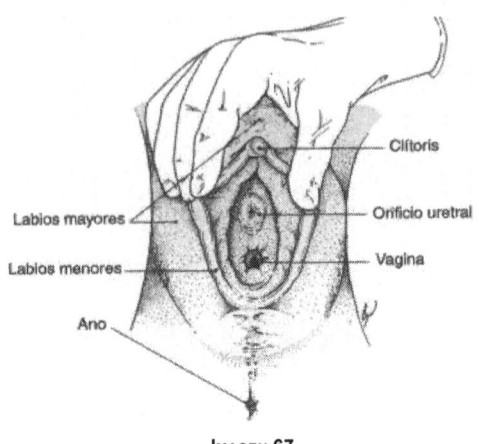

IMAGEN 67.

Visión anatómica del periné femenino.
(Fuente: imagen recuperada de *Habilidades para enfermería clínica*. Volumen II).

B) SONDAJE VESICAL MASCULINO

1. Identificar al paciente.
2. Explicar el procedimiento y proporcionar intimidad.
3. La inserción de la sonda puede provocar sensación de orinar, y posiblemente, sensación de ardor.
4. Realizar higiene perineal masculina (procedimiento detallado en página 69).
5. Lavado de manos antiséptico.
6. Preparar el campo estéril depositando el material que se va a utilizar estéril sobre él.
7. Colocarse guantes estériles.
8. Colocar paños estériles en el periné.
9. Comprobar el correcto estado del balón de la sonda inflándolo.
10. Conectar sonda a circuito de drenaje cerrado, si se dispone de bolsa de diuresis estéril.
11. Lubricar punta del catéter.
12. Sujetando el pene con una gasa estéril, retirar prepucio y aplicar solución antiséptica en los genitales.
13. Poner el pene en posición vertical, introducir a través del meato urinario, lubricante en la uretra.
14. Si la sonda es de punta curva se introduce con la punta mirando hacia arriba.
15. Introducir la sonda suavemente.
16. Una vez introducido aproximadamente 7 u 8cm de sonda colocar el pene en posición horizontal, se sigue introduciendo la sonda hasta que fluye la orina.
17. Si no se dispone de bolsa de diuresis estéril, se clampa la vía de la sonda por donde sale la orina.
18. Tras comprobar correcta colocación de la sonda, se llena el globo vesical con agua destilada. Retirar sonda hasta que se encuentra resistencia.
19. Se cubre el glande con el prepucio.

20. Fijar la sonda con el esparadrapo en la cara interna del muslo del paciente.
21. Sujetar bolsa a soporte.
22. Dejar al paciente en una posición cómoda.
23. Recoger el material y desecharlo al contenedor según criterios de segregación de residuos.
24. Retirarse los guantes.
25. Realizar lavado de manos.
26. Explicar al paciente que la sonda por debajo de la vejiga para evitar reflujo de la orina y, por tanto, una posible infección. Evitar movimientos bruscos para que no se produzcan desconexiones innecesarias de la bolsa. Vigilar que la sonda no esté obstruida por estar doblada.

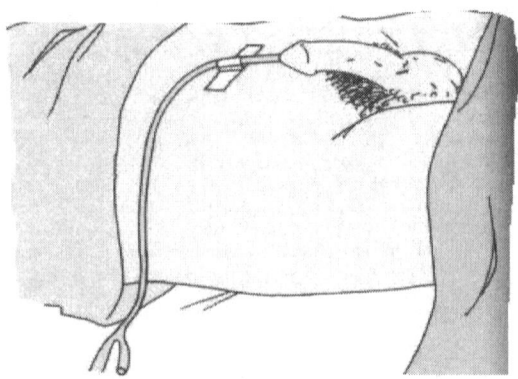

IMAGEN **68.**
Fijación de la sonda.
(Fuente: imagen recuperada de *Habilidades para enfermería clínica*. Volumen II).

2. RETIRADA SONDAJE VESICAL

2.1. DEFINICIÓN

Retirar catéter de sondaje permanente.

2.2. OBJETIVO

Recuperar patrón micción habitual.

2.3. RECURSOS HUMANOS

El alumno/a realiza el de rol de enfermero/a.

2.4. RECURSOS MATERIALES

- Guantes de un solo uso NO estériles.
- Jeringa estéril con la capacidad del volumen del globo de la sonda.
- Empapador.
- Pinza Köcher.
- Bolsa de residuos.

2.5. PROCEDIMIENTO

1. Identificar al paciente.
2. Explicar el procedimiento y proporcionar intimidad.
3. Lavado de manos.
4. Ponerse los guantes.
5. Colocar al paciente en posición adecuada.
6. Colocar empapador al paciente.
7. Retirar esparadrapo de sujeción.
8. Si se retira la bolsa de diuresis clampar la vía por donde sale la orina.
9. Conectar jeringa, deshinchar globo.
10. Retirar suavemente la sonda.
11. Desechar sonda y bolsa diuresis en bolsa de residuos.
12. Retirar guantes.
13. Lavarse las manos.
14. Indicar al paciente lavado de genitales.

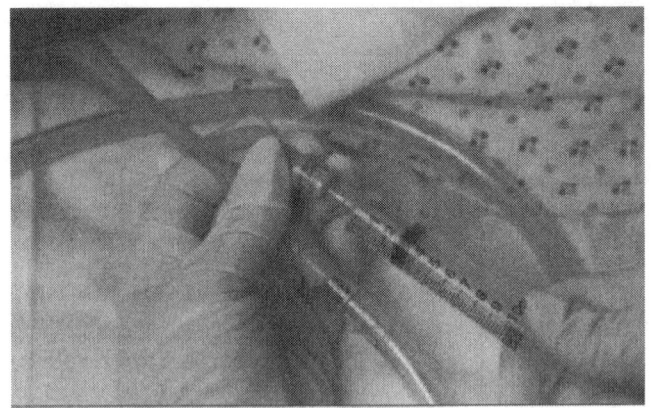

● Introduzca la punta de la jeringa en el puerto del balón y extraiga el líquido del balón de la sonda de retención.

IMAGEN **69**.

Retirada de sonda.
(Fuente: imagen recuperada de *Técnicas de Enfermería clínica. De las técnicas básicas a las avanzadas*).

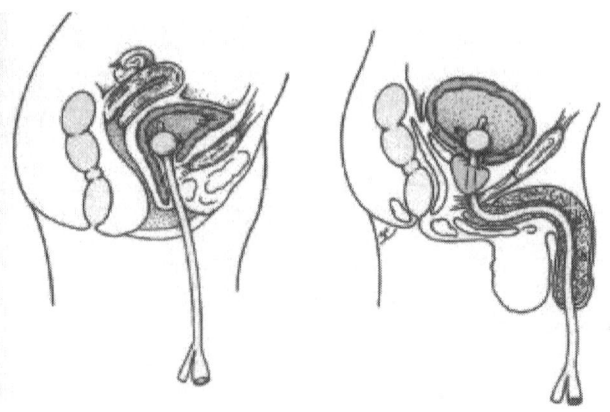

IMAGEN **70**.

Situación del balón de la sonda.
(Fuente: Imagen recuperada de *Habilidades para enfermería clínica*. Volumen II).

3. SONDAJE VESICAL INTERMITENTE

3.1. DEFINICIÓN

Vaciado de la vejiga mediante sondaje temporal.

3.2. OBJETIVOS

Vaciar de contenido la vejiga en un momento puntual para evitar la retención de orina o cuando se presenta retención de orina.

3.3. RECURSOS HUMANOS

El alumno/a realiza el rol de enfermero/a.

3.4. RECURSOS MATERIALES

- Guantes de un solo uso NO estériles.
- Sonda de una sola vía.
- Pinza Köcher.
- Bolsa de orina.
- Bolsa de residuos.

3.5. PROCEDIMIENTO

- Identificar al paciente.
- Explicar el procedimiento y proporcionar intimidad.
- Lavado de manos.
- Ponerse los guantes.
- Colocar al paciente en posición adecuada.
- Ejecución del procedimiento igual que en un sondaje permanente femenino o masculino.

- Recogida de orina en una bolsa de orina.
- Si se obtiene 500ml de orina en un solo sondaje se clampa la sonda durante 15 minutos.
- Retirada de la sonda cuando ya no fluya orina.
- Realizar higiene perineal.

4. IRRIGACIÓN VESICAL CONTINUA SISTEMA CERRADO

4.1. DEFINICIÓN

Infusión continua en la vejiga de una solución estéril para limpieza o para administrar medicación con sonda de tres luces.

4.2. OBJETIVOS

- Evitar la formación de coágulos.
- Retirar restos de tejido que haya en la vejiga tras intervención quirúrgica.

4.3. RECURSOS HUMANOS

El alumno/a realiza el rol de enfermero/a.

4.4. RECURSOS MATERIALES

- Solución de irrigación (200ml de solución salina normal estéril).
- Sistema de irrigación con regulador de flujo.
- Palo para sueros.
- Torundas con antiséptico.
- Guantes de un solo uso no estériles.

4.5. PROCEDIMIENTO

1. Identificar paciente.
2. Comprobar al orden del médico y el plan de asistencia del paciente.
3. Explicar el procedimiento y proporcionar intimidad.
4. Lavado de manos higiénica y colocación de guantes.
5. Quitar la cubierta protectora de la punta sobre el tubo e inserte la punta en el puerto de inserción del contenedor de la solución. Use técnica aséptica.
6. Colgar el contenedor con la solución de irrigación en la percha para sueros. La altura de la percha suele ser de 60-90cm por encima de la vejiga.
7. Retirar la cubierta protectora del extremo del tubo usando una técnica aséptica.
8. Abrir el regulador de flujo y purgar el sistema de irrigación.
9. Cerrar el regulador de flujo.
10. Conectar el sistema de irrigación a la luz de irrigación de la sonda.
11. Abrir el regulador de flujo y observar el color de la orina que fluye.
12. Observar si la vejiga se distiende o hay presencia de dolor abdominal.
13. El color de la orina debe ser rosada, si es roja o contiene restos de tejido o coágulos aumentar el goteo y comunicarlo al facultativo.
14. Vigilar la diuresis cada hora para comprobar la permeabilidad del sistema.
15. Vaciar la bolsa de drenaje cuando sea necesario.
16. Restar la cantidad de solución de irrigación infundida de la diuresis total para obtener la diuresis y registrar.
17. Quitarse los guantes.
18. Lavarse las manos.

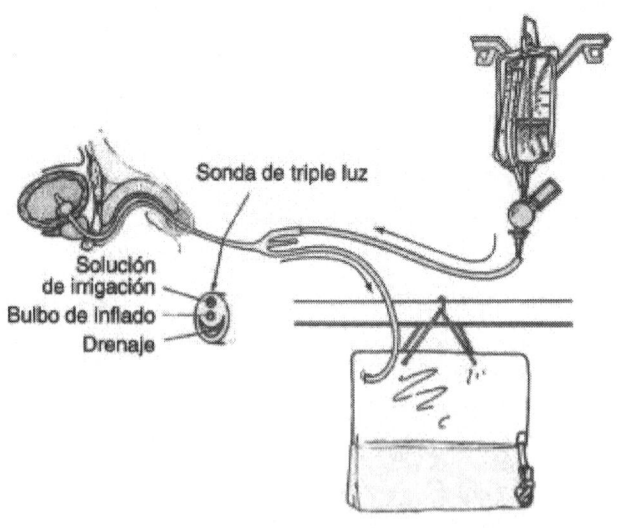

Sonda de triple luz

Solución
de irrigación

Bulbo de inflado

Drenaje

IMAGEN **71.**

Irrigación vesical continua.
(Fuente: Imagen recuperada de Smith, S. F.; Duell, D. J.; Martin, B. C. (2009).
Técnicas de Enfermería clínica. De las técnicas básicas a las avanzadas. 7ª ed.
Pearson educación S.A., Madrid).

BIBLIOGRAFÍA

FERREIRO, E. A.; CASTAÑO, A. M.; GONZÁLEZ, B. F.; RODRÍGUEZ, B. G.; GÓMEZ, J. M. G. (2004). Sondaje vesical: protocolo de enfermería. *Enduro*, 90(7),7-14.

JIMÉNEZ, I.; SOTO, M.; VERGARA, L.; CORDERO, J.; RUBIO, L.; COLL, R.; *et al.* (2010). Protocolo de sondaje vesical, 6(1). Biblioteca Lascasas. Disponible en: http://www.index-f.com/lascasas/documentos/lc0509.php

LUCAS, A. & WARD, C. W. (2022). Manual and continuous bladder irrigation: Best practices. *Nursing*, 52(7), pp. 31-36. https://doi.org/10.1097/01.NURSE.0000832324.25954.7b

SMITH, S. F.; DUELL, D. J.; MARTIN, B. C. (2009). *Técnicas de enfermería clínica. De las técnicas básicas a las avanzadas.* 7ª ed., Pearson educación S. A., Madrid.

SMITH, S. F.; DUELL, D. J.; MARTIN, B. C.; AEBERSOLD, M. L. y GONZÁLEZ, L. (2018). En: MARTÍN-ROMO, M., (editor). *Habilidades para enfermería clínica.* Volumen II. 9ª ed., pp. 774-791. Pearson, Madrid.

STEGGALL, M.; TREACY, C. & JONES, M. (2013). Post-operative urinary retention. Nursing standard (Royal College of Nursing [Great Britain]: 1987), 28(5), pp. 43-48. https://doi.org/10.7748/ns2013.10.28.5.43.e7926

CUIDADOS AL PACIENTE TRAQUEOSTOMIZADO

MARÍA PALANCA CÁMARA

1. TRAQUEOSTOMÍA

1.1. DEFINICIÓN

Entendemos por traqueostomía el procedimiento quirúrgico mediante el cual se comunica de manera artificial la tráquea al exterior, mediante una apertura en la cara anterior del cuello. Esta intervención quirúrgica debe realizarse en un hospital, y tras realizar la comunicación, se coloca una cánula para mantener permeable la vía aérea, evitando que se cierre. La cánula debe cambiarse de forma periódica para mantener la higiene del estoma y evitar el acúmulo excesivo de secreciones, así como mantener limpia y seca la piel periostomal.

Para liberar el árbol bronquial de secreciones que el paciente no es capaz de expulsar, se introduce de una sonda de aspiración estéril a través de la traqueostomía, eliminando secreciones para prevenir infecciones y mantener la vía aérea permeable.

1.2. OBJETIVOS

- Mantener permeables las vías aéreas.
- Eliminar las secreciones del árbol bronquial.
- Conseguir un intercambio gaseoso adecuado.
- Prevenir posibles infecciones y complicaciones.

2. ASPIRACIÓN DE SECRECIONES POR TRAQUEOSTOMÍA

2.1. DEFINICIÓN

Es la técnica mediante la cual, se realiza la introducción de una sonda de aspiración estéril a través de la traqueostomía, se eliminan secreciones, con el objetivo de prevenir infecciones y mantener la vía aérea permeable.

2.2. OBJETIVO

Liberar el árbol bronquial de secreciones que el paciente no es capaz de expulsar.

2.3. RECURSOS HUMANOS

El alumno/a realiza el rol de enfermero/a.

2.4. RECURSOS MATERIALES

- Aspirador de vacío.
- Batea.
- Vacuómetro, se utiliza presión negativa de aspirado:
  - 60-80mmHg en neonatos.
  - 80-100mmHg en niños.
  - 100-120mmHg en adolescentes.
  - 120-150mmHg en adultos.

- Tubo colector.
- Sondas de aspiración, que no debe ocluir más de 1/3 del lumen de la cánula de traqueostomía.
- Recipiente para las secreciones.

- Guantes estériles.
- Mascarilla.
- Solución de lavado (agua estéril o suero fisiológico estéril).
- Empapador de celulosa.
- Bata desechable.
- Bolsa para desechos.
- Mascarilla de oxigenoterapia.

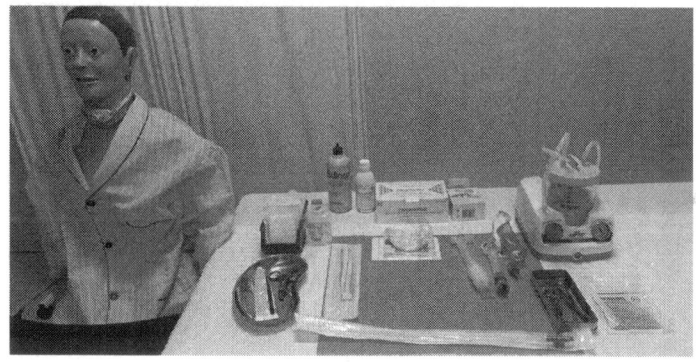

IMAGEN 72.

Maniquí para la realización de traqueostomía.
(Fuente: elaboración propia, CSA, Facultad de Salud UCHCEU).

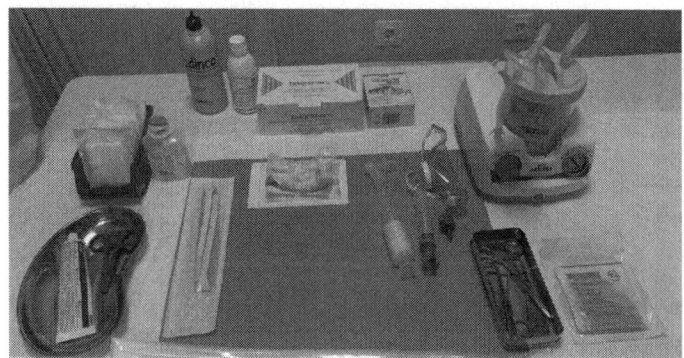

IMAGEN 73.

Material necesario para la realización de traqueostomía.
(Fuente: elaboración propia, CSA, Facultad de Salud UCHCEU).

2.5. PROCEDIMIENTO

1. Preparamos el material necesario.
2. Explicamos al paciente el procedimiento a realizar.
3. Colocar al paciente en posición de semi-fowler o fowler.
4. Oxigenar al paciente con O_2 al 100% durante un minuto
5. Mientras, realizamos higiene de manos.
6. Colocamos equipo de protección (mascarilla y bata) ante posibles salpicaduras.
7. Colocarse guantes no estériles, colocar un empapador de celulosa sobre el tórax del paciente y preparar campo estéril.
8. Si el paciente es portador de una cánula de dos partes, extraemos la camisa interna para su higiene.
9. Colocar la sonda de aspiración estéril, conectada al sistema de aspiración, y colocarla en el campo estéril, teniendo precaución de no dejar dentro del campo estéril el extremo distal de la sonda, el cual ha perdido su esterilidad.
10. Nos quitamos los guantes desechables no estériles, y realizamos nuevamente la higiene de manos.
11. Nos colocamos los guantes estériles.
12. Con nuestra mano hábil, cogemos el extremo distal de la sonda de aspiración, y con la otra la válvula de aspiración de la sonda (esta mano ya no es estéril, pero si limpia).
13. Encendemos el aspirador con la mano limpia y aspiramos un poco de suero fisiológico estéril o agua bidestilada estéril con el objetivo de comprobar el correcto funcionamiento del aspirador, así como lubricar la sonda de aspiración con ese suero fisiológico o agua bidestilada estéril.
14. Introducir la sonda unos 10cm SIN aspirar a través de la cánula de traqueostomía.

15. Tapamos el orificio de la sonda de aspiración y extraemos la sonda de forma suave, rotando ligeramente la sonda y sin prolongar el aspirado más de 10-15 segundos.
16. Limpiar el tubo colector aspirando agua estéril o solución salina estéril.
17. Si las secreciones son espesas o están muy adheridas y no nos permite aspirarlas correctamente, podemos instilar unos 3-4ml de suero fisiológico estéril.
18. Si de una no ha sido posible aspirar todas las secreciones, podemos realizar hasta un máximo de tres aspiraciones, dejando pasar unos 30 segundos entre cada una de ellas.
19. Administrar oxígeno una vez finalizado el procedimiento
20. Informamos al paciente de que el procedimiento ha finalizado.
21. Desechar los materiales fungibles (sonda, guantes, empapador...).
22. Registrar el procedimiento.

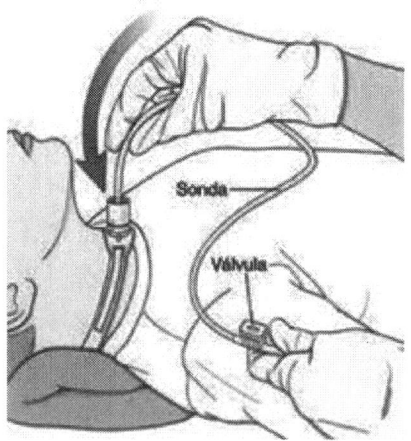

IMAGEN 74.

Aspiración de secreciones a través de cánula de traqueostomía.
(Fuente: Elsevier Clinical Skills).

3. CUIDADOS Y MANTENIMIENTO DE LA TRAQUEOSTOMÍA

3.1. DEFINICIÓN

La cánula debe cambiarse de forma periódica para mantener la higiene del estoma y evitar el acúmulo excesivo de secreciones, así como mantener limpia y seca la piel periestomal.

3.2. OBJETIVO

Mantener la permeabilidad de la vía aérea y así evitar complicaciones.

3.3. RECURSOS HUMANOS

El alumno/a realiza el rol de enfermero/a.

3.4. RECURSOS MATERIALES

- Guantes estériles.
- Bata, mascarilla y gafas de protección ocular.
- Caja de curas estéril.
- Gasas estériles.
- Solución fisiológica estéril.
- Lubricante hidrosoluble.
- Antiséptico.
- Apósito absorbente de traqueostomía o pechito.
- Jeringa de 10cc.
- Dos cánulas de traqueostomía estériles (del número que porta el paciente y otra de un número inferior).
- Sistema de sujeción de la cánula (cinta de algodón o venda).

- Sistema y material de aspiración de secreciones (ver procedimiento).
- Sistema de oxigenoterapia y resucitador manual o Ambú®.
- Pulsioxímetro.

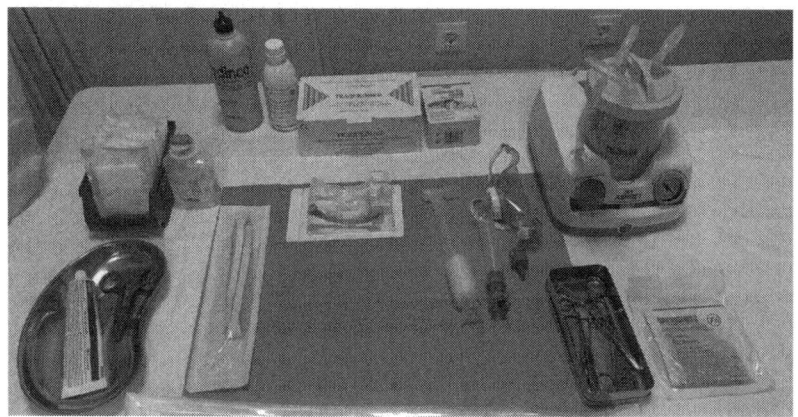

IMAGEN 75

Material necesario para el cuidado de traqueostomía.
(Fuente: elaboración propia, CSA, Facultad de Salud UCHCEU).

3.5. PROCEDIMIENTO

1. Preparamos el material necesario.
2. Realizamos higiene de manos y nos colocamos guantes desechables no estériles.
3. Explicamos al paciente el procedimiento a realizar.
4. Realizamos una aspiración de secreciones previa al cambio de cánula.
5. Nos colocamos el equipo de protección individual (bata, mascarilla y gafas).
6. Preparamos el campo estéril y todo el material estéril que utilizaremos durante el procedimiento (cánula es-

téril, gasas, antiséptico, suero fisiológico estéril, caja de curas estéril, jeringa de 10cc, lubricante hidrosoluble).

7. Cortamos o desanudamos la cinta de sujeción de la cánula.

8. Extraemos la cánula sucia con suavidad y firmeza.

9. Nos quitamos los guantes desechables y realizamos higiene de manos.

10. Nos colocamos los guantes estériles.

11. Limpiamos la piel que rodea el estoma con una torunda empapada en suero fisiológico, empleando una técnica estéril, de los bordes del estoma hacia fuera para evitar contaminación e infección de la herida quirúrgica.

12. Secamos con una torunda la herida.

13. Aplicamos antiséptico, siguiendo el mismo sistema de los bordes del estoma hacia fuera.

14. Si la cánula dispone de neumotaponamiento, comprobaremos que está correcto.

15. Lubricaremos la cánula con el lubricante hidrosoluble, evitando excesos de producto.

16. Introduciremos la cánula con la punta sobre el estoma y dirigiéndola hacia abajo, suavemente pero con firmeza. Si encontramos dificultad para introducirla podemos rotarla levemente hasta encontrar la vía de acceso.

17. Si dispone de fiador u obturador, lo extraeremos sujetando los bordes de la cánula externa para evitar su desplazamiento.

18. Si dispone de cánula interna, la introducimos dentro de la cánula externa, y la fijamos con el dispositivo de inmovilización.

19. Si la ostomía es reciente, colocaremos unas gasas limpias estériles alrededor del estoma para evitar roces. Posteriormente colocaremos el apósito absorbente o pechito.

20. Aseguramos la correcta fijación de la cánula alrededor del cuello mediante la cinta de algodón o venda.
21. Inflamos el neumotaponamiento con 2-3cc de aire.
22. Comprobar la correcta ventilación del paciente, mediante la observación de los posibles signos de hipoxia (dificultad respiratoria, uso de musculatura accesoria, palidez...) o mediante métodos objetivos como la pulsioximetría.
23. Desechamos todo el material fungible.
24. Dejamos al paciente en una posición cómoda.
25. Registrar el procedimiento.

BIBLIOGRAFÍA

Cuidados al paciente traqueostomizado. Hospital Gregorio Marañón (Madrid). Código: PT-GEN-13 (V2 diciembre 2008).

HERNÁNDEZ, C. A.; BERGERET, J. P.; HERNÁNDEZ, V. M. (2007) Traqueostomía: principios y técnica quirúrgica, *Cuad Cir.* 21: 92-98.

Redacción Médica. Traqueostomía [diccionario de enfermedades en línea]. Disponible en: https://www.redaccionmedica. com/recursos-salud/diccionario-enfermedades/traqueostomia (Consultado el 14 de marzo de 2022).

SEORL (SOCIEDAD ESPAÑOLA DE OTORRINOLARINGOLOGÍA Y CIRUGÍA DE CABEZA Y CUELLO). Anatomía y embriología de la laringe [PDF]. Disponible en: https://seorl.net/ PDF/Laringe%20arbor%20traqueo-bronquial/093%20-%20 ANATOMÍA%20Y%20EMBRIOLOGÍA%20DE%20LA%20 LARINGE.pdf (Consultado el 14 de marzo de 2022).

ENFERMERÍA CLÍNICA III

PARTE 6

CUIDADOS DE VÍAS CENTRALES

MIGUEL PICHER MARTÍNEZ

1. CUIDADOS GENERALES DEL CATÉTER VENOSO CENTRAL

1.1. DEFINICIÓN

Conjunto de actividades que realiza la enfermera para el cuidado de un catéter venoso central de acceso central o periférico.

1.2. OBJETIVO

- Mantener un acceso central con fines diagnósticos y/o terapéuticos.
- Administrar al paciente fluidos, fármacos, nutrición parenteral o hemoderivados.

1.3. RECURSOS HUMANOS

- El alumno/a realiza el rol de enfermero/a.
- El alumno realiza el rol de paciente.

1.4. RECURSOS MATERIALES

- Agua y jabón para el lavado de manos.
- Solución desinfectante alcohólica para las manos.

- Guantes estériles, mascarilla y gorro.
- Guantes no estériles.
- Apósitos estériles transparentes.
- Campo fenestrado estéril.
- Gasas estériles.
- 2 jeringas de 10ml (1 para aspirar y 1 para sellado).
- 1 jeringa de 20ml con SF (lavado).
- 2 agujas intravenosas (de carga) 18G.
- Contenedor de residuos.
- Batea.
- Para el sellado: heparina sódica diluida (preparado comercial) / 100ml de SF 0,9% (ayuda para cargar).
- Suero salino unidosis (para limpiar).
- Solución antiséptica (Clorhexidina 2%).
- Obturadores estériles.
- Compresas estériles o estuches porta luces (tapar sistema de luces).
- Material necesario para fluidoterapia.
- Registros de enfermería.
- Empapador.
- Si extracción de sangre: tubos de sangre, aguja de carga, jeringa de 10ml cargar y desechar sangre, una jeringa de 10ml para recoger la muestra, otra jeringa de 10ml para lavar con SF tras la extracción. Recomendable sustituir la aguja de carga por una campana extractora estéril).

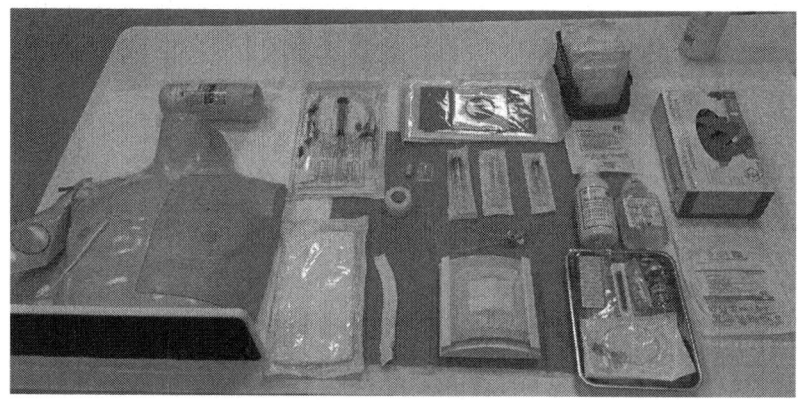

IMAGEN **76.**

Material necesario para el cuidado de un catéter venoso central.

(Fuente: elaboración propia, CSA, Facultad de Salud UCHCEU).

1.5. PROCEDIMIENTO

A) LO PRIMERO COMUNICAR

1. Debemos explicar siempre lo que vamos a hacer con un lenguaje adaptado al paciente que tengamos con nosotros.

2. La buena comunicación con el paciente es fundamental para transmitir estas indicaciones por varias razones:

    - **Comprensión:** una comunicación clara y efectiva asegura que el paciente comprenda completamente las instrucciones. Esto es crucial para el cuidado del catéter, ya que una mala comprensión puede llevar a errores en el cuidado y posibles complicaciones.

- **Confianza:** la comunicación efectiva ayuda a construir una relación de confianza entre el profesional de la salud y el paciente. Cuando los pacientes confían en sus clínicos, es más probable que sigan las instrucciones de cuidado.

- **Adherencia al tratamiento:** las instrucciones claras y comprensibles aumentan la probabilidad de que el paciente siga correctamente el plan de cuidado.

- **Prevención de complicaciones:** al comunicarse eficazmente, los profesionales de la salud pueden ayudar a los pacientes a identificar signos de posibles problemas, como infecciones, a tiempo poniéndoles ejemplos.

Los signos de una posible infección del catéter venoso central pueden incluir:

- – **Dolor:** en la zona donde se encuentra el catéter.
- – **Enrojecimiento, hinchazón o calor:** en el lugar del catéter.
- – **Secreción amarilla o verde:** esto puede indicar una infección.
- – **Pus o mal olor:** alrededor del lugar del catéter.
- – **Fiebre:** de 38 grados o mayor.
- – **Escalofríos:** esto puede ser un signo de infección sistémica.

- **Autocuidado:** la comunicación efectiva empodera a los pacientes para que se hagan cargo de su propio cuidado. Esto es especialmente importante en el caso del cuidado del catéter, que a menudo se realiza en casa.

- **Feedback:** una buena comunicación permite un diálogo abierto, donde los pacientes pueden hacer preguntas y expresar preocupaciones, lo que a su vez permite a los profesionales de la salud proporcionar información y apoyo adicionales.
3. Por lo tanto, la buena comunicación es esencial para garantizar que los pacientes comprendan y sigan correctamente estas importantes indicaciones para el cuidado del catéter central.

B) PROCEDIMIENTO DE MANEJO DEL CATÉTER

1. El lavado de manos antes del manejo de un catéter venoso central es de vital importancia por varias razones:

   - **Prevención de infecciones:** las manos pueden albergar microorganismos que pueden causar infecciones. Al lavarlas correctamente, se eliminan estos microorganismos, reduciendo el riesgo de infecciones asociadas al catéter.
   - **Seguridad del paciente:** el lavado de manos es una de las medidas más efectivas para proteger a los pacientes de las infecciones nosocomiales.
   - **Mantenimiento de la esterilidad:** el catéter venoso central es un dispositivo estéril. El lavado de manos ayuda a mantener esta esterilidad durante su manipulación.
   - **Normativa y protocolos:** el lavado de manos forma parte de los protocolos de manejo de catéteres venosos centrales en muchos hospitales y es una norma de seguridad del paciente.

2. Por lo tanto, el lavado de manos es un paso esencial y no negociable en el manejo de un catéter venoso central.

C) PASO A PASO EN EL MANEJO DEL CATÉTER

1. Lavado de manos.
2. Preservar la intimidad del paciente.
3. Comunicación: informar al paciente del procedimiento a realizar.
4. Colocar al paciente en decúbito supino con la cabeza hacia lado contrario de la cura.
5. Ponerse guantes no estériles, gorro, mascarilla.
6. Retirar antiguo parche o apósito en la dirección del catéter.
7. Desechar el parche y cámbiese los guantes por otros limpios.
8. Inspeccionar punto de punción (infección, suturas, longitud catéter expuesto).
9. Puede aplicarse clorhexidina con un difusor en la zona de punción y luces.
10. Preparación del campo estéril con la ayuda del TCAE. Abre el paño estéril por la parte adecuada y deposite en él:

- Paño fenestrado estéril.
- Guantes estériles.
- 2 paquetes de gasas (que se empaparán desde la distancia [SF y Clorhexidina]).
- 1 jeringas de 10ml (aspirar y comprobar reflujo).
- 1 jeringa de 20ml (lavar con SF).
- 1 jeringa de 5ml (sellar).
- 2 agujas de carga.
- Obturadores estériles.
- Apósito estéril transparente.

11. Si se va a realizar extracción de sangre añadir en el campo estéril: 1 jeringa de 10ml para desechar la primera sangre y otra jeringa de 10ml con aguja de carga para introducirla en el tubo de vacío + otra de 10ml para lavar la vía tras la extracción.

12. Cargar la jeringa de 20ml con suero fisiológico para lavar el catéter (con ayuda).
13. Lavar la vía y heparinizar con una jeringa previamente cargada con 5ml de heparina sódica diluida.
14. Para la zona extraluminal: hacer una torunda y limpiar el punto de inserción del catéter con gasas empapadas con SF 0.9% de dentro hacia afuera y secar.
15. Hacer una nueva torunda: Desinfecte con antiséptico. Clorhexidina al 2% según protocolo hospital. Secar zona.
16. Cubrir zona de punción con apósito estéril transparente. Anotar fecha.
17. Limpiar las luces. En las luces del catéter que no estén en uso, realizar mantenimiento de las mismas. Para ello aspirar con una jeringa de 10ml vacía cada luz y desechar el sellado antiguo para comprobar la permeabilidad. Inyectar aproximadamente 10ml de SF 0.9% para lavar en cada luz. Después sellar de nuevo con solución heparinizada (según protocolo del centro).
18. Registrar el procedimiento y anotar la fecha.

BIBLIOGRAFÍA

ALCUBIERRE IRIARTE, S.; MARCO VILLACAMPA, E.; AÑAÑOS BLÁZQUEZ, L.; VALERO BARRIOS, S.; TERRÉN PORTOLÉS, S. I.; MORANT PABLO, A. (Feb. 2023). Cuidados de enfermería del catéter venoso central. *Revista Sanitaria de Investigación*, 4(2). ISSN-e 2660-7085

BALLESTA LÓPEZ, F. J.; BLANES COMPAÑ, F. V.; CASTELLS MOLINA, M.; DOMINGO POZO, M.; FERNÁNDEZ MOLINA, M. A.; GÓMEZ ROBLES, F. J.; IZQUIERDO GARCÍA, N.; MARTÍN GARCÍA, M. D.; PAYÁ PÉREZ, B.; PÉREZ VÁZQUEZ, B., SASTRE QUINTANO, A.; SEGURA CUENCA, M.; TORRES FIGUEIRAS, M. (2007). *Guía de Actuación de Enfermería. Manual de procedimientos generales*. Disponible en: http://publicaciones.san. gva.es/publicaciones/documentos/V.5277-2007.pdf (citado el 27 de enero de 2023). Conselleria de Sanitat. Valencia.

Cuidados de enfermería en el catéter venoso central, (2019). *Revista de Enfermería*, 42(6):36-42.

Cuidados de enfermería para la inserción y mantenimiento del catéter venoso central de acceso periférico (PICC). (2018). *Enfermería Global*, 17(1),227-238

Inserción y mantenimiento del catéter venoso central: recomendaciones clínicas basadas en la evidencia. *Enfermería Clínica*. (2020); 30(2):119-129.

FERRER, C.; ALMIRANTE, B. (2013). Infecciones relacionadas con el uso de los catéteres vasculares. *Enferm Infecc Microbiol Clin*, 32(2),115-124. DOI: 10.1016/j.eimc.2013.12.002.

MARÍN LEÓN, I.; BRIONES PÉREZ DE LA BLANCA, E.; ROMERO ALONSO, A., GARCÍA AGUILAR, R. (2004). Guía de Práctica Clínica sobre Terapia Intravenosa con Dispositivos no Permanentes en Adultos [Internet]. Guiasalud.es. Disponible en: https://portal.guiasalud.es/wp-content/uploads/2018/12/GPC_541_Terapia_intravenosa_AETSA_compl.pdf (citado el 27 de enero de 2023).

Recomendaciones de enfermería para el manejo del catéter venoso central. (2017); *Enfermería Intensiva*, 28(2):89-98.

SÁNCHEZ GRANADOS, J. M.; SERRANO AYESTARÁN, O.; GONZÁLEZ SALAS, E.; GUTIÉRREZ MARQUÉS, S. (2021). Infección relacionada con el catéter venoso central. *Protoc diagn ter pediatr*, 1:555-72.

CUIDADOS DEL CVC CON RESERVORIO SUBCUTÁNEO

MIGUEL PICHER MARTÍNEZ

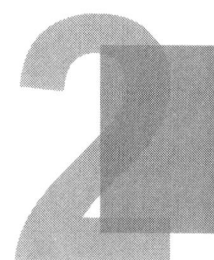

1. CUIDADOS DEL CVC CON RESERVORIO SUBCUTÁNEO

1.1. DEFINICIÓN

Conjunto de actividades que realiza la enfermera para el cuidado de un catéter venoso central de implantación subcutánea.

1.2. OBJETIVO

Mantener un acceso central con fines diagnósticos como la extracción de muestras de sangre y/o terapéuticos como la administración de fluidoterapia, medicación, nutrición parenteral, hemoderivados, quimioterapia...

1.3. RECURSOS HUMANOS

- El alumno/a realiza el rol de enfermero/a.
- El alumno realiza el rol de TCAE.

1.4. RECURSOS MATERIALES

- Agua y jabón (lavado de manos).
- Solución desinfectante alcohólica para las manos.

- Guantes estériles, mascarilla y gorro.
- Guantes no estériles.
- Apósitos estériles transparentes.
- Campo estéril.
- Campo fenestrado estéril.
- Gasas estériles.
- 2 jeringas de 10ml (1 para aspirar y 1 para sellado).
- 1 jeringa de 5ml con SF (purgar).
- Agujas con bisel especial (tipo Gripper) 22G (uso rutinario) y 20G para nutrición y hemoderivados y alargadera de 2 agujas intravenosas (de carga).
- Contenedor de residuos.
- Batea.
- Para el sellado: heparina sódica diluida (preparado comercial) / 100ml de SF 0,9% (ayuda para cargar).
- Suero salino unidosis (para limpiar).
- Solución antiséptica (Clorhexidina 2%).
- Obturadores estériles.
- Tiras adhesivas estériles.
- Compresas estériles o estuches porta luces (tapar sistema de luces).
- Material necesario para fluidoterapia.
- Registros de enfermería.
- Empapador.
- Si extracción de sangre: tubos de sangre, aguja de carga, jeringa de 10ml cargar y desechar sangre, una jeringa de 10ml para recoger la muestra, otra jeringa de 10ml para lavar con SF tras la extracción. Recomendable sustituir la aguja de carga por una campana extractora estéril).
- Aguja tipo gripper 20G.
- Apósito estéril transparente.
- Tiras adhesivas.

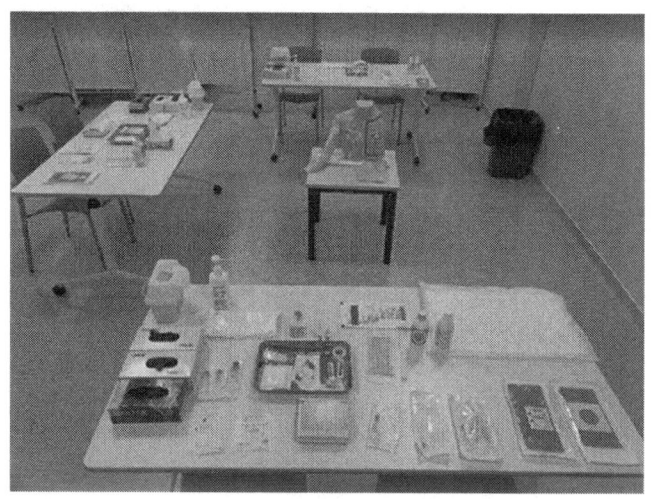

IMAGEN **77.**

Material necesario para el cuidado del CVC con reservorio subcutáneo.
(Fuente: elaboración propia, CSA, Facultad de Salud UCHCEU).

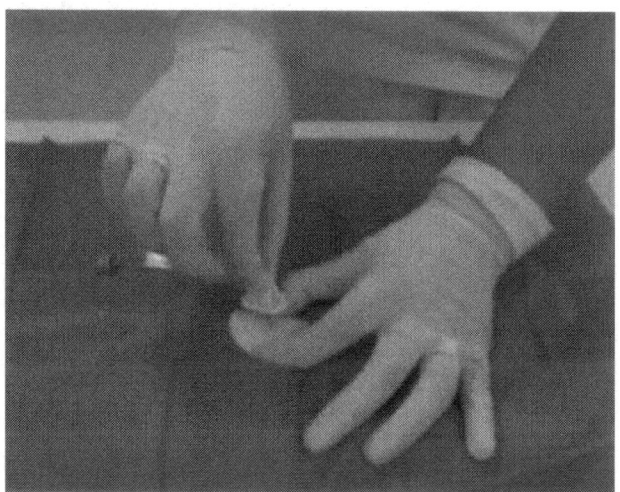

IMAGEN **78.**

Con técnica estéril, sujeción con mano no dominante el reservorio subcutáneo y su
punción con la mano dominante utilizando aguja tipo gripper en el centro del mismo.
Véase campo azul y guantes estériles.
(Fuente: elaboración propia, CSA, Facultad de Salud UCHCEU).

1.5. PROCEDIMIENTO

A) LO PRIMERO COMUNICAR

1. Debemos explicar siempre lo que vamos a hacer con un lenguaje adaptado al paciente que tengamos con nosotros.
2. La buena comunicación con el paciente es fundamental para transmitir estas indicaciones por varias razones:

   - **Comprensión:** una comunicación clara y efectiva asegura que el paciente comprenda completamente las instrucciones. Esto es crucial para el cuidado del catéter, ya que una mala comprensión puede llevar a errores en el cuidado y posibles complicaciones.
   - **Confianza:** la comunicación efectiva ayuda a construir una relación de confianza entre el profesional de la salud y el paciente. Cuando los pacientes confían en sus clínicos, es más probable que sigan las instrucciones de cuidado.
   - **Adherencia al tratamiento:** las instrucciones claras y comprensibles aumentan la probabilidad de que el paciente siga correctamente el plan de cuidado.
   - **Prevención de complicaciones:** al comunicarse eficazmente, los profesionales de la salud pueden ayudar a los pacientes a identificar signos de posibles problemas, como infecciones, a tiempo poniéndoles ejemplos:

     Los signos de una posible infección del catéter venoso central pueden incluir:

     - **Dolor:** en la zona donde se encuentra el catéter.
     - **Enrojecimiento, hinchazón o calor:** en el lugar del catéter.

- **Secreción amarilla o verde:** esto puede indicar una infección.
- **Pus o mal olor:** alrededor del lugar del catéter.
- **Fiebre:** de 38 grados o mayor.
- **Escalofríos:** Esto puede ser un signo de infección sistémica.
- **Autocuidado:** la comunicación efectiva empodera a los pacientes para que se hagan cargo de su propio cuidado. Esto es especialmente importante en el caso del cuidado del catéter, que a menudo se realiza en casa.

3. **Feedback:** una buena comunicación permite un diálogo abierto, donde los pacientes pueden hacer preguntas y expresar preocupaciones, lo que a su vez permite a los profesionales de la salud proporcionar información y apoyo adicionales.

Por lo tanto, la buena comunicación es esencial para garantizar que los pacientes comprendan y sigan correctamente estas importantes indicaciones para el cuidado del catéter central.

B) PROCEDIMIENTO DE MANEJO DEL CATÉTER

1. El lavado de manos antes del manejo de un catéter venoso central es de vital importancia por varias razones:

- **Prevención de infecciones:** las manos pueden albergar microorganismos que pueden causar infecciones. Al lavarlas correctamente, se eliminan estos microorganismos, reduciendo el riesgo de infecciones asociadas al catéter.
- **Seguridad del paciente:** el lavado de manos es una de las medidas más efectivas para proteger a los pacientes de las infecciones nosocomiales.

- **Mantenimiento de la esterilidad:** el catéter venoso central es un dispositivo estéril. El lavado de manos ayuda a mantener esta esterilidad durante su manipulación.
- **Normativa y protocolos:** el lavado de manos forma parte de los protocolos de manejo de catéteres venosos centrales en muchos hospitales y es una norma de seguridad del paciente.

2. Por lo tanto, el lavado de manos es un paso esencial y no negociable en el manejo de un catéter venoso central.

C) PASO A PASO EN EL MANEJO DEL CATÉTER

1. Lavado de mano.
2. Preservar la intimidad del paciente.
3. Comunicación: Informar al paciente del procedimiento a realizar.
4. Colocar al paciente en decúbito supino y voltear la cabeza hacia lado contrario de la cura.
5. Lavarse las manos con agua y jabón.
6. Ponerse guante no estériles, gorro +/- mascarilla.
7. Retirar antiguo parche o apósito en la dirección del catéter.
8. Desechar el parche y cambiar los guantes por otros limpios.
9. Valorar el aspecto de la piel que cubre la cámara subcutánea (asegurarse de que no existe enrojecimiento, edema, infiltración subcutánea, ulceración o supuración).
10. Puede aplicarse clorhexidina en la zona de punción.
11. Preparación del campo estéril con la ayuda de un compañero.
12. Colocarse guantes estériles.
13. Cargar una jeringa de 5ml con heparina sódica diluida (con ayuda).

14. Cargar la jeringa de 10mL con suero fisiológico (con ayuda).
15. Purgar el sistema con la jeringa de 10ml con suero fisiológico.
16. Colocar campo fenestrado.
17. Limpiar la zona con suero fisiológico y desinfectar con clorhexidina al 2%.
18. Localizar el dispositivo por palpación.
19. Inmovilizar la cámara con los dedos de la mano no dominante.
20. Insertar la aguja perpendicularmente a la membrana del reservorio, buscando el centro de la cámara y evitando puntos de inyecciones anteriores, haciéndola avanzar firmemente hasta encontrar el tope metálico.
21. Comprueba la colocación correcta mediante aspiración del reflujo del sellado y sangre (5-10cc), para ello despince la pinza y aspire la sangre. Posteriormente lavar con SF 0,9%.
22. Si la colocación es correcta, estabilice la aguja. No deben aparecer signos de infiltración en el tejido adyacente.
23. Si procede, infundir fluidoterapia (sistema previamente preparado).
24. Colocar una gasa estéril bajo la aguja, para evitar erosiones en la piel.
25. Desechar el material punzante en el contenedor destinado para ello.
26. Recoger el material.
27. Dejar al paciente en una posición cómoda.
28. Retirarse los guantes.
29. Realizar lavado de manos.
30. Registrar en la documentación de enfermería: el procedimiento, motivo, fecha y hora, incidencias y respuesta del paciente.

1. Seguir el procedimiento anterior (uso de guantes estériles, verificación de la posición correcta del puerto de acceso y del paciente).
2. Despinzar el tubo, retirar sellado y lavar con 10cc de suero fisiológico.
3. Pinzar el tubo y cambiar la jeringa por la de medicación.
4. Despinzar y administrar la medicación a la velocidad indicada.
5. Si se administra más de un fármaco, enjuagar el acceso entre los fármacos con 5ml de solución salina.
6. Enjuagar el sistema con solución salina y después con heparina diluida como sellado.
7. Retirar la aguja y limpiar la piel con una gasa seca para eliminar cualquier resto de solución y clorhexidina posteriormente.
8. Colocar un apósito pequeño en la zona.
9. Desechar el equipo y lavarse las manos.

PARA EXTRACCIÓN DE SANGRE

1. Extraer y desechar 10cc.
2. Extraer la sangre con jeringa estéril y colocar en tubo de vacío.
3. Lavar con 10cc de solución salina.
4. Sellar el catéter con solución heparinizante y retirar aguja, si es el caso.

Si hay dificultad para extraer sangre, podría ser porque la punta del catéter está pegada a la pared de la vena; en este caso:

• Cambiar de posición al paciente.
• Pedirle que suba los brazos por encima de la cabeza.
• Hacerle toser.
• Realizar la maniobra de Valsalva (pinzar la nariz, cerrar la boca y soplar).

BIBLIOGRAFÍA

ALCUBIERRE IRIARTE, S.; MARCO VILLACAMPA, E.; AÑAÑOS BLÁZQUEZ, L.; VALERO BARRIOS, S.; TERRÉN PORTOLÉS, S. I.; MORANT PABLO, A. (Feb. 2023). Cuidados de enfermería del catéter venoso central. *Revista Sanitaria de Investigación*, 4(2). ISSN-e 2660-7085.

BALLESTA LÓPEZ, F. J.; BLANES COMPAÑ, F. V.; CASTELLS MOLINA, M.; DOMINGO POZO, M.; FERNÁNDEZ MOLINA, M. A.; GÓMEZ ROBLES, F. J.; IZQUIERDO GARCÍA, N.; MARTÍN GARCÍA, M. D.; PAYÁ PÉREZ, B.; PÉREZ VÁZQUEZ, B., SASTRE QUINTANO, A.; SEGURA CUENCA, M.; TORRES FIGUEIRAS, M. (2007). *Guía de Actuación de Enfermería. Manual de procedimientos generales*. Disponible en: http://publicaciones.san. gva.es/publicaciones/documentos/V.5277-2007.pdf (citado el 27 de enero de 2023). Conselleria de Sanitat. Valencia.

Cuidados de enfermería en el catéter venoso central, (2019). *Revista de Enfermería*, 42(6):36-42.

Cuidados de enfermería para la inserción y mantenimiento del catéter venoso central de acceso periférico (PICC). (2018). *Enfermería Global*, 17(1):227-238.

Inserción y mantenimiento del catéter venoso central: recomendaciones clínicas basadas en la evidencia. *Enfermería Clínica*. (2020); 30(2):119-129.

FERRER, C.; ALMIRANTE, B. Infecciones relacionadas con el uso de los catéteres vasculares. Venous catheter-related infections. Formación médica continuada: infección nosocomial. fundamentos y actuación clínica. 2024; 32(2). DOI: HYPERLINK https://www.elsevier.es/es-revista-enfermedades-infecciosas-microbiologia-clinica-28-articulo-infecciones-relacionadas-con-el-uso-S0213005X13003844"10.1016/j. eimc.2013.12.002

MARÍN LEÓN, I.; BRIONES PÉREZ DE LA BLANCA, E.; ROMERO ALONSO, A., GARCÍA AGUILAR, R. (2004). *Guía de Práctica*

Clínica sobre Terapia Intravenosa con Dispositivos no Permanentes en Adultos [Internet]. Guiasalud.es. Disponible en: https://portal.guiasalud.es/wp-content/uploads/2018/12/GPC_541_Terapia_intravenosa_AETSA_compl.pdf (citado el 27 de enero de 2023).

Recomendaciones de enfermería para el manejo del catéter venoso central. (2017); *Enfermería Intensiva*, 28(2):89-98.

SÁNCHEZ GRANADOS, J. M.; SERRANO AYESTARÁN, O.; GONZÁLEZ SALAS, E.; GUTIÉRREZ MARQUÉS, S. (2021). *Infección relacionada con el catéter venoso central.* Protoc diagn ter pediatr, 1:555-72.

CUIDADOS DE DRENAJES QUIRÚRGICOS

PABLO CORBÍ MARTÍNEZ

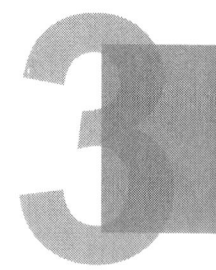

1. CUIDADOS DE DRENAJES QUIRÚRGICOS

1.1. DEFINICIÓN

Entendemos como drenaje quirúrgico aquel dispositivo que permite la extracción o salida de líquidos, fluidos, restos serohemáticos, detritus, abscesos y/o heridas desde una cavidad natural del organismo al exterior.

1.2. OBJETIVOS

- Manejar el drenaje quirúrgico de manera aséptica.
- Diferenciar un drenaje activo de uno pasivo.
- Preparar el drenaje pleural con sellado de agua y control de aspiración.
- Controlar el débito del drenaje de manera periódica, detectando complicaciones.
- Mantener la permeabilidad de un sistema de drenaje evitando complicaciones como las infecciones, desplazamiento o arrancamiento y dehiscencia de la sutura.

1.3. RECURSOS HUMANOS

- El alumno/a realiza el rol de enfermero/a.
- El alumno realiza el rol de TCAE para soporte en administración de material.

1.4. RECURSOS MATERIALES

- Sistema de drenaje estéril: drenaje tipo Penrose, pera, Jackson Pratt, Hemovac, Redón.
- Sistema de drenaje pleural tipo Teleflex Dry Suction A6000 o Teleflex Wet Suction A7000.
- Carro de curas o batea.
- Paños estériles.
- Bolsa de drenaje colectora, abierta o cerrada.
- Soporte para la bolsa de drenaje.
- Equipo de curas: pinzas con dientes, sin dientes, tijeras estériles, mosquito, mango bisturí, pinzas de kocher y porta-agujas.
- Gasas estériles.
- Guantes estériles y no estériles.
- Solución de desinfección alcohólica de manos.
- Hoja de bisturí.
- Empapador.
- Bolsa para residuos.
- Esparadrapo antialérgico.
- Solución antiséptica.
- Suero fisiológico.
- Apósitos estériles y vendas.

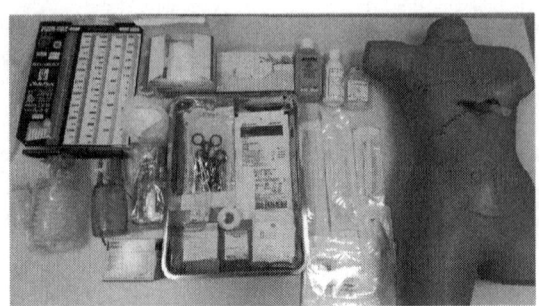

IMAGEN 79.

Material necesario para el cuidado de un drenaje quirúrgico.
(Fuente: elaboración propia, CSA, Facultad de Salud UCHCEU).

1.5. PROCEDIMIENTO

A) PREPARACIÓN

1. Realizar lavado de manos.
2. Preparar el material y trasladarlo a la habitación del paciente.
3. Preservar la intimidad del paciente.
4. Informar al paciente del procedimiento.
5. Solicitar la colaboración del paciente y familia.
6. Colocar al paciente en una posición adecuada para tener acceso a la zona a curar.

B) DRENAJE PASIVO

1. Lavado de manos higiénico y colocación de guantes desechables.
2. Colocar un empapador previniendo salpicaduras durante la técnica.
3. Comprobar que el sistema de drenaje no presente residuos, coágulos que impidieran un correcto drenado. Ordeñar el sistema si así fuera necesario para evacuarlos.
4. Pinzar el sistema tanto en la parte superior como en la inferior a la conexión.
5. Cambiar/vaciar la bolsa o sistema colector:
   - **¿Cuándo?:** Una vez por turno, si la bolsa se encuentra llena, o si está deteriorada.
   - **¿Cómo?:**
     - **Bolsas colectoras cerradas:** cambiar la bolsa por una nueva. Desinfectaremos con antiséptico el extremo proximal previo a la reconexión con la nueva bolsa.
     - **Bolsas colectoras abiertas:** presentan un cierre de grifo en el inferior de la bolsa que permite el vaciado sin necesidad de cambiar el sistema completo.

6. Vaciar el líquido de drenado en un vaso colector.
7. Valorar el líquido de drenado: medir la cantidad y valorar el aspecto (seroso, hemático, serohemático, purulento).
8. Despinzar el sistema y comprobar la permeabilidad.
9. Registrar el procedimiento en la hoja de cuidados de enfermería.

C) DRENAJE ACTIVO

Mismo procedimiento que en el apartado anterior. Atendiendo siempre que el nuevo sistema de drenaje mantenga las características del drenaje activo. Es decir, en el interior del recipiente colector se preserve el vacío para que se ejerza una presión negativa sobre la cavidad que deseamos drenar.

D) DRENAJE PLEURAL: PREPARACIÓN DE DRENAJE TORÁCICO

SISTEMA DE DRENAJE TORÁCICO CON CÁMARA DE CONTROL SUCCIÓN HIDRÁULICA: TELEFLEX WET SUCTION A7000

1. Manejo y preparación manteniendo la esterilidad. Sobre todo, durante la primera conexión tras intervención quirúrgica.
2. Llenado de cámara de sello de agua con agua estéril incluida dentro del kit.
3. Conexión al paciente mediante el tubo de drenado conectado a cámara de recolección.
4. Llenado de cámara de control de aspiración con agua estéril hasta alcanzar la succión deseada.
5. Conexión a toma de vacío hasta obtener un suave burbujeo en la cámara de control de aspiración.

SISTEMA CON CÁMARA DE CONTROL SUCCIÓN MECÁNICA: TELEFLEX DRY SUCTION A6000

1. Manejo y preparación manteniendo la esterilidad. Sobre todo, durante la primera conexión tras intervención quirúrgica.
2. Llenado de cámara de sello de agua con agua estéril incluida dentro del kit.
3. Conexión al paciente mediante el tubo de drenado conectado a cámara de recolección.
4. Conexión a toma de vacío:
5. Flujo de aspiración en la toma de vacío: hasta aparición de indicador de succión de color naranja.
6. Regular aspiración indicada desde -10 a -40cmH2O.

E) CURA DE HERIDA DE DRENAJE QUIRÚRGICO

1. Higiene de manos y colocarse guantes no estériles.
2. Colocar empapador debajo de la zona a curar.
3. Retirar el apósito en la dirección del vello, mojando el apósito con suero fisiológico si está muy adherido.
4. Valoración del drenaje: permeabilidad, volumen, color y olor del exudado.
5. Inspeccionar suturas y estado de la incisión.
6. Retirar guantes.
7. Proceder a la desinfección alcohólica de las manos.
8. Preparar campo estéril y poner encima todo el material necesario para la cura.
9. Colocarse guantes estériles.
10. Limpiar la herida con suero salino fisiológico a chorro por arrastre, desde el centro de la herida a los extremos, desde la zona más limpia a la menos limpia.
11. Secar con gasas estériles.
12. Aplicar antiséptico.

13. Cortar con las tijeras estériles las gasas desde la mitad de sus bordes al centro y colocarla alrededor de la salida del tubo de drenaje, fijándola a la piel (drenajes cerrados).
14. En los drenajes tipo Penrose se tapará la herida con gasas suficientes para absorber el exudado. Si es excesivo colocar bolsas colectoras.
15. Cubrir el drenaje con un apósito estéril separado del apósito de la herida quirúrgica.
16. Numerar los dispositivos de recogida si hubiera más de uno.
17. Fijar con esparadrapo el drenaje a las ropas del paciente o la cama para prevenir arrancamiento accidental del sistema.

F) RETIRADA DEL DRENAJE

1. Limpiar primero la herida quirúrgica y cubrirla con gasas estériles.
2. Con una pinza montada con gasa se limpia con suero fisiológico la zona del drenaje con círculos de dentro a fuera con solución antiséptica.
3. Con las tijeras se corta el punto de fijación de la piel.
4. Extraer el drenaje con suavidad, pero con rapidez y continuidad.
5. Cubrir el orificio con apósito estéril.
6. Recoger el material.
7. Dejar al paciente en una posición adecuada.
8. Retirarse los guantes y realizar el lavado de manos.

Una vez terminado el procedimiento, habrá de registrarse en la historia clínica del paciente.

BIBLIOGRAFÍA

CANTÓ, M. (2015). Cuidados de los drenajes por los responsables de enfermería. En: CANTÓ, A. (coordinador). *De tubos, frascos, conexiones y aspiraciones. Drenajes torácicos,* pp. 143-149. Respira-Sociedad Española del Pulmón, Barcelona.

DE BLAS, I., FERNÁNDEZ, M. (2016). *Drenajes.* En: MORILLO, F. J., (coordinador). *Cuidados críticos y especialidades médico-quirúrgicas,* Volumen 2, pp. 281-286. Elsevier, Barcelona

Descriptores en Ciencias de la Salud. DECS. [internet] Disponible en: http://decs.bvs.br/E/homepagee.htm

SÁNCHEZ, C.; DOÑAS, M. T.; *et al.* (2003). Manejo y cuidados postoperatorios en cirugía abdominal. En: GALLEGO, J. M.; SOLIVERES, J. (coordinadores). *Cuidados críticos postquirúrgicos,* pp. 109-113. Consejo de Enfermería de la Comunidad Valenciana, Alicante.

ATENCIÓN DE ENFERMERÍA EN LOS PRINCIPALES PROCESOS QUIRÚRGICOS: NOCIONES BÁSICAS DE INSTRUMENTACIÓN

ISABEL SERRA GUILLÉN

1. ENTREGA Y MANIPULACIÓN DEL INSTRUMENTAL

1.1. DEFINICIÓN

La instrumentación quirúrgica se define como «el arte y la capacidad de participar en el acto quirúrgico, en el manejo del instrumental y accesorios, e impartir técnicas de esterilidad».

1.2. OBJETIVOS

Adquirir las nociones básicas relacionadas con la instrumentación quirúrgica.

1.3. RECURSOS HUMANOS

Los alumnos realizan los roles de:
- Enfermera instrumentista.
- Enfermera circulante.
- Auxiliar de quirófano.
- Cirujano.

1.4. RECURSOS MATERIALES

- Mesa de instrumental: de acero inoxidable y superficie lisa posee cuatro patas con ruedas. Puede ser de mayo o riñonera.
- Instrumentos quirúrgicos: pinzas, tijeras, separadores, clamps, porta agujas...
- Material fungible: gasas, compresas, equipos quirúrgicos para montar el campo, tubuladuras, terminales de bisturí eléctrico.
- Cajas de instrumental.
- Aspirador de secreciones.
- Bateas.

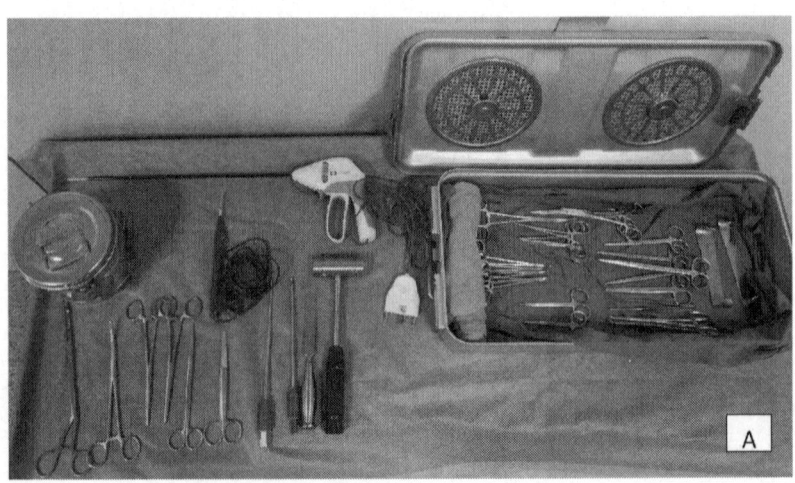

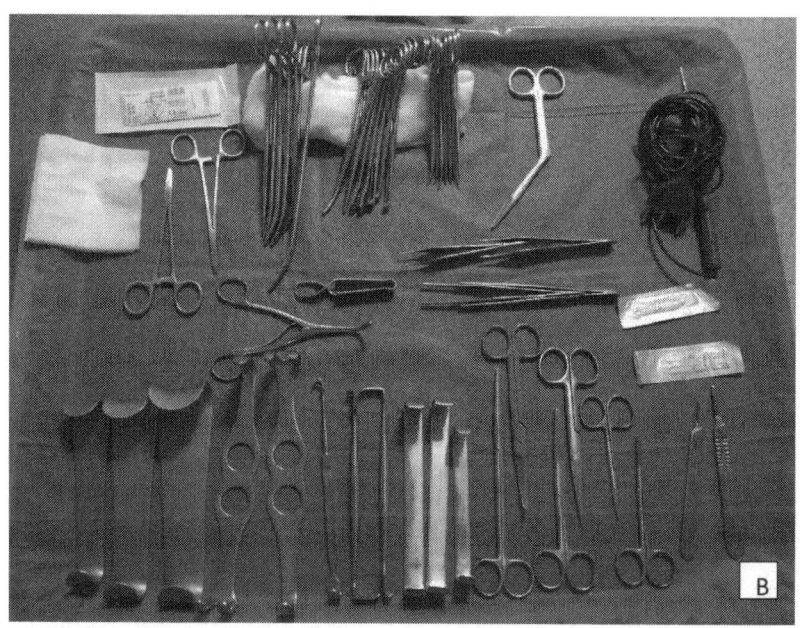

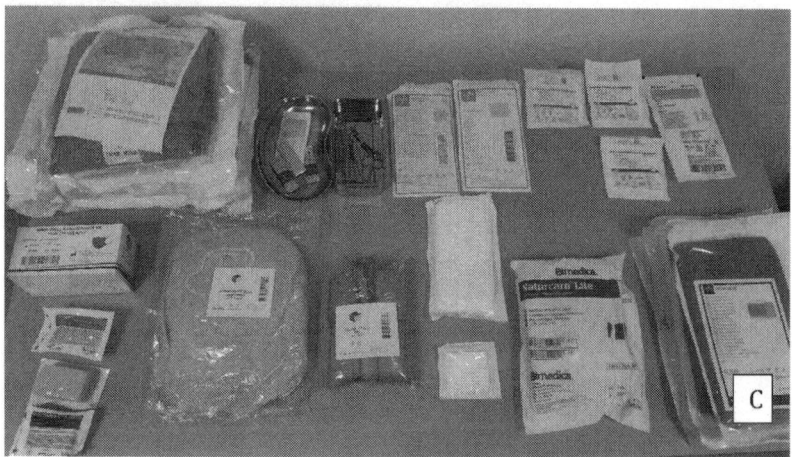

IMÁGENES 80A, 80B, 80C.

Material necesario para la atención enfermera en procesos quirúrgicos.

A: mesa riñonera con instrumental.

B: mesa de mayo montada para quirófano.

C: Material necesario para el lavado, vestuario del enfermero y montaje del campo estéril.

(Fuente: elaboración propia, CSA, Facultad de Salud UCHCEU).

1.5. PROCEDIMIENTO

1. Pasos a seguir desde que se entra en un bloque quirúrgico hasta que nos lavamos:

   a) Cuando llegamos al área quirúrgica vamos al vestua-
      rio, nos cambiamos de ropa: pijama, gorro, calzas.
   b) Vamos a preanestesia, nos informamos de nuestro
      parte. Vemos historia del paciente.
   c) Vamos al quirófano que nos corresponde. Compro-
      bación del aparataje y del equipo accesorio.
   d) Preparación específica para la intervención: instru-
      mental, material fungible...
   e) Coordinación entre la enfermera/o instrumentista
      y la enfermera/o circulante: quien se lava en cada
      intervención, nos ponemos de acuerdo.

2. Lavado quirúrgico de manos (VER asignatura de
   prevención).
3. Vestimenta quirúrgica: bata y guantes estériles.
4. Tras lavado quirúrgico se procede al secado de manos
   con gasa estéril:

   a) Sobre la mesa en una superficie estéril abierta con
      cuidado por la circulante, se presentará la bata esté-
      ril y sobre ésta se encontrará una compresa estéril.
   b) Coger la compresa y dar un paso hacia detrás.
   c) Empezar a secar una manos sin llegar al codo.
   d) Si hay dos compresas tirar esta compresa y coger la
      otra para la siguiente mano.
   e) Secamos desde la mano hacia el codo sin volver ha-
      cia detrás y cuando se llegue al codo se desecha.

2. COLOCACIÓN DE BATA ESTÉRIL

2.1. RECURSOS MATERIALES

- Bata quirúrgica.

2.2. PROCEDIMIENTO

1. Alargar la mano y coger el paquete de la bata estéril.
2. Dar un paso hacia detrás con la bata sujetada en la mano.
3. Localizar la parte interna del cuello y dejar que la bata se despliegue manteniendo la cara interna dirigida hacia el cuerpo.
4. No tocar en ningún momento la parte externa de la bata.
5. La enfermera circulante de se coloca detrás de la instrumentista y cogiendo las cintas internas de los hombros las ata. A continuación, por la parte interna de la cintura localiza las cintas internas y realiza otro lazo.
6. A continuación, se coloca los guantes estériles y se cierra con los cordones externos.

3. COLOCACIÓN DE GUANTES ESTÉRILES

3.1. RECURSOS MATERIALES

- Guantes estériles empaquetados.

3.2. PROCEDIMIENTO

1. Lavado de manos.
2. La circulante coloca el paquete de guantes estirando de las lengüetas, dejando caer el paquete interno sobre una superficie estéril.
3. Extender el paquete interno, tocando de dos esquitas solamente para preservar la esterilidad.
4. En el paquete se puede observar un dibujo con la disposición interna de ambos guantes, derecho e izquierdo de manera que hay que dirigir la mano cómo se presenta en el dibujo.
5. No tocar los guantes por la parte externa.
6. Con la mano no dominante coger la parte doblada del guante opuesto. Tirar suavemente del guante para colocarlo tocando solamente por la parte interna del puño. Si no están bien colocados los dedos, no tocarlos hasta que no esté colocado el segundo guante.
7. Con la mano dominante con guante puesto, coger el otro guante tocando la parte del puño que no se ve, es decir la parte interna del dobladillo.
8. Introducir los dedos sin enguantar en el puño del segundo guante estirando suavemente.
9. Al tener ya las dos manos enguantadas podemos recolocar los dedos de las ambas manos.
10. A partir de ahora solamente se debe tocar material estéril.

4. MONTAJE DE LA MESA QUIRÚRGICA

4.1. PROCEDIMIENTO

1. Colocación de campo estéril.
2. Colocación del instrumental por orden: corte, disección, separadores, hemostasia y suturas.
3. Colocación del instrumental fungible: gasas (se cuentan), compresas quirúrgicas (se cuentan), suturas y tubuladuras.

5. AYUDA A VESTIRSE A CIRUJANOS

5.1. PROCEDIMIENTO

1. Coger la bata por la parte externa y colocarla en disposición para que el cirujano pueda meter los brazos por la parte interna.
2. La circulante atará las cintas del cuello y de la cintura.

6. MONTAJE DEL CAMPO QUIRÚRGICO

Consiste en colocar un equipo estéril en el campo operatorio para crear una zona estéril en el lugar exacto de la intervención quirúrgica.

6.1. PROCEDIMIENTO

1. Todo el instrumental se entrega cerrado (trabado) a menos que el cirujano solicite lo contrario. Deben entregarse

orientados espacialmente de manera que el cirujano no se vea obligado a retomarlo o quitar la vista del campo quirúrgico para recibirlos.

2. Cuando se pasa a la mano del cirujano, el instrumental de cirugía general y de peso mediano se entregan con firmeza.

3. Cuando se entrega instrumental delicado se coloca con suavidad en la mano del cirujano.

4. Cuando se solicita un instrumento específico, el cirujano coloca su mano como si estuviese usando ese instrumento.

5. Cuando el cirujano recibe instrumental microquirúrgico el cirujano no debe quitar los ojos del microscopio. El instrumental debe colocar el instrumento en su mano en la posición correcta sin tocar el microscopio.

6. Todo instrumental agudo o cortante debe entregarse con la técnica de la zona neutral (área dónde no se debe tocar, puede ser una bandeja metálica). A no ser que el protocolo establecido indique lo contrario, de manera que si no se hace uso de la técnica de la zona neutral, el instrumentista entrega el bisturí tomándolo por el mango en la porción media del instrumento y con el lado cortante de la hoja hacia abajo. No se debe soltar el instrumento hasta que el cirujano tenga el control absoluto del mango.

7. Cada vez que se entregue un bisturí con una hoja nueva se debe informar «hoja nueva». Para que el cirujano ejerza la presión adecuada.

BIBLIOGRAFÍA

ATKINSON, L. J.; FORTUNATO, N. (2005). *Técnicas de quirófano.* Elsewier, Madrid.

FULLER, J. R. (2010). *Instrumentación quirúrgica: principios y práctica,* 5ª edición. Ed Panamericana, Madrid.

HAYNES, A. B.; WEISER, T. G.; BERRY, W. R.; LIPSITZ, S. R.; BREIZAT, A. H.; DELLINGER, E. P.; HERBOSA, T.; JOSEPH, S.; KIBATALA, P. L.; LAPITAN, M. C.; MERRY, A. F.; MOORTHY, K.; REZNICK, R. K.; TAYLOR, B.; GAWANDE, A. A.; & SAFE SURGERY SAVES LIVES STUDY GROUP, (2009). A surgical safety checklist to reduce morbidity and mortality in a global population. *The New England journal of medicine, 360*(5), 491-499. https://doi.org/10.1056/NEJMsa0810119

PUCHER, P. H.; AGGARWAL, R.; SINGH, P. & DARZI, A. (2014). Enhancing surgical performance outcomes through process-driven care: a systematic review. *World journal of surgery,* 38(6), 1362-1373. https://doi.org/10.1007/s00268-013-2424-8

SERRA-GUILLEN, I. (2022). *Manual práctico de instrumentación quirúrgica en enfermería,* 3ª edición. Elsevier, Barcelona.

SUTURAS
ISABEL SERRA GUILLÉN

1. SUTURAS

1.1. DEFINICIÓN

La sutura es la técnica destinada a unir heridas por primera intención mediante el cosido de sus bordes.

1.2. OBJETIVO

Cerrar la herida por aproximación de los bordes evitando dehiscencias, infecciones y malformaciones cicatriciales.

1.3. RECURSOS HUMANOS

El alumno/a realiza el rol de enfermero/a.

1.4. RECURSOS MATERIALES

- Mesa de mayo.
- Guantes estériles y no estériles.
- Campo estéril.
- Suturas, ideal para aprender:
    - Nylon 4/0 o 3/0 aguja triangular.
    - Seda 3/0 0 4/0 aguja triangular.

- Gasas estériles.
- Anestésico; jeringa y aguja intradérmica.
- Apósito.
- Punch para aprender a coger una muestra.
- Steri-strip®.
- Grapadora de piel.
- Instrumental: porta-agujas, pinzas de disección y tijeras de mayo.
- Antiséptico.
- Suero fisiológico.

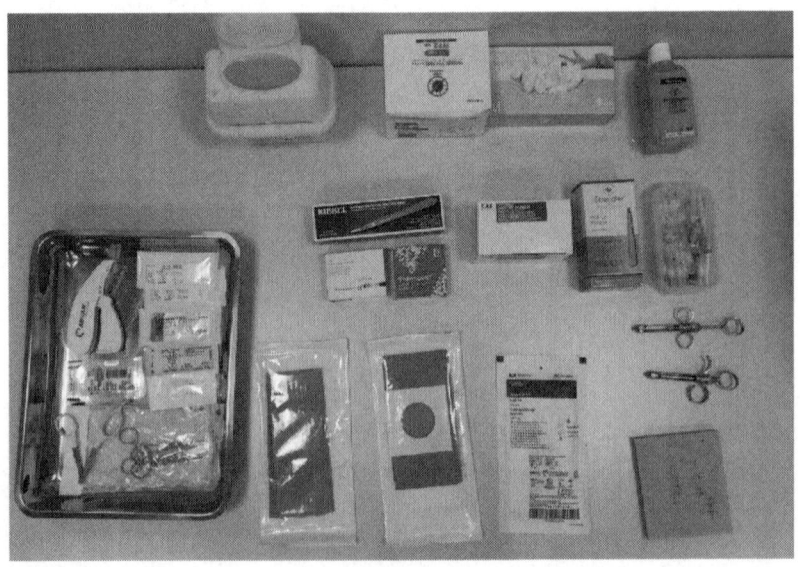

IMAGEN 81.

Material necesario para suturar y realizar la retirada de suturas quirúrgicas.
(Fuente: elaboración propia, CSA, Facultad de Salud UCHCEU)

1.5. PROCEDIMIENTO

1. Hablamos con el paciente, le informamos y solicitamos su colaboración.
2. Preguntar si es alérgico a la anestesia local.
3. Firma de consentimiento informado.
4. Coger el material.
5. Lavado de manos.
6. Montar campo estéril y dejar caer el material sin tocar nada.
7. Con guantes desechables se limpia y desinfecta la zona.
8. Si es necesario poner anestesia.
9. Quitar guantes desechables.
10. Desinfección de las manos con Esterilium®.
11. Ponerse los guantes estériles.
12. Ordenar la mesa del instrumental.
13. Colocar la sutura en el porta-agujas.
14. Coger correctamente el instrumental.
15. Sujetar el borde de la herida con la pinza de disección con dientes y levantar unos milímetros.
16. Con la aguja curva en el porta, en la mano dominante, y con la punta perpendicular a la piel y presión firme, introducirla a unos 3mm del borde.
17. Coger el porta con el dedo índice extendido para que sirva de apoyo. La mano debe girar a nivel de la muñeca siguiendo la dirección de la aguja.
18. Traspasada la aguja por todo el tejido, se quita el porta y con él se estira desde la punta de la aguja haciendo pasar la sutura.
19. Con la pinza de disección de dientes se sujeta el borde contrario de la herida levantando éste unos milímetros del lecho de la lesión.
20. Repetir la técnica de los 4 puntos anteriores, pero desde el interior de la herida.

21. Anudar:
    - Coger con la mano izquierda el extremo distal de la sutura.
    - Con la parte distal del porta-agujas, dar 2 ó 3 vueltas a la sutura y coger con el porta el extremo distal sujeto con la mano.
    - Deslizar sobre este último el entrelazado del porta y tirar de ambos extremos firmemente y hacia un lado de la unión de los bordes, para que el nudo no quede sobre esta unión.
    - Realizar la misma maniobra en sentido contrario, haciendo un nudo inverso al anterior.
    - Los nudos deben estar alineados en el mismo lado de la incisión.
22. En caso de utilizar grapas aproximar y alinear los bordes de la herida y grapar.
23. En caso de heridas superficiales se utilizarán tiras adhesivas.
24. Limpiar la zona de restos de sangre.
25. Desinfectar la herida con el antiséptico.
26. Poner un apósito.
27. Valorar estado vacunal y administrar profilaxis antitetánica, si precisa.
28. Dar indicaciones sobre la forma de cura al paciente. El paciente debe mantener seco el apósito que cubre la sutura, lavar con agua y jabón diariamente, secar con gasas estériles y volver a cubrir. Vigilar signos de infección como fiebre, enrojecimiento de la zona, secreciones, dureza en la zona.

BIBLIOGRAFÍA

ESTALLO, V. H.; CAPABLO, J. P. M.; LÓPEZ, L. S.; PEÑA, M. C.; FERNÁNDEZ, M. C. & QUESADA, M. P. (2024). Abordaje de suturas en el servicio de urgencias por personal de enfermería. *Revista Sanitaria de Investigación*, 5(2), p. 282.

GENERALITAT VALENCIANA. (2007). *Manual de procedimientos básicos de enfermería en Atención Primaria*. Capítulo V.

OLTRA, E., *et al*. *Suturas y Cirugía Menor para profesionales de enfermería*, 2ª edición. Panamericana.

RETIRADA DE SUTURAS QUIRÚRGICAS
ISABEL SERRA GUILLÉN

1. RETIRADA DE SUTURAS QUIRÚRGICAS

1.1. DEFINICIÓN

Procedimiento por el cual se quita la sutura no absorbible en la piel.

1.2. OBJETIVO

Facilitar el proceso de curación de una herida.

1.3. RECURSOS HUMANOS

El alumno/a realiza el rol de enfermero/a.

1.4. RECURSOS MATERIALES

- Carro de curas o batea.
- Paños estériles.
- Tijeras quita-agrafes.
- Equipo de curas: pinzas con dientes, sin dientes, tijeras estériles, mosquito, mango bisturí.
- Guantes estériles y no estériles.
- Gasas y apósitos estériles.
- Hojas de bisturí nº11 o tijeras de punta fina.

- Solución de desinfección alcohólica de las manos.
- Esparadrapo antialérgico.
- Solución antiséptica.
- Suero fisiológico.
- Sutura adhesiva estéril.
- Empapador.
- Quita-grapas.

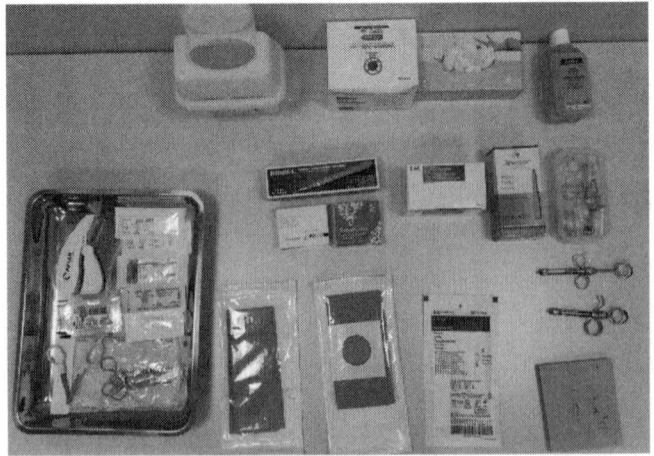

IMAGEN 82.

Material necesario para realizar la retirada de suturas quirúrgicas.
(Fuente: elaboración propia, CSA, Facultad de Salud UCHCEU).

1.5. PROCEDIMIENTO

1. Realizar lavado de manos y preparar el material.
2. Preservar la intimidad del paciente, informar del procedimiento y solicitar su colaboración.
3. Colocar al paciente en una posición cómoda.
4. Ponerse los guantes no estériles.
5. Colocar empapador debajo de la zona a curar.
6. Quitar el apósito, si es necesario, mojarlo antes con suero fisiológico.

7. Observar el estado de la herida.
8. Quitarse los guantes.
9. Preparar campo estéril y poner encima todo el material necesario para la cura.
10. Desinfección de las manos.
11. Colocarse guantes estériles.
12. Limpiar la herida con suero salino fisiológico a chorro por arrastre, desde el centro de la herida a los extremos, desde la zona más limpia a la menos limpia.
13. Secar con gasas estériles y aplicar antiséptico.
14. Determinar si hay que retirar todos los puntos o puntos alternos.
15. Valorar la herida, si es pertinente quitar los puntos a partir del 5º-10º día.
16. Valorar la retirada de puntos y cierre por segunda intención si la herida presenta signos de maceración, tensión y exudado o seroma.
17. Sujetar el punto de sutura por uno de los extremos con la pinza de disección y cortar la sutura cerca de la superficie de la piel, debajo del nudo.
18. Retirar las suturas restantes si no existe dehiscencia de la herida.
19. Si la sutura es metálica, colocar la punta del quita-grapas debajo de la grapa.
20. Cerrar el quita-grapas para extraer la grapa. Cuando ambos extremos de la grapa sean visibles, retirar suavemente la grapa del lugar de la incisión.
21. Valorar la necesidad de aplicar sutura adhesiva estéril para sujetar los bordes de la herida.
22. Aplicar antiséptico y dejar secar.
23. Recoger el material.
24. Dejar al paciente en una posición adecuada.
25. Retirarse los guantes y realizar lavado de manos.

BIBLIOGRAFÍA

GENERALITAT VALENCIANA. (2007). *Manual de procedimientos básicos de enfermería en Atención Primaria.* Capítulo V, pp. 62-64.

OLTRA, E., *et al. Suturas y Cirugía Menor para profesionales de enfermería,* 2ª edición. Panamericana.

CICLO VITAL

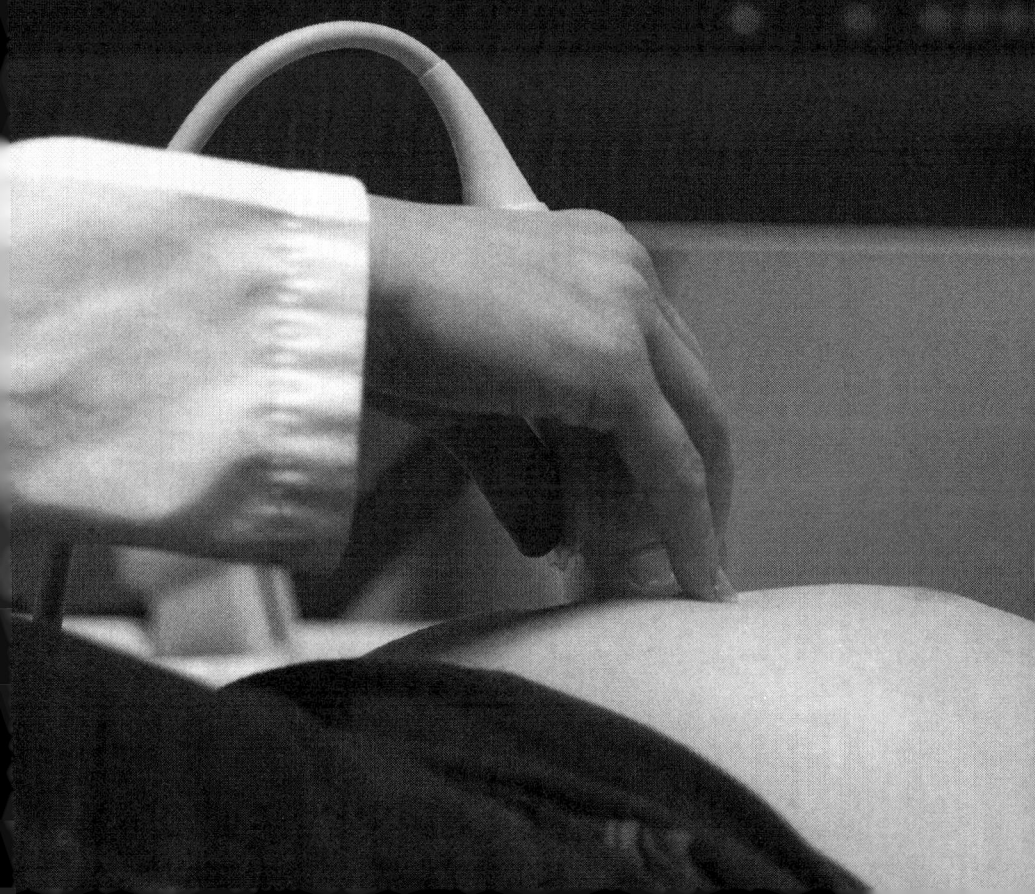

PARTE 7

CONSULTA GINECOLÓGICA: TOMA DE MUESTRAS
SILVIA MARTÍNEZ CASAL

1. CONSULTA GINECOLÓGICA: TOMA DE MUESTRAS

1.1. DEFINICIÓN

Es la consulta donde se realiza la exploración del aparato genital femenino. La enfermera, será en muchas ocasiones quien colabora y/o realiza este procedimiento. Además, por su implicación en la asistencia integral a la mujer, va a ser un profesional que resulte accesible a la paciente en diferentes contextos de Educación para la Salud.

1.2. OBJETIVOS

- Conocer el material de uso más frecuente en la consulta de ginecología.
- Realizar el procedimiento de exploración del aparato genital femenino.
- Obtener muestras para pruebas complementarias de diagnóstico más habituales.

1.3. RECURSOS HUMANOS

- El alumno/a realiza el rol de enfermero/a.
- Otro alumno realiza el rol de ginecólogo.

1.4. RECURSOS MATERIALES

- Guantes de diferentes tamaños no estériles.
- Espéculos (virginal y estándar).
- Modelos de pelvis femeninas.
- Lubricante.
- Empapadores y traveseros.
- Mesa de exploración ginecológica o «potro».
- Taburete con ruedas.
- Flexo o foco de luz portátil.
- Contenedor de basura.
- Portaobjetos esmerilado.
- Lápices.
- Espátula de Ayre.
- Hisopo con medio de transporte / Amies.
- Medio líquido para citología y test HPV.
- Fijador.
- Cepillo endocervical.
- Cepillo endocervical o Cervex-Brush para citología en medio líquido.
- Cartera portaobjetos.

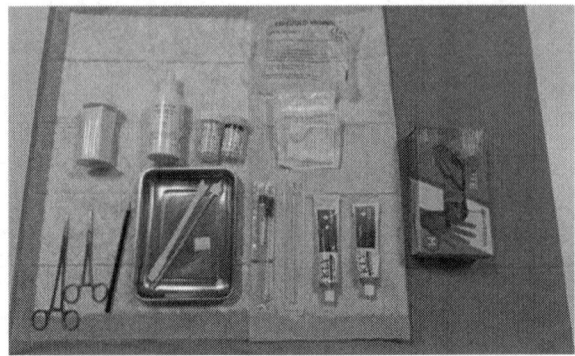

IMAGEN 83.

Material necesario para toma de muestras ginecológicas.
(Fuente: elaboración propia, CSA, Facultad de Salud UCHCEU)

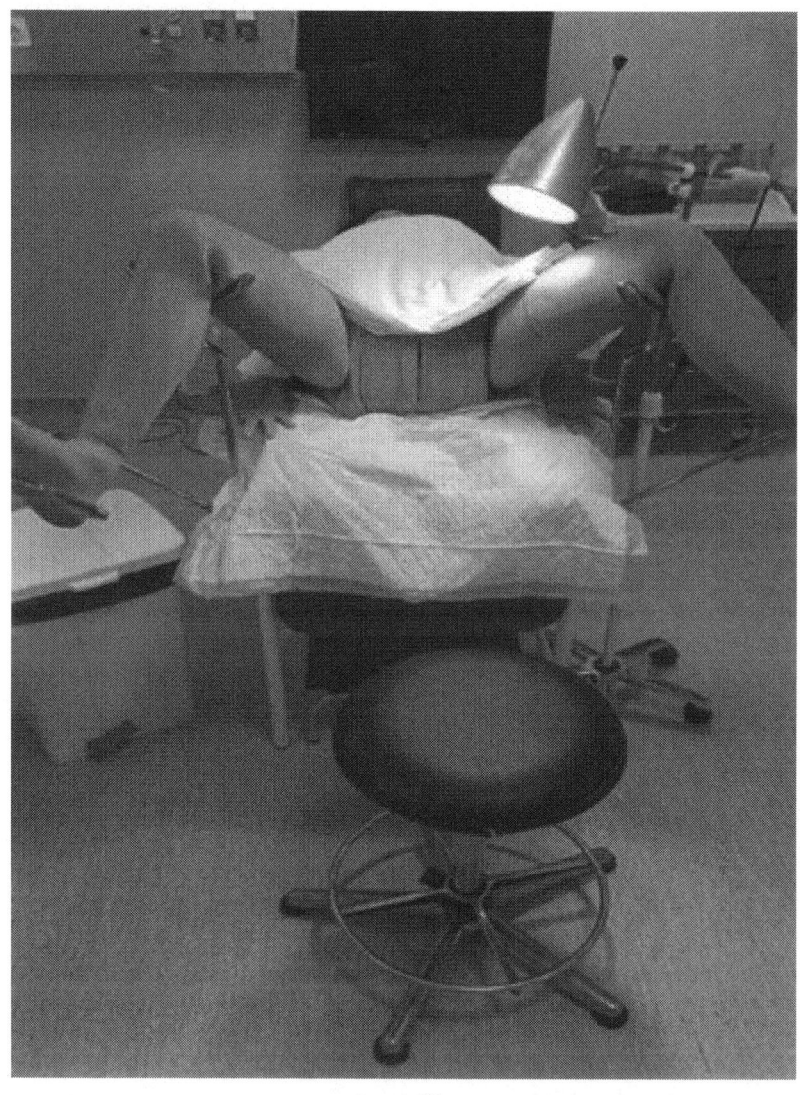

IMAGEN 84.
Simulador en posición de litotomía para la toma de muestras ginecológicas.
(Fuente: elaboración propia, CSA, Facultad de Salud UCHCEU)

1.4. PROCEDIMIENTOS

Es importante explicar a la paciente el procedimiento para lograr su colaboración y preservar su intimidad cubriendo las piernas con un paño además de mantener la puerta de la consulta cerrada y evitar interrupciones.
Colocar a la paciente en posición ginecológica.

A) TOMA DE MUESTRAS: EXUDADO VAGINAL

1. Ponerse guantes no estériles.
2. Introducir espéculo si es necesario.
3. Contactar el hisopo con el exudado de fondo de saco vaginal, paredes de la vagina, o aquellos lugares con signos de infección.
4. Introducirlo en el medio de transporte.
5. Retirar espéculo.
6. Identificar muestra.
7. Remitir a Microbiología.

B) TOMA DE MUESTRAS: CITOLOGÍA CONVENCIONAL (TRIPLE TOMA)

1. Identificar la muestra con nombre y apellidos escritos en mayúscula, con lápiz en la zona esmerilada del portaobjetos.
2. Colocarse guantes no estériles.
3. Introducir espéculo.
4. Tomar muestra con Espátula de Ayre de fondo de saco vaginal, y extenderla en el portaobjetos esmerilado (parte izquierda).
5. Tomar muestra con Espátula de Ayre de exocérvix, y extender la muestra en el portaobjetos esmerilado (parte central).

6. Tomar muestra con cepillo endocervical (blanco) sobre endocérvix y extender la muestra en el portaobjetos esmerilado en sentido transversal al portaobjetos (parte derecha).
7. Desechar tanto la espátula como los cepillos.
8. Fijar la muestra ya extendida en el portaobjetos con fijador o laca.
9. Remitir a Anatomía Patológica junto al volante en cartera portaobjetos.

C) TOMA DE MUESTRAS: CITOLOGÍA EN MEDIO LÍQUIDO

1. Colocarse guantes no estériles.
2. Introducir espéculo.
3. Tomar muestra rotando el cepillo Cervex-Brush® sobre cérvix.
4. Centrifugar manualmente el cepillo en el medio líquido para depositar las células recogidas.
5. Tirar el cepillo.
6. Cerrar el bote de medio líquido.
7. Remitir a Anatomía patológica junto al volante.

D) TOMA DE MUESTRAS: TACTO BIMANUAL COMBINADO

1. Colocarse guantes no estériles.
2. Lubricante sobre dedos índice y corazón.
3. Introducimos dedos índice y corazón a través de introito y vagina hasta el orificio cervical externo.
4. Movilización de cérvix.
5. Palpación sobre abdomen de cavidad uterina y anejos fetales.
6. Retiramos ambas manos.

BIBLIOGRAFÍA

COMUNITAT VALENCIANA. Direcció General per a la Salut Pública, (2000). *Programa de prevención de cáncer de mama de la Comunidad Valenciana.* Manual de la aplicación, 1ª Edición. Conselleria de Sanitat, Valencia.

CONSELLERIA DE SANITAT UNIVERSAL Y SALUT PÚBLICA. (2006). *Detección precoz del cáncer de cérvix,* 1ª Edición. Conselleria de Sanitat Universal i Salut Pública, Generalitat Valenciana.

DONAT, F. (2001). *Enfermería maternal y ginecológica,* 1ª Edición. Elsevier Masson, Barcelona.

JACOT-GUILLARMOD, M.; MATHEVET, P. & DISERENS, C. (2020). Y a-t-il encore une place pour l'examen vaginal en consultation gynécologique? [Is there still a space for the vaginal examination in the gynecological consultation?]. *Revue medicale suisse,* 16(712), pp. 2037-2041.

LE LOUS, M.; DION, L. & LE RAY, C. (2023). Simulation training for pelvic examination: A systematic review. *Journal of gynecology obstetrics and human reproduction,* 52(10), 102666. https://doi.org/10.1016/j.jogoh.2023.102666

OLDS, S. B.; LONDON, M. L.; LADEWIG, P. A. (1995). *Enfermería maternoinfantil,* 4ª edición. Interamericana. McGraW-Hill, México.

EXPLORACIÓN MAMARIA
SILVIA MARTÍNEZ CASAL

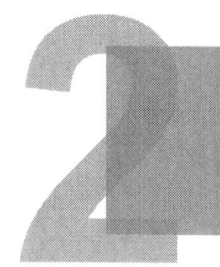

1. EXPLORACIÓN MAMARIA

1.1. DEFINICIÓN

Es un procedimiento realizado para evaluar y examinar las mamas en busca de posibles anomalías o cambios que puedan indicar la presencia de enfermedades mamarias, como tumores benignos o malignos.

1.2. OBJETIVO

Detectar tempranamente cualquier alteración en las mamas y facilitar el diagnóstico precoz del cáncer de mama.

1.3. RECURSOS HUMANOS

El alumno/a realiza el rol de enfermero/a.

1.4. RECURSOS MATERIALES

- Simulador de mamas normales y con diferentes patologías: nódulos, masas, etc.
- Camilla.
- Almohada.
- Toallas o sábanas.

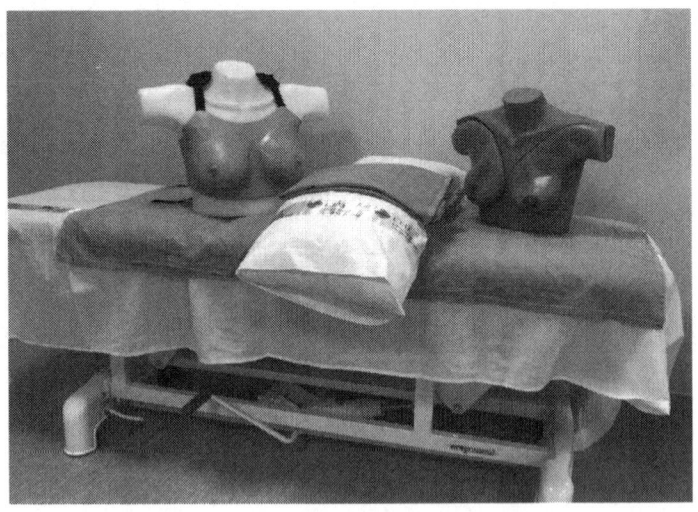

1.5. PROCEDIMIENTO

Es importante explicar a la paciente el procedimiento para lograr su colaboración y preservar su intimidad.

1. Dividir la mama mentalmente en 4 cuadrantes.
2. Inspección estática: colocar a la mujer sentada o en bipedestación, desnuda hasta la cintura, con las manos apoyadas en la cadera. Situados delante de la mujer, procederemos a la inspección de las mamas. Observaremos cambios en la textura de la piel, nódulos, hundimientos... en reposo.
3. Inspección dinámica: pediremos a la mujer que sentada o en bipedestación levante lentamente las manos hasta la nuca. Observaremos cambios en la textura de la piel, Nódulos, hundimientos... durante el movimiento de la mujer. Posteriormente, le pediremos que baje las ma-

nos hasta apoyarlas en la cintura y que contraiga músculos pectorales. Observaremos «signos de alarma».

4. Palpación con la yema de dos dedos en forma suave y metódica (técnica radial, espiral y/o vertical) sobre la glándula mamaria, ambos lados del externon, axilas, regiones supra y subclaviculares.

5. Expresión suave sobre la glándula mamaria hacia el pezón.

6. Al terminar el examen, debemos dar una explicación, lo más accesible posible a la mujer, de los hallazgos encontrados. Registrar la exploración en la historia clínica.

BIBLIOGRAFÍA

COMUNITAT VALENCIANA. Direcció General per a la Salut Pública, (2000). *Programa de prevención de cáncer de mama de la Comunidad Valenciana.* Manual de la aplicación, 1ª Edición. Conselleria de Sanitat, Valencia.

DONAT, F. (2001). *Enfermería maternal y ginecológica*, 1ª Edición. Elsevier Masson, Barcelona.

ASISTENCIA AL PARTO INMINENTE

SILVIA MARTÍNEZ CASAL

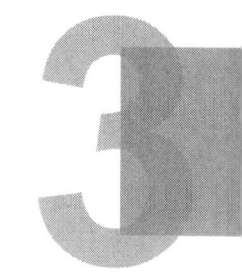

1. ASISTENCIA AL PARTO INMINENTE

1.1. DEFINICIÓN

El parto inminente (de urgencia) es el que acontece fuera del lugar programado, ya sea en el domicilio, transporte, lugar público extrahospitalario o en el hospital. Suponen el 0,5-1% de todos los nacimientos registrados.

1.2. OBJETIVO

Realizar las técnicas a realizar durante un expulsivo eutócico inminente.

1.3. RECURSOS HUMANOS

Dos alumnos/as realizan el rol de enfermeros/as.

1.4. RECURSOS MATERIALES

- Simulador Lucina®.
- Modelos simulación de bebé recién nacido.
- Modelos simulación de placenta y cordón umbilical.

- Traveseros / Toallas / Empapadores.
- Compresas quirúrgicas y gasas.
- Guantes estériles y no estériles.
- Lubricante.
- Modelos de cuello de útero dilatados.
- Reloj con segundero.
- Instrumental quirúrgico para parto: 2 pinzas tipo Kocher, tijeras, pinzas con o sin dientes, pinza de plástico para clampar cordón umbilical, porta-agujas y suturas.
- Amniotomo.

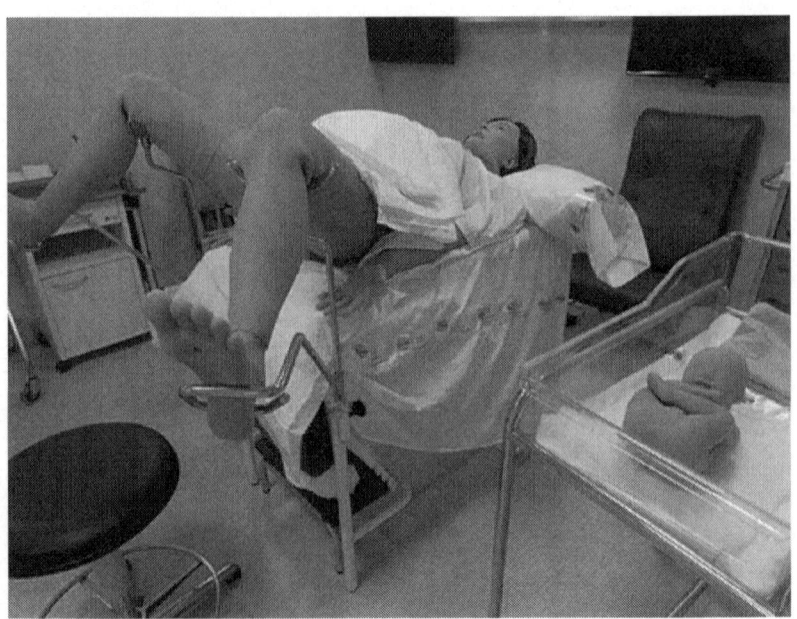

IMAGEN 86.
Simuladores de parto (Lucina y Leopold).
(Fuente: elaboración propia, CSA, Facultad de Salud UCHCEU).

1.5. PROCEDIMIENTO

1. Reconocimiento de contracciones mediante palpación abdominal y reloj con segundero: duración y frecuencia de estas.
2. Valoración de la perdida de líquido amniótico, pudiendo ser este claro o meconial.
3. Valoración de la cantidad de sangrado: menor/mayor que regla.
4. Si percibe o ha percibido movimientos fetales en las horas previas.
5. Si dispone de cartilla de embarazo o la situación lo permite indagaremos sobre antecedentes personales, semanas de gestación, problemas en el embarazo actual, gestaciones anteriores y presentación fetal en el último control gestacional.
6. Realizar tacto vaginal:
   - Colocarse guantes.
   - Lubricante sobre dedos índice y corazón.
   - Introducimos dedos índice y corazón a través de introito y vagina hasta el orificio cervical externo.
   - Valoramos dilatación cervical y presentación fetal.

A) REALIZACIÓN DE MANIOBRAS DE EXPULSIVO

1. Protección de periné. Mediante simulación de la maniobra de Ritgen: una mano sobre la cabeza para controlar el movimiento de la misma hacia delante y la otra sobre el periné, buscando el mentón, consiguiendo así que la cabeza salga lentamente.
2. Tras la salida de la cabeza, limpiar secreciones con una compresa estéril, 1º boca y 2º fosas nasales.
3. Valorar la presencia de circulares de cordón. Si hay vueltas se liberan pasando el cordón por delante de la cabeza, y de no ser posible se pinzará con 2 pinzas y se cortará.

4. Rotación externa. A continuation se espera a que la cabeza fetal rote hacia un lado u otro con la siguiente contracción.

5. Desprendimiento de hombros. Se sujeta suavemente con ambas manos, y se tracciona hacia abajo, permitiendo la salida del hombro anterior bajo la sínfisis púbica, y después en sentido contrario para facilitar la salida del hombro posterior.

6. La salida del tronco fetal y de las caderas se facilita traccionando del mismo, siguiendo el eje longitudinal de la pelvis.

7. Atención al recién nacido:

- Colocar al recién nacido sobre el abdomen de la madre.
- Secar el líquido amniótico de su cuerpo.
- Taparlo con paños calientes mientras valoramos su adaptación a la vida extrauterina.
- Vigilar la respiración y cuidar la temperatura del bebé, mantenerlo bien arropado (piel con piel) junto a la madre.

8. Atención al alumbramiento espontáneo:

- Maniobra de Dublin.
- Inspección de integridad y anomalías placentarias.
- Controlar pérdidas hemáticas y que el útero permanezca contraído (globo de seguridad).
- Control de las constantes maternas.
- Trasladar placenta junto al recién nacido y su madre
- Si el parto es extrahospitalario: colocar gasas estériles sobre la herida y suturar en hospital. No es imprescindible el corte del cordón umbilical.

9. Pinzamiento y corte tardío del cordón umbilical:

- Sostener el cordón entre nuestros dedos índice/corazón y pulgar para comprobar que no existe flujo sanguíneo.
- Clampar cordón en dos puntos: a 10cm y 15cm aproximadamente de la pared abdominal.
- Cortar cordón entre ambas pinzas.
- Colocar pinza de plástico estéril identificativa a 1-2cm de la pared abdominal.
- Cortar el cordón restante y desecharlo.
- Transporte a Centro Sanitario, si es necesario.

BIBLIOGRAFÍA

DONAT, F. (2001). *Enfermería maternal y ginecológica*, 1ª Edición. Elsevier Masson, Barcelona.

MINISTERIO DE SANIDAD. (2010). *Guía de práctica clínica del Ministerio de Sanidad sobre la atención al parto normal.* 1ª Edición. Servicio Central de Publicaciones del Gobierno Vasco, Vitoria.

MINISTERIO DE SANIDAD Y POLÍTICA SOCIAL. (2010). *Cuidados desde el nacimiento. Recomendaciones basadas en pruebas y buenas prácticas.* Ministerio de Sanidad y Política Social centro de publicaciones, Madrid.

OLDS, S. B.; LONDON, M. L.; LADEWIG, P. A. (1995). *Enfermería maternoinfantil,* 4ª edición. Interamericana. McGraW-Hill, México.

ATENCIÓN AL PUERPERIO Y NIÑO SANO

SILVIA MARTÍNEZ CASAL

1. ATENCIÓN AL PUERPERIO Y NIÑO SANO

1.1. DEFINICIÓN

El puerperio inmediato comprende las primeras 24 horas desde el alumbramiento. Se considera recién nacido sano, aquel que ha podido realizar un correcto proceso de adaptación y en el que no se han observado riesgos ni malformaciones evidentes.

1.2. OBJETIVOS

Conocer los cuidados durante el puerperio inmediato.

1.3. RECURSOS HUMANOS

- El alumno/a realiza el rol de enfermero/a.
- El alumno realiza el rol de TCAE.

1.4. RECURSOS MATERIALES

- Modelo de simulación de recién nacido.
- Modelo de simulación de placenta con cordón umbilical.
- 2 pinzas tipo Kocher.

- Tijeras.
- Ampollas vitamina K (Konakion).
- Jeringas 1ml con aguja intradérmica (tipo inyección de insulina).
- Pomada oftálmica antibiótica (Eritromicina 0,5%).
- Cuña y material para higiene de genitales (esponja jabonosa, agua y toallas).
- Empapadores y traveseros.
- Compresas.
- Gasas.
- Clorhexidina.
- Pack identificación RN: pulseras de identificación madre + pulsera recién nacido + pinza para el cordón.
- Tampón de tinta para sellos.
- Bolígrafos.
- Contenedor para material punzante.

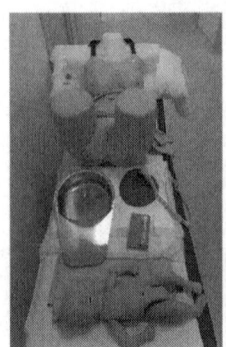 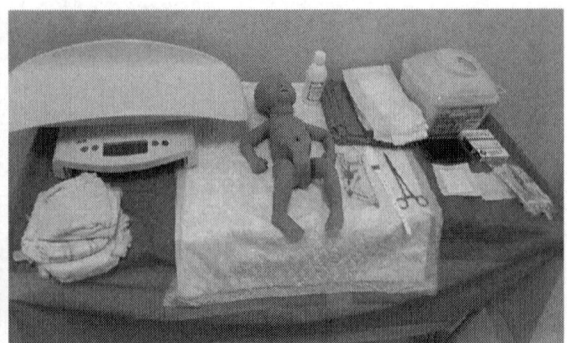

IMÁGENES **87** Y **88**.

Material necesario para la atención al puerperio y al niño sano.
(Fuente: elaboración propia, CSA, Facultad de Salud UCHCEU).

1.5. PROCEDIMIENTOS

A) REALIZACIÓN DEL TEST DE APGAR

1. Valora la adaptación cardiorrespiratoria en la vida extrauterina. Se realiza al minuto, a los cinco minutos y a los diez minutos del nacimiento.

2. Valora los siguientes parámetros en el bebé:

   - Esfuerzo respiratorio.
   - Frecuencia cardíaca.
   - Tono muscular.
   - Reflejos.
   - Color de la piel.

   A cada una de estas categorías se le da un puntaje de 0, 1 ó 2 según el estado observado.

ESFUERZO RESPIRATORIO

- Si el bebé no está respirando, el puntaje es 0.
- Si las respiraciones son lentas o irregulares, el puntaje del bebé es 1 en esfuerzo respiratorio.
- Si el bebé llora bien, el puntaje respiratorio es 2.

LA FRECUENCIA CARDÍACA SE EVALÚA CON EL ESTETOSCOPIO O LOCALIZANDO EL PULSO EN LA INSERCIÓN DEL CORDÓN UMBILICAL EN ABDOMEN

- Si no hay latidos cardíacos, el puntaje del bebé es 0 en frecuencia cardíaca.
- Si la frecuencia cardíaca es menor de 100 latidos por minuto, el puntaje del bebé es 1 en frecuencia cardíaca.
- Si la frecuencia cardíaca es superior a 100 latidos por minuto, el puntaje del bebé es 2 en frecuencia cardíaca.

Tono muscular

- Si los músculos están flojos y flácidos, el puntaje del bebé es 0 en tono muscular.
- Si hay algo de tono muscular, el puntaje del bebé es 1.
- Si hay movimiento activo, el puntaje del bebé es 2 en tono muscular.

Respuesta a las gesticulaciones (muecas) o reflejo de irritabilidad, es un término que describe la respuesta a la estimulación con un leve pinchazo

- Si no hay reacción, el puntaje del bebé es 0 en reflejo de irritabilidad.
- Si hay gesticulaciones o muecas, el puntaje del bebé es 1 en reflejo de irritabilidad.
- Si hay gesticulaciones y una tos, estornudo o llanto vigoroso, el puntaje del bebé es 2 en reflejo de irritabilidad.

Color de la piel

- Si el color de la piel es azul pálido, el puntaje del bebé es 0 en color.
- Si el cuerpo del bebé es rosado y las extremidades son azules, el puntaje es 1 en color.
- Si todo el cuerpo del bebé es rosado, el puntaje es 2 en color.

Interpretación

- Una puntuación final de 7 a 10 indica una adaptación satisfactoria.
- Una puntuación final de 4 a 6 indica una dificultad moderada en la adaptación.
- Una puntuación final de 0 a 3 indica una dificultad marcada en la adaptación.

B) IDENTIFICACIÓN DE RECIÉN NACIDO

1. Colocación de una banda de identificación/pulsera en la muñeca de la madre y tobillo del recién nacido: nombre y apellido de la madre y el número de identificación en el hospital.
2. Toma de la huella plantar del pie del recién nacido junto con la huella digital de la madre en una hoja de registro civil e historia clínica de la madre.

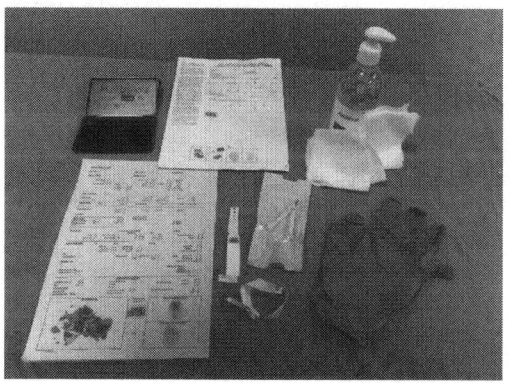

IMAGEN 89.

Material necesario para la identificación del bebé recién nacido. (Fuente: elaboración propia, CSA, Facultad de Salud UCHCEU).

C) PROFILAXIS OCULAR

1. Separar con un dedo limpio el parpado inferior del recién nacido.
2. Aplicar la pomada en la bolsa que se forma entre el párpado y el ojo.
3. Es suficiente con la cantidad semejante a lo que ocupa un grano de arroz. Podemos retirar el exceso con una gasa en sentido del lacrimal a la comisura palpebral exterior.
4. Evitar que la punta del tubo toque el ojo, el párpado, sus alrededores o cualquier otra superficie.

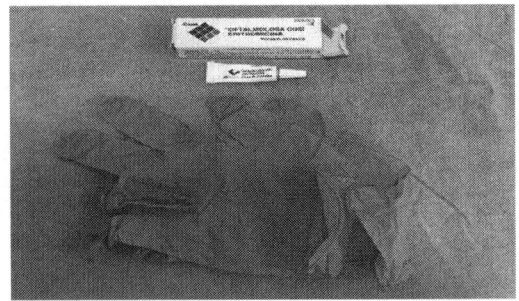

D) PROFILAXIS HEMORRÁGICA DEL RECIÉN NACIDO: ADMINISTRACIÓN VITAMINA K I.M.

1. Desinfectar la cara anterior del muslo del recién nacido
2. Administrar 0,1mgr de Konakion IM. En músculo vasto lateral externo del recién nacido.
3. Ligera compresión para producir hemostasia en la zona de punción con gasa o algodón.

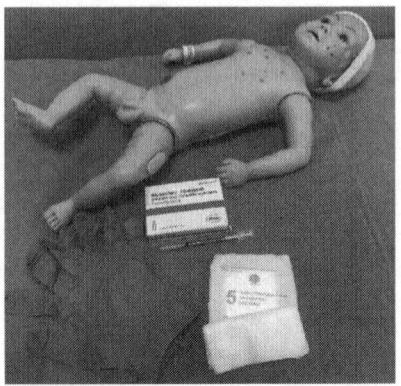

1. Favorecer el contacto «piel con piel» y la succión mamaria. Es deseable que, inmediatamente tras el parto, los recién nacidos sanos con aspecto vigoroso se coloquen sobre el abdomen o el pecho de la madre y se mantengan así en contacto íntimo piel con piel. Mínimo 50 minutos sin ninguna interrupción (deseable hasta 120).

   El recién nacido normal no precisa de ningún tipo de reanimación y como fuente de calor actúa la propia madre. También se podría realizar «piel con piel» con el padre.

2. Animar a la madre y al padre a tocar, abrazar, acariciar...
3. Favorecer la presencia del padre o de la persona de apoyo de la madre durante todo el proceso.
4. Permitir unos minutos de intimidad entre la madre y el padre con el recién nacido.

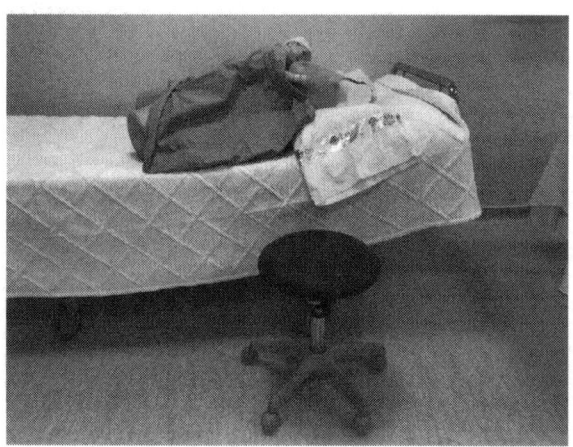

IMAGEN **92.**

Simuladores en posición «Piel con piel».
(Fuente: elaboración propia, CSA, Facultad de Salud UCHCEU).

F) CONTROL DE LA INVOLUCIÓN UTERINA

1. Valorar cantidad, color y olor de los loquios que deben corresponder con los días de evolución.
2. Control de la altura uterina.
3. Masaje uterino.

G) CURA DE EPISIOTOMÍA

1. Lavados perineales de arrastre (siempre en dirección al ano) con jabón y agua.
2. Secado. No es necesario poner antisépticos. Permitida clorhexidina. Prohibido el betadine en embarazadas y puerperas.
3. Cambio de compresa frecuente.
4. Recomendar ducha diaria y lavado perineal tras defecar.

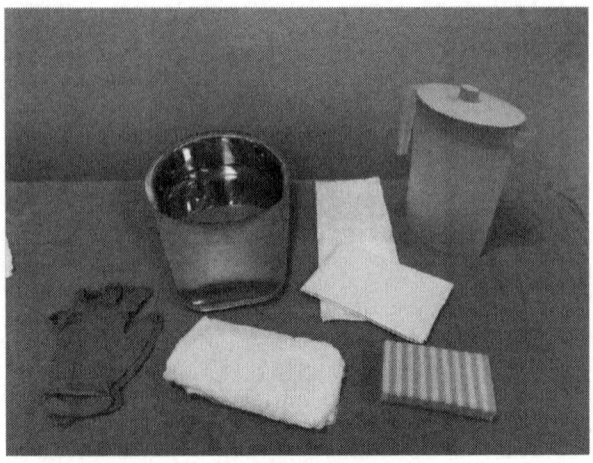

IMAGEN **93.**

Material necesario para la cura de una episiotomía.
(Fuente: elaboración propia, CSA, Facultad de Salud UCHCEU).

BIBLIOGRAFÍA

DONAT, F. (2001). *Enfermería maternal y ginecológica*, 1ª Edición. Elsevier Masson, Barcelona.

MINISTERIO DE SANIDAD. (2010). *Guía de práctica clínica del Ministerio de Sanidad sobre la atención al parto normal.* 1ª Edición. Servicio Central de Publicaciones del Gobierno Vasco, Vitoria.

MINISTERIO DE SANIDAD Y POLÍTICA SOCIAL. (2010). *Cuidados desde el nacimiento. Recomendaciones basadas en pruebas y buenas prácticas.* Ministerio de Sanidad y Política Social centro de publicaciones, Madrid.

OLDS, S. B.; LONDON, M. L.; LADEWIG, P. A. (1995). *Enfermería maternoinfantil*, 4ª edición. Interamericana. McGraW-Hill, México.

LACTANCIA MATERNA
SILVIA MARTÍNEZ CASAL

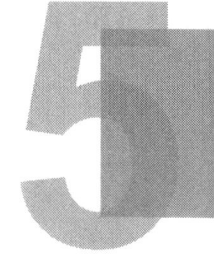

1. LACTANCIA MATERNA

1.1. DEFINICIÓN

Es el proceso por el que la madre alimenta a su hijo recién nacido a través de sus senos, que segregan leche inmediatamente después del parto, debería ser el principal alimento del bebé al menos hasta los dos años.

1.2. OBJETIVO

Conocer las pautas para instaurar y mantener una lactancia materna satisfactoria.

1.3. RECURSOS HUMANOS

- El alumno/a realiza el rol de enfermero/a.
- El alumno realiza el rol de madre lactante.

1.4. RECURSOS MATERIALES

- Modelo de simulación de bebés.
- Modelo de simulación de mamas.

- Sacaleches eléctrico.
- Sacaleches manual.
- Pezoneras.
- Discos absorbentes.
- Jeringas.
- Ordenador y proyector.
- Traveseros.
- Almohadas.

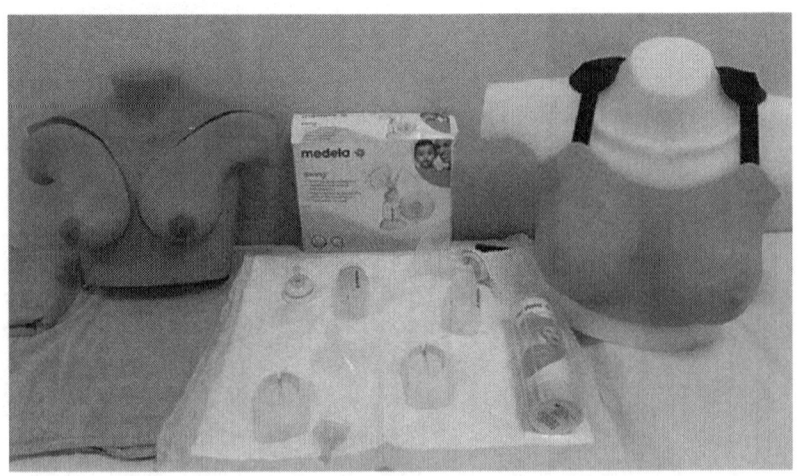

IMAGEN 94.

Material necesario para las demostraciones de lactancia materna.
(Fuente: elaboración propia, CSA, Facultad de Salud UCHCEU).

1.5. PROCEDIMIENTO

1. Simulación del agarre, las primeras tomas y diferentes posiciones para lactar en la puérpera.

   - La madre se sitúa en la postura elegida apoyando bien espalda y pies.
   - Se acerca el niño al pecho.

- Se coloca al bebe perpendicular a la orientación del pezón.
- Se enfoca nariz-pezón.
- Agarre.

2. Manipulación de material necesario y simulación de la extracción de leche materna mediante extracción manual y mecánica.
3. Uso y colocación de pezoneras.
4. Técnicas para extracción de pezones planos o invertidos. Realización de un formador de pezón con jeringa.
5. Simulación de un taller de lactancia en un Centro de Salud.

BIBLIOGRAFÍA

COMITÉ DE LACTANCIA MATERNA DE LA ASOCIACIÓN ESPAÑOLA DE PEDIATRÍA. (2010). *Recomendaciones sobre lactancia materna*. Asociación Española de Pediatría. Ministerio de Sanidad y Política Social, Centro de Publicaciones, Madrid.

MINISTERIO DE SANIDAD. (2010). *Guía de práctica clínica del Ministerio de Sanidad sobre la atención al parto normal*. 1ª Edición. Servicio Central de Publicaciones del Gobierno Vasco, Vitoria.

MINISTERIO DE SANIDAD Y POLÍTICA SOCIAL. (2010). *Cuidados desde el nacimiento. Recomendaciones basadas en pruebas y buenas prácticas*. Ministerio de Sanidad y Política Social centro de publicaciones, Madrid.

MINISTERIO DE SANIDAD, SERVICIOS SOCIALES E IGUALDAD, (abril, 2017). *Guía de práctica clínica sobre lactancia materna*. Administración de la Comunidad Autónoma del País Vasco Departamento de Salud. Disponible en: www.euskadi.eus/publicaciones.

CUIDADO BÁSICO RECIÉN NACIDO (SOMATOMETRÍA Y CONSTANTES)

ROSANA IRANZO

1. CUIDADO BÁSICO RECIÉN NACIDO (SOMATOMETRÍA Y CONSTANTES)

1.1. DEFINICIÓN

La somatometría es el conjunto de técnicas que permiten hacer mediciones exactas sobre las dimensiones de un cuerpo. Estas técnicas en el caso de pediatría comprenden el peso, la talla y el perímetro cefálico.

1.2. OBJETIVOS

- Conocer los valores normales de las distintas mediciones (peso, talla, perímetro cefálico) del paciente pediátrico.
- Valorar el estado de salud y el crecimiento del recién nacido.
- Detectar la desviación de los índices corporales con respecto a los valores de normalidad.

1.3. RECURSOS HUMANOS

El alumno/a realiza el rol de enfermero/a.

1.4. RECURSOS MATERIALES

- Báscula pediátrica.
- Cinta métrica.
- Tallímetro.
- Termómetro.
- Tensiómetro pediátrico.
- Fonendoscopio pediátrico.
- Modelo de simulación pediátrico.
- Empapador.
- Hoja de registro y bolígrafo.

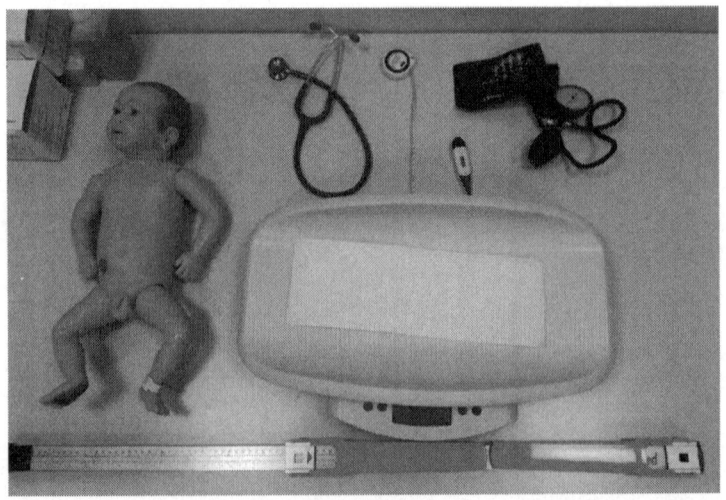

IMAGEN 95.

Material necesario para efectuar las mediciones del paciente pediátrico.
(Fuente: elaboración propia, CSA, Facultad de Salud UCHCEU).

1.5. PROCEDIMIENTO

Se procede a explicar a continuación las distintas técnicas en función de la edad del niño.

A) PESO

Lactante

1. Informar a los padres de la técnica que se realizará al lactante.
2. Higiene de manos.
3. Colocar sobre la báscula para lactantes un empapador.
4. Verificar que la báscula está correctamente calibrada, y hacer la tara.
5. Desnudar al niño y colocarlo en la báscula. Asegurarse que el niño está quieto.
6. Medición del peso. Adecuar la posición del niño (decúbito supino, decúbito lateral o sentado).
7. Un adulto, ya sea el familiar o el profesional de enfermería debe permanecer en todo momento cerca, mientras el lactante está en la báscula para evitar caídas accidentales.
8. Hacer una lectura del peso que indica la báscula, y registrar los datos.

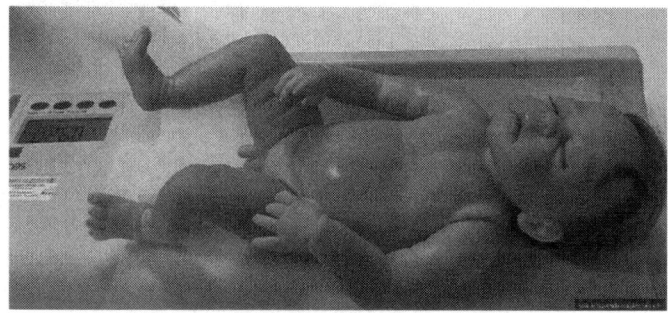

IMAGEN 96.
Medición del peso de lactante con báscula.
(Fuente: elaboración propia, CSA, Facultad de Salud UCHCEU).

1. Informar al niño (niños mayores) y a los padres de la técnica que se realizará.
2. Higiene de manos.
3. Verificar que la báscula está correctamente calibrada.
4. Dejar al niño con ropa interior y subirlo a la báscula. Previamente se ha podido poner un papel sobre la superficie en la que el niño va a ponerse en pie. Solicitar al niño que esté quieto mientras se realiza el procedimiento, para poder hacer una lectura correcta sobre el resultado.
5. Leer el peso y registrar los datos.

Técnica de doble pesada

1. Encender la báscula, cuando aparezca el número 0.0, la báscula está lista.
2. La madre/padre se quitará los zapatos para ser pesado primero sola/o.
3. Se situará en el centro de la báscula sin moverse, con los pies ligeramente separados.
4. Anotaremos el peso de la madre/padre.
5. Se entregará el bebé/niño desnudo a su madre/padre y pedir que se mantenga inmóvil.
6. Obtendremos el peso del bebé más el de la madre/padre, seguidamente restamos el peso de la madre/padre y obtendremos el peso del bebé.
7. Se registrará el peso del lactante/niño.

B) TALLA

LACTANTE

1. Informar al niño y a los padres de la técnica que se realizará.
2. Higiene de manos.
3. Quitar los zapatos al niño y los accesorios del pelo si lleva.
4. Colocar al niño en el tallador.
5. Medir la longitud/talla.
6. Se realiza en posición supina sobre una superficie rígida y segura, con un tallímetro horizontal homologado con un tope fijo y otro móvil.
7. La medición debe hacerse entre dos personas, una sujetará la cabeza contra el tope fijo y otra colocará las manos sobre las rodillas estirándolas suavemente, sin hacer daño al niño. La medición se hará con los pies en ángulo recto con el tope móvil.
8. Leer la talla y registrar los datos.

NIÑO MAYOR DE 2 AÑOS

1. Informar al niño y a los padres de la técnica que se realizará.
2. Higiene de manos.
3. Quitar los zapatos al niño y los accesorios del pelo si lleva.
4. Colocar al niño en el tallador vertical.
5. Medir la longitud/talla.
6. Colocar al niño de pie en la base del tallador vertical descalzo, la espalda recta en contacto con el tallador y la cabeza en línea media mirando al frente, asegurar que no se doblen las rodillas, no se bajen los hombros y no se suban los talones.

7. Bajar el cursor horizontal del tallador hasta la cabeza del niño.
8. Leer la talla y registrar los datos.

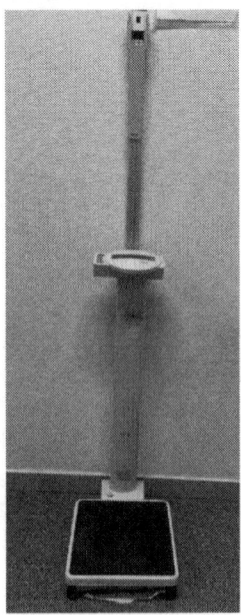

IMAGEN 97.

Peso y tallímetro para niños mayores de dos años.
(Fuente: elaboración propia, CSA, Facultad de Salud UCHCEU).

C) PERÍMETRO CEFÁLICO

1. Informar al niño y a los padres de la técnica que se realizará.
2. Higiene de manos.
3. Quitar los accesorios del pelo si lleva.
4. Medir el perímetro cefálico. Se mide con una cinta de papel inextensible que se coloca en la frente por encima de las cejas, y por encima de las orejas y sobre la mayor prominencia occipital.

5. Se hará una lectura de la medición y se registrará los datos.
6. Lavarse las manos.

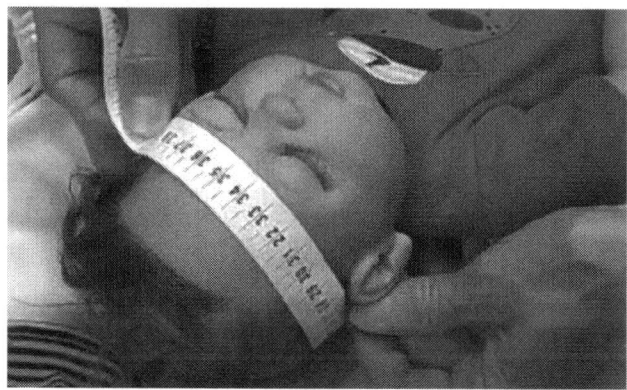

IMAGEN 98.
Medición del perímetro cefálico en paciente pediátrico.
(Fuente: elaboración propia, CSA, Facultad de Salud UCHCEU).

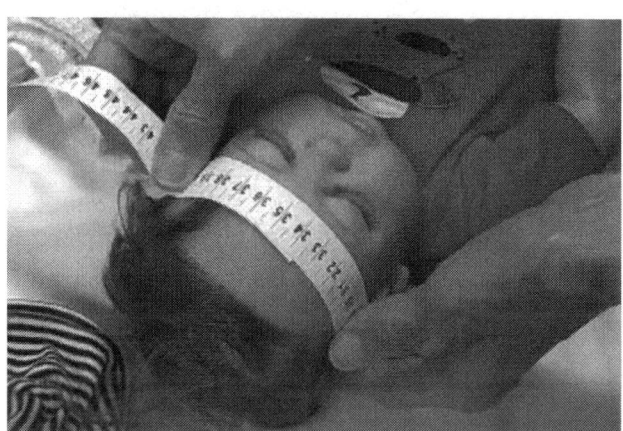

IMAGEN 99.
Valor del perímetro cefálico.
(Fuente: elaboración propia, CSA, Facultad de Salud UCHCEU).

BIBLIOGRAFÍA

AGUILAR CORDERO, M. J. (2012). *Tratado de enfermería del niño y adolescente. Cuidados pediátricos*, 2ª Edición. Elsevier.

ARES ARES, M. I.; MINTEGI RASO, S.; YAGÜE RODRIGUEZ, M. J. (2019). *Técnicas y procedimientos para enfermería en urgencias pediátricas*. Ed. Panamericana.

GENERALITAT VALENCIANA. CONSELLERIA DE SANITAT. (2007). *Guía de Actuación de Enfermería. Manual de procedimientos generales*. Conselleria de Sanitat, Valencia.

HERNÁNDEZ MARTINEZ, A. (2008). *Enfermería del recién nacido sano. Enfermería del niño y del adolescente*. Colección líneas de investigación en Enfermería. Enfo Ediciones.

SALDÍVAR RUIZ, L.; SÁNCHEZ MICHACA, V.; JIMÉNEZ URUETA, P. S.; ESPINOZA DZIB, Mª DEL P., & SÁNCHEZ TORRES, R. (2014). Propuesta de nuevas curvas de somatometría para recién nacidos sanos de nivel económico medio en la Ciudad de México. *Perinatología y reproducción humana*, 28(1), pp. 7-15. Recuperado en 14 de mayo de 2024, de: http://www.scielo.org.mx/scielo.php?script=sci_arttext&pid=S0187-53372014000100002&lng=es&tlng=es

CONSTANTES VITALES EN PEDIATRIA

ROSANA IRANZO

1. TEMPERATURA CORPORAL

1.1. DEFINICIÓN

Es el resultado entre el calor producido por el cuerpo y el calor que pierde éste.

1.2. OBJETIVOS

- Determinar la temperatura corporal que tiene el paciente pediátrico.
- Reconocer las cifras que están dentro de la normalidad.
- Identificar las cifras que indican patrones de anormalidad, que pueden indicar la presencia de alguna patología asociada.

1.3. RECURSOS HUMANOS

El alumno/a realiza el rol de enfermero/a.

1.4. RECURSOS MATERIALES

- Termómetro.
- Gasas.
- Solución hidroalcohólica.

1.5. PROCEDIMIENTO

1. Informar a los padres y al niño, en función de su edad, de la técnica que se le va a realizar.
2. Ayudar al paciente a colocarse en una posición cómoda y a abrir las prendas necesarias para exponer la axila donde colocar el termómetro.
3. Secar la piel de la axila sin realizar fricción.
4. Colocar el termómetro en el centro de la axila y mantener el brazo del paciente cruzado en el tórax, manteniendo el termómetro durante 5-8 minutos.
5. Registrar la cifra que el termómetro marca.

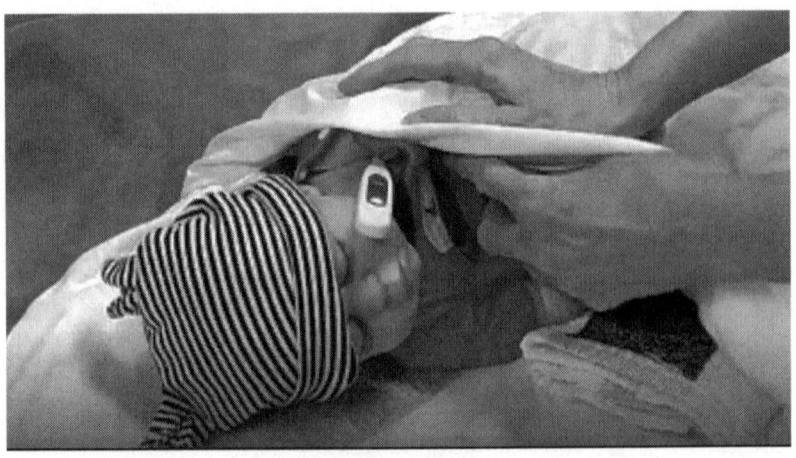

IMAGEN 100.

Toma de temperatura corporal axilar.
(Fuente: elaboración propia, CSA, Facultad de Salud UCHCEU).

2. TENSIÓN ARTERIAL

2.1. DEFINICIÓN

Es la fuerza que la sangre ejerce sobre las paredes de las arterias del organismo cuando el corazón bombea. Cuanto más alta es la tensión, más dificultad tiene el corazón para bombear.

2.2. OBJETIVOS

- Determinar las cifras de la presión arterial del paciente.
- Detectar posibles alteraciones en la función hemodinámica del paciente.
- Determinar el funcionamiento de múltiples sistemas y órganos corporales.
- Valorar la respuesta del paciente al tratamiento.

2.3. RECURSOS HUMANOS

El alumno/a realiza el rol de enfermero/a.

2.4. RECURSOS MATERIALES

- Esfigmomanómetro.
- Manguito del tamaño adecuado.
- Fonendoscopio.
- Clorhexidina al 2% (limpieza de las olivas).
- Hoja de registro.
- Bolígrafo verde.

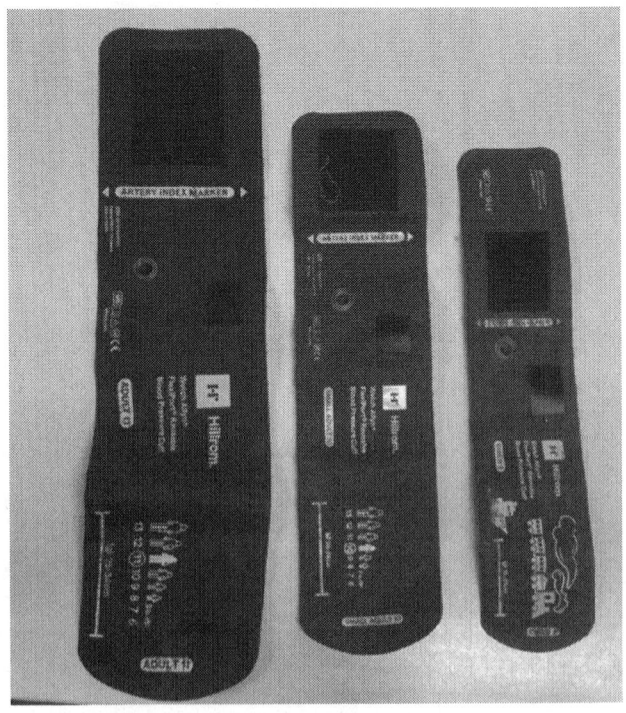

IMAGEN **101.**
Distintos tamaños de manguitos para la toma de tensión arterial.
(Fuente: elaboración propia, CSA, Facultad de Salud UCHCEU)

2.5. PROCEDIMIENTO

Mismo procedimiento que en el apartado de fundamentos teóricos de la toma de tensión arterial (ver páginas 19-21), simplemente hay que prestar atención a la elección correcta y adecuada del manguito en función del tamaño y circunferencia del brazo del paciente pediátrico al que se le va a realizar la toma de tensión.

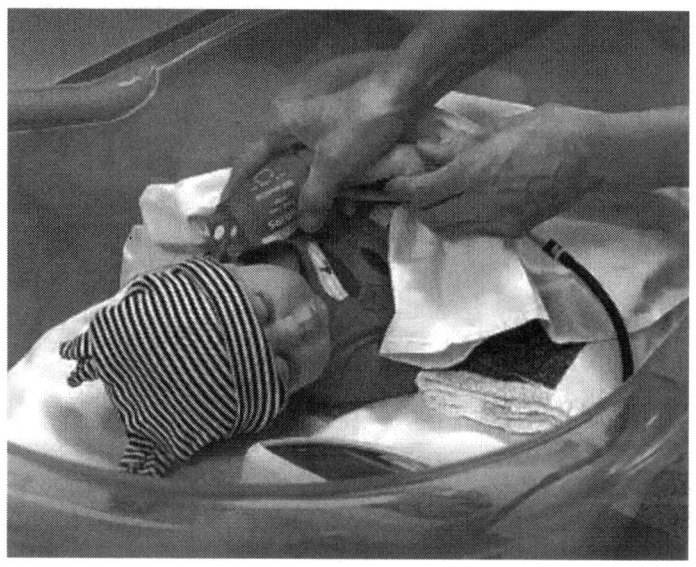

IMAGEN 102.

Toma de tensión arterial en lactante.
(Fuente: elaboración propia, CSA, Facultad de Salud UCHCEU).

3. FRECUENCIA CARDÍACA

3.1. DEFINICIÓN

La frecuencia cardíaca es el número de veces que se contrae el corazón en un minuto.

3.2. OBJETIVOS

- Determinar la frecuencia cardíaca en las distintas etapas pediátricas.
- Conocer los valores de normalidad de la frecuencia cardíaca en pacientes pediátricos.
- Detectar alteraciones del ritmo cardíaco.

3.3. RECURSOS HUMANOS

El alumno/a realiza el rol de enfermero/a.

3.4. RECURSOS MATERIALES

- Reloj con segundero.
- Fonendoscopio.

3.5. PROCEDIMIENTO

1. Explicar la técnica que se va a realizar a los padres, y en función de la edad del niño, a éste.
2. En caso de ser un lactante, se utilizará el fonendoscopio para contabilizar los latidos que tiene el corazón durante un minuto.
3. Se colocará el fonendoscopio en la línea media clavicular, cuarto espacio intercostal, y con un reloj con segundero, se procederá a la contabilización de los latidos.
4. Hay que intentar que el lactante permanezca tranquilo y sin llorar. Una posibilidad será que los padres lo tengan en brazos. En caso de que el lactante esté llorando, se deberá postponer la toma de la frecuencia cardíaca.
5. En el caso de que el niño sea más mayor, se procederá a la toma del pulso por palpación, se puede elegir la zona radial, braquial, carotideo, femoral, tibial posterior o pedio, normalmente se elegirá el radial, y se procederá a palpar el pulso con la punta de los tres dedos de una mano. Es importante que este tranquilo y relajado.
6. Una vez se tenga el resultado, se procederá a registrarlo.

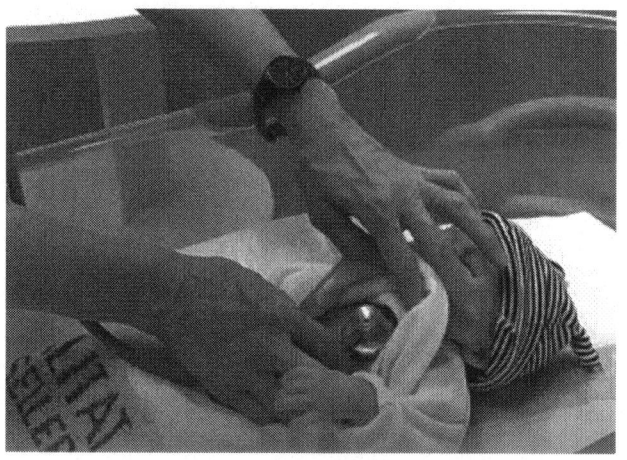

IMAGEN 103.

Toma de frecuencia cardíaca en lactante.
(Fuente: elaboración propia, CSA, Facultad de Salud UCHCEU).

4. FRECUENCIA RESPIRATORIA

4.1. DEFINICIÓN

Número de ciclos de respiración completos, inspiración seguida de espiración, que realiza una persona en un minuto, observando los movimientos toracoabdominales según edad que acompañan a cada respiración.

4.2. OBJETIVOS

- Conocer el número de respiraciones por minuto que tiene el niño.
- Identificar signos de dificultad respiratoria.

4.3. RECURSOS HUMANOS

El alumno/a realiza el rol de enfermero/a.

4.4. RECURSOS MATERIALES

- Reloj con segundero.
- Fonendoscopio.

4.5. PROCEDIMIENTO

1. En el lactante es necesaria para la toma de la frecuencia respiratoria un fonendoscopio, que se colocará a la altura del tórax del lactante para escuchar la entrada de aire en los pulmones, durante un minuto, por lo que se necesitará también un reloj con segundero. Es importante que el lactante este tranquilo y sin llorar.
2. En el caso del niño más mayor, se intentará que no sepa que se está registrando está constante, ya que si no modificará los ciclos respiratorios. Con un reloj con segundero, se procederá a contabilizar las veces que hay movimiento torácico o abdominal durante un minuto. Al igual que con el lactante, debe estar tranquilo y sin llorar.
3. Al tener el valor, se procederá a registrarlo.

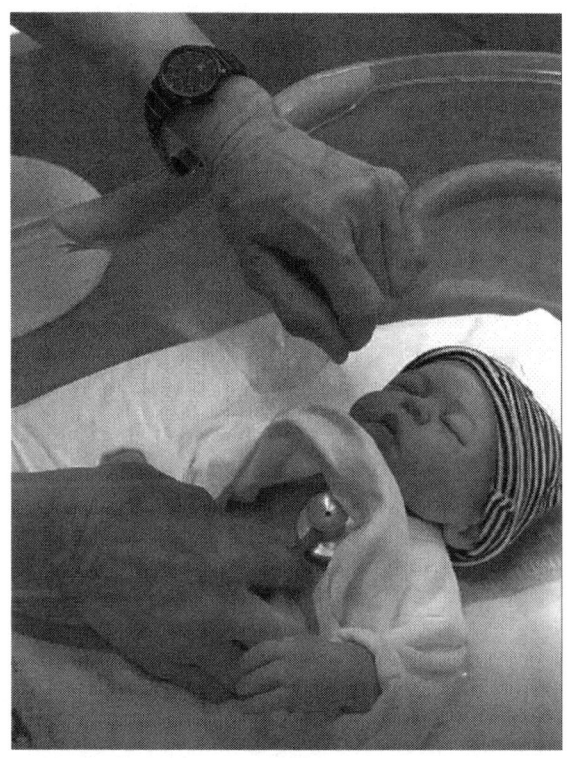

IMAGEN **104.**
Frecuencia respiratoria en lactante.
(Fuente: elaboración propia, CSA, Facultad de Salud UCHCEU).

OXIGENOTERAPIA
ROSANA IRANZO DEL COBO

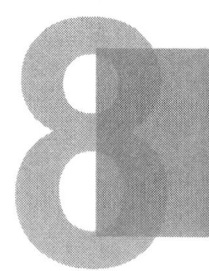

1. COLOCACIÓN DE OXIGENOTERAPIA A ALTO O BAJO FLUJO A UN LACTANTE/NIÑO

1.1. OBJETIVO

Administrar el aporte de O_2 a bajo o alto flujo, que un lactante/niño necesita para mantener cifras de saturación de O_2 por encima de 92%.

1.2. RECURSOS HUMANOS

El alumno/a realiza el rol de enfermero/a.

1.3. RECURSOS MATERIALES

- Modelo de simulación lactante y pediátrico.
- Apósitos tipo Alevin® o esparadrapo acolchado tipo piel de cerdo y transparente.
- Gafas nasales pediátricas, tamaño lactante y niño
- Mascarilla tipo Ventimax, tamaño pediátrico y adulto.
- Mascarilla para nebulización, tamaño pediátrico y adulto.
- Cámara de inhalaciones.

- Inhaladores tipo puff.
- Sensores de pulsioximetría.
- Bala de oxígeno.
- Pieza en T, para ventilar.
- Ambú, con distintos tamaños de mascarillas pediátricas.

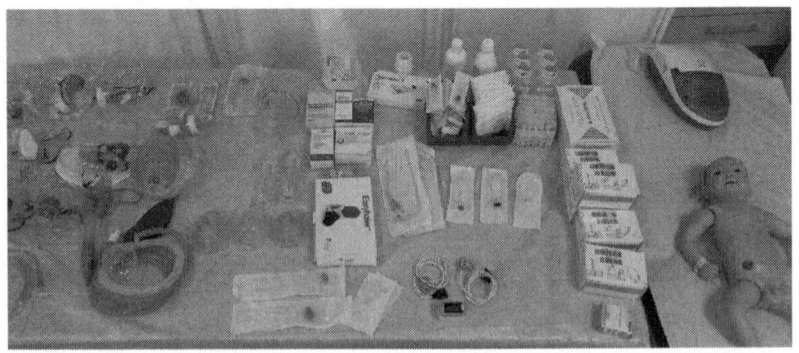

IMAGEN 105.

Material de oxigenoterapia para paciente pediátrico.
(Fuente: elaboración propia, CSA, Facultad de Salud UCHCEU).

1.4. PROCEDIMIENTO

A) COLOCACIÓN DE GAFAS NASALES EN UN LACTANTE

1. Explicar el procedimiento al niño y/o familia.
2. Lavado higiénico de manos.
3. Colocar al niño en la posición adecuada: el niño en decúbito supino o fowler.
4. Colocar en las mejillas del niño el esparadrapo tipo piel de cerdo.
5. Pasar las gafas nasales por detrás de las orejas, colocar las gafas por los orificios nasales del niño, y sujetarlas a modo de corbata o por detrás de la cabeza del niño.

6. Sujetar con esparadrapo transparente las gafas al esparadrapo tipo piel de cerdo.
7. Aplicar la oxigenoterapia que precise el niño, hasta un flujo máximo de 3-4 litros.
8. Registrar.

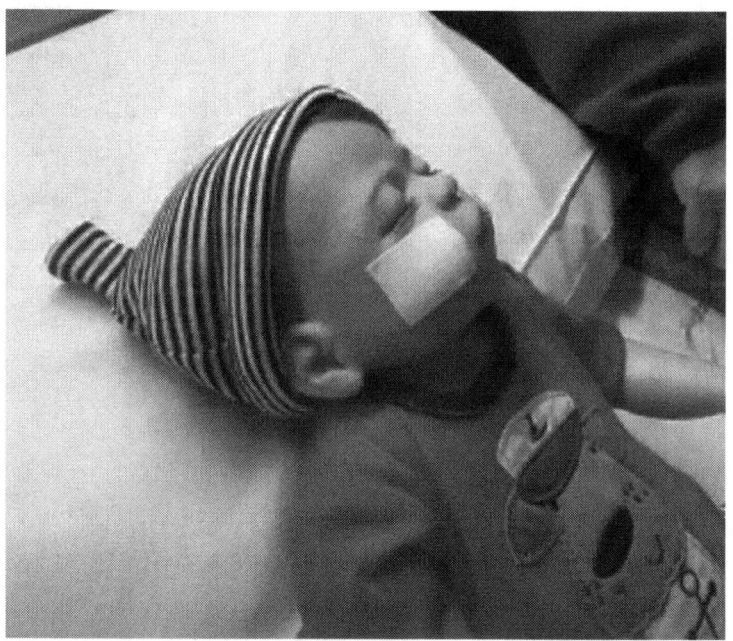

IMAGEN **106.**

Protector cara para gafas nasales en un lactante.
(Fuente: elaboración propia, CSA, Facultad de Salud UCHCEU).

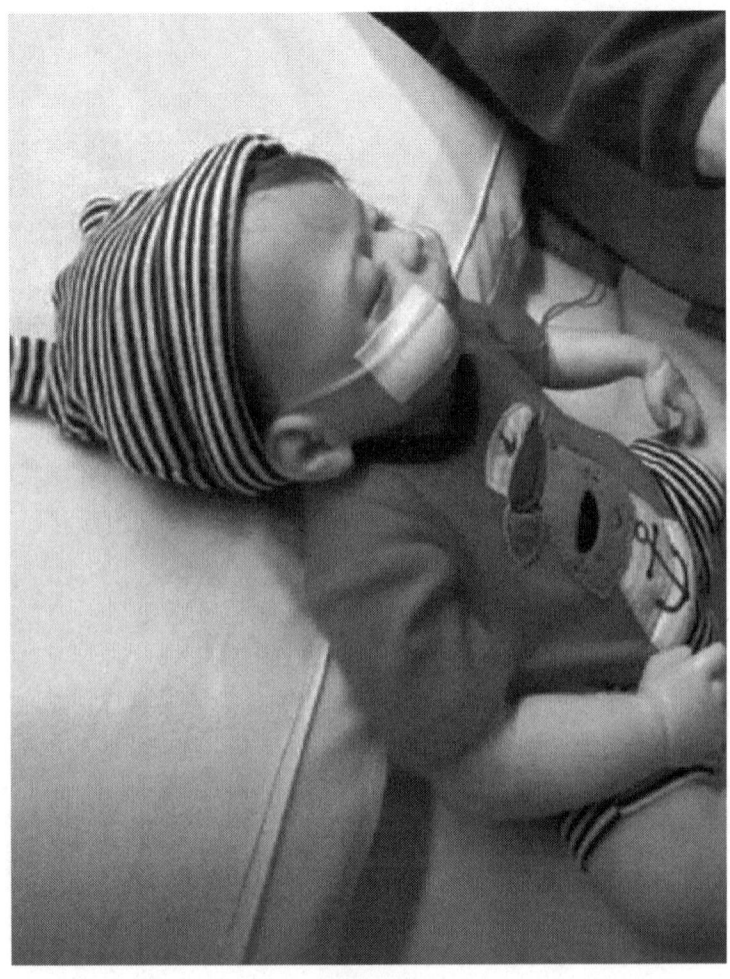

IMAGEN **107.**

Colocación de las gafas nasales sobre el protector cara para lactante.
(Fuente: elaboración propia, CSA, Facultad de Salud UCHCEU).

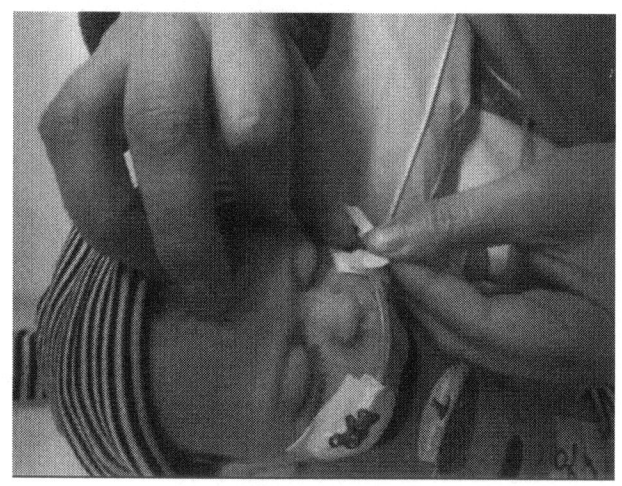

IMAGEN **108.**

Fijación de gafas nasales en lactante.
(Fuente: elaboración propia, CSA, Facultad de Salud UCHCEU).

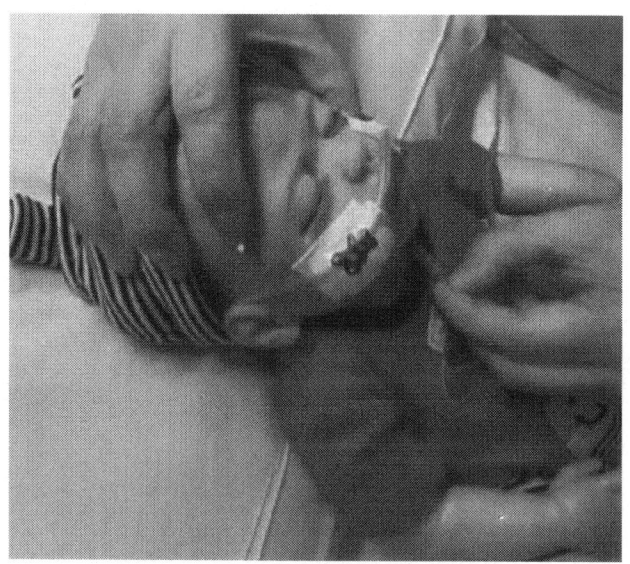

IMAGEN **109.**

Ajuste de las gafas nasales en lactante.
(Fuente: elaboración propia, CSA, Facultad de Salud UCHCEU).

B) COLOCACIÓN DE VENTIMAX DE BAJO FLUJO O ALTO FLUJO

1. Explicar el procedimiento al niño y/o familia.
2. Lavado higiénico de manos.
3. Colocar al niño en la posición adecuada: el niño en decúbito supino o fowler.
4. Comprobar el flujo de la mascarilla de ventimax, ya sea de bajo o alto flujo.
5. Colocar la mascarilla sobre la cara del niño.
6. Poner la cantidad de flujo del oxígeno correspondiente al ventimax.
7. Registrar.

BIBLIOGRAFÍA

AGUILAR CORDERO, M. J. (2012). *Tratado de enfermería del niño y adolescente. Cuidados pediátricos*, 2ª Edición. Elsevier.

ARES ARES, M. I.; MINTEGI RASO, S.; YAGÜE RODRIGUEZ, M. J. (2019). *Técnicas y procedimientos para enfermería en urgencias pediátricas*. Ed. Panamericana.

ESTEVE, J.; MITJANS, J. (2003). *Enfermería. Técnicas Clínicas*. Capítulo 4, pp. 93-97. McGraw-Hill.

FUNDACIÓN ESPAÑOLA DEL CORAZÓN. *Frecuencia Cardíaca*. Disponible online en: https://fundaciondelcorazon.com/prevencion/riesgo-cardiovascular/frecuencia-cardíaca.html

GENERALITAT VALENCIANA. CONSELLERIA DE SANITAT. (2007). *Guía de Actuación de Enfermería. Manual de procedimientos generales*. Conselleria de Sanitat, Valencia.

HERNÁNDEZ MARTINEZ, A. (2008). Enfermería del recién nacido sano. *Enfermería del niño y del adolescente*. Colección líneas de investigación en Enfermería. Enfo Ediciones.

HERNANDEZ MARTINEZ, A.; GOMEZ SALGADO, J. (2008). Enfermería del recién nacido en riesgo y procedimientos neonatales. *Enfermería del niño y del adolescente*. Colección líneas de investigación en Enfermería. Enfo Ediciones.

LOPEZ, L. Procedimientos y cuidados de enfermería en el usuario pediátrico. Disponible online en: https://www.academia.edu/28698423/procedimientos_y_cuidados_de_enfermer%-C3%ADa_en_el_usuario_pediatrico

PÉREZ, M. J. C.; DÍEZ, J. L. G. & LEGUINA, D. G. L. (2021). *Manual práctico de clínica pediátrica* (Vol. 79). Ed. Universidad de Cantabria.

POTTER, P. (1999). *Enfermería Clínica: Técnicas y procedimientos*. 4ª edición. Harcourt Brace.

PULIDO GARCÍA, M. T. y BRIONGOS DÍAZ, P. D. (2015). *Inmovilización para la realización de técnicas en Pediatría.* Oceano Medicina.

SMITH, S. F.; DUELL, D. J.; MARTTIN, B. C.; GONZÁLEZ, L.; AEBERSOLD, M. L. (2018). *Habilidades para enfermería clínica.* Volumen I. 9ª edición. Capítulo 10, pp. 254-295. Pearson, Madrid.

INMOVILIZACIÓN DE NIÑO PARA TÉCNICAS Y PROCEDIMIENTOS EXPLORATORIOS

PABLO CORBÍ MARTINEZ

1. INMOVILIZACIÓN DE NIÑO PARA TÉCNICAS Y PROCEDIMIENTOS EXPLORATORIOS

1.1. DEFINICIÓN

Limitación de los movimientos normales de un niño, con el fin de poder realizar los procedimientos manteniendo una posición anatómica correcta y evitando que dificulte la realización de la técnica, ya sea porque moviliza la zona de acción, ya sea porque intenta evitar el procedimiento provocando lesiones al personal que realiza los cuidados.

1.2. OBJETIVOS

- Facilitar la exploración o la realización de los procedimientos diagnósticos o terapéuticos.
- Evitar la falta de colaboración de los niños ante los cuidados de Enfermería.
- Proteger al niño y al personal sanitario.

1.3. RECURSOS HUMANOS

El alumno/a realiza el rol de enfermero/a.

1.4. RECURSOS MATERIALES

- Modelo de simulación lactante y pediátrico de sexo masculino y femenino.
- Sábana y traveseros.
- Gasas.
- Guantes no estériles.
- Ampollas suero fisiológico o agua estéril.
- Bolsas urocultivo para genitales masculinos y femeninos.
- Jeringas de 5 y 10ml.
- Frascos estériles.
- Catéteres 22G.
- Compresores o garrotes.
- Lancetas para capilares.
- Tubos para recogida de capilares.
- Vaselina.
- Tubos para analíticas y tubos microtainers.
- Papeles para la recogida de muestras metabólicas.
- Torundas para frotis faríngeos.
- Depresores.
- Mascarillas quirúrgicas.
- Alargaderas.
- Venda cohesiva.
- Apósitos de sujeción vías.
- Contenedor para material punzante.
- Esponjas jabonosas.

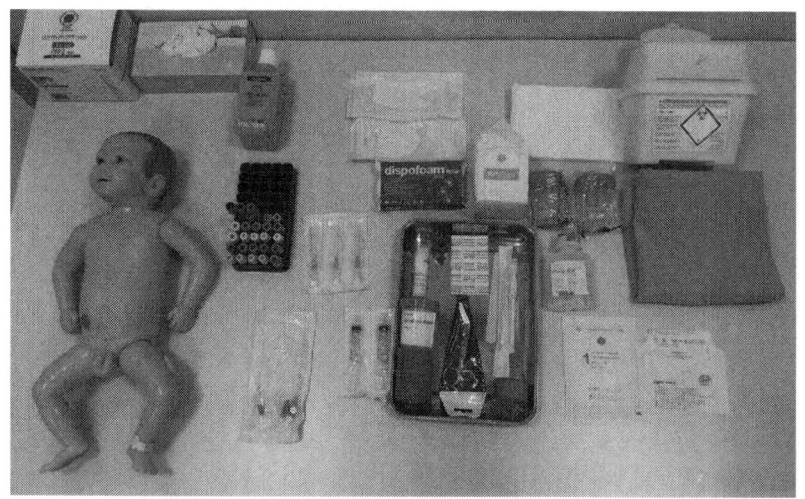

IMAGEN 110.
Material necesario para la realización de procedimientos exploratorios
en paciente pediátrico.
(Fuente: elaboración propia, CSA, Facultad de Salud UCHCEU).

1.5. PROCEDIMIENTO

A) SUJECIÓN EN MOMIA CON MSD, MSI, MID O MII LIBRE

1. Colocar una sábana extendida sobre una cama o camilla.
2. Colocar al niño encima de la sábana en posición decúbito supino con los brazos pegados a los laterales de su cuerpo.
3. Coger uno de los extremos inferiores de la sábana, en sentido diagonal, dirigirlo hacia un hombro del niño.
4. Poner este extremo de la sábana debajo del hombro del niño para que quede sujeto con su peso corporal.

5. Repetir la secuencia para sujetar el otro hombro y parte del cuerpo dejando expuesta la zona corporal donde hay que realizar el procedimiento.
6. Asir el extremo inferior sobrante de la sábana y doblarlo por debajo sujetando el cuerpo del niño.
7. En caso de necesitar dejar alguna extremidad libre, a la hora de pasar la sabana por esta, se pasara por debajo, para dejarla sin sujeción.
8. En las imágenes siguientes, se puede observar otra técnica de sujeción en momia:

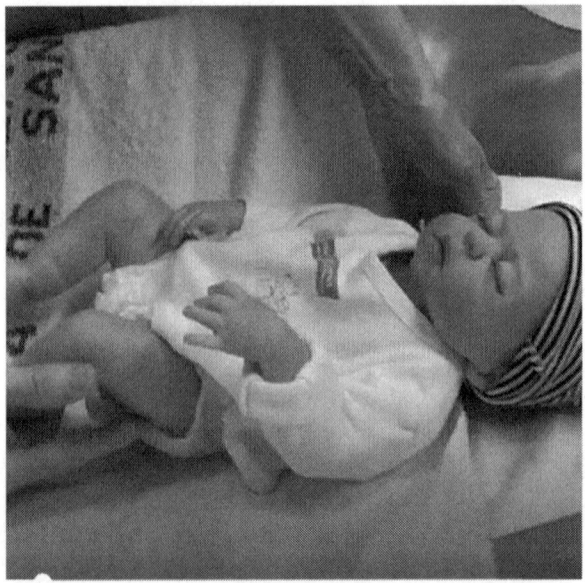

IMAGEN **111.**

Inmovilización momia, paso 1 (toalla por debajo del lactante).
(Fuente: elaboración propia, CSA, Facultad de Salud UCHCEU).

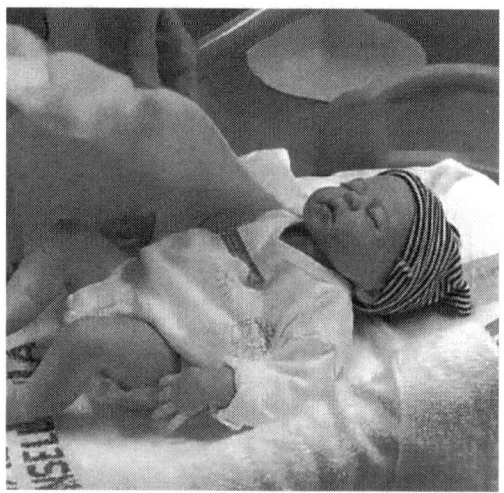

IMAGEN **112.**

Inmovilización momia, paso 2, (coger un extremo y pasarlo por encima del lactante
e introducirlo por debajo del hombro contrario, inmovilizando la articulación de este).
(Fuente: elaboración propia, CSA, Facultad de Salud UCHCEU).

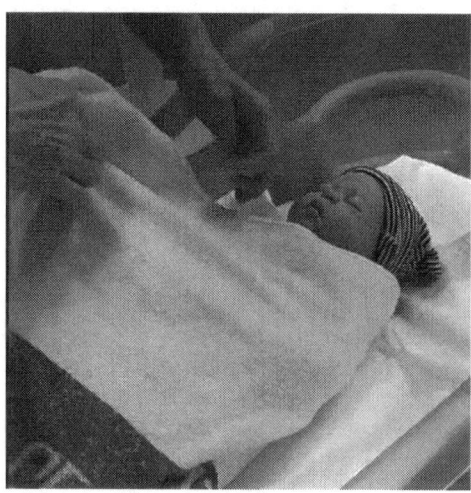

IMAGEN **113.**

Inmovilización momia, paso 3, (con el otro extremo, pasarlo al lado contrario, fijando la
articulación de hombro e introduciendo la toalla por debajo del cuerpo del niño).
(Fuente: elaboración propia, CSA, Facultad de Salud UCHCEU).

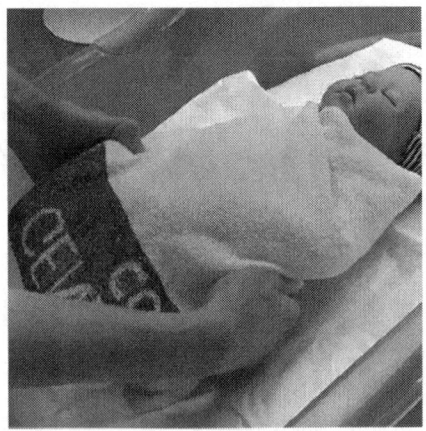

IMAGEN **114.**

Inmovilización momia, paso 4,
(se pasa por debajo de los pies el resto de toalla que queda libre).
(Fuente: elaboración propia, CSA, Facultad de Salud UCHCEU).

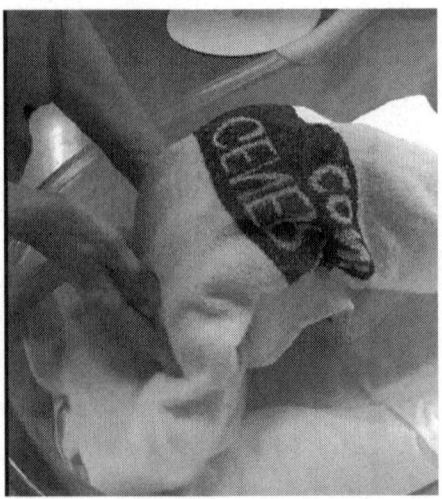

IMAGEN **115.**

Inmovilización momia, paso 5.
(Fuente: elaboración propia, CSA, Facultad de Salud UCHCEU).

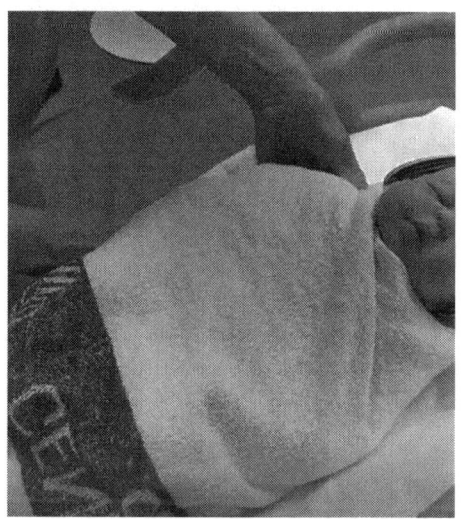

IMAGEN **116.**
Inmovilización momia completa.
(Fuente: elaboración propia, CSA, Facultad de Salud UCHCEU).

BIBLIOGRAFÍA

ARES, M.; BENITO, F.; MINTEGI, S.; YAGÜE, M. (2019).*Técnicas y procedimientos para enfermería en urgencias pediátricas.* Editorial Medica Panamericana. ISBN 9788491103011.

PÉREZ, M. J. C.; DÍEZ, J. L. G., & LEGUINA, D. G. L. (2021). *Manual práctico de clínica pediátrica* (Vol. 79). Ed. Universidad de Cantabria.

PULIDO GARCÍA, M. T. y BRIONGOS DÍAZ, P. D. (2015). *Inmovilización para la realización de técnicas en Pediatría.* Oceano Medicina.

OBTENCIÓN DE MUESTRAS PARA ANÁLISIS

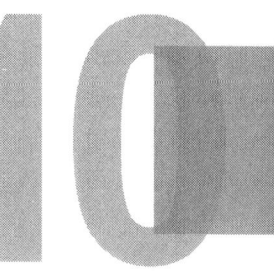

ROSANA IRANZO DEL COBO

1. TÉCNICA PARA TOMA DE FROTIS FARÍNGEO Y NASAL

1.1. DEFINICIÓN

Consiste en una prueba que se realiza con el fin de detectar microorganismos presentes en la faringe o en las fosas nasales.

1.2. OBJETIVO

Detectar la presencia de bacterias en la faringe o en las fosas nasales.

1.3. RECURSOS HUMANOS

El alumno/a realiza el rol de enfermero/a.

1.4. RECURSOS MATERIALES

- Guantes.
- Hisopo para muestra.
- Depresor.

1.5. PROCEDIMIENTO

1. Explicar el procedimiento al niño y/o familia.
2. Lavado higiénico de manos. Ponerse guantes y mascarilla.
3. Colocar al niño en la posición adecuada: el niño en decúbito supino.
4. Si colabora, en el caso de que sea muestra faríngea, solicitar que abra la boca, y que saque la lengua para visualizar la úvula. Con el hisopo, tocar zona del exudado si se visualiza y si no hay lesión, mucosa faríngea, tomar muestra e introducir en el tubo. En el caso de que sea muestra nasal, el hisopo se introducirá por una coana nasal, arrastrándolo por el tabique nasal hacia arriba, y en el momento en que se note un tope, se inclinara el hisopo en dirección horizontal y se introducirá unos centímetros más, y después con movimientos circulares, se extraerá el hisopo y se introducirá en el tubo de recogida de la muestra.
5. Si no colabora, y el niño es pequeño, solicitar la ayuda de un compañero, que inmovilice la cabeza del niño, elevando sus brazos a la altura de la cabeza, para inmovilizar a la par MMSS y cabeza, con un depresor, abrir la boca y tomar muestra, en introducirlo en el tubo.
6. Identificar la muestra y enviarla al laboratorio.
7. Registrar.

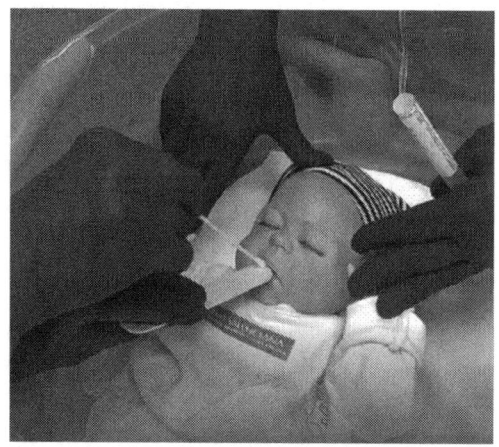

IMAGEN **117.**
Realización de frotis faríngeo a paciente pediátrico.
(Fuente: elaboración propia, CSA, Facultad de Salud UCHCEU).

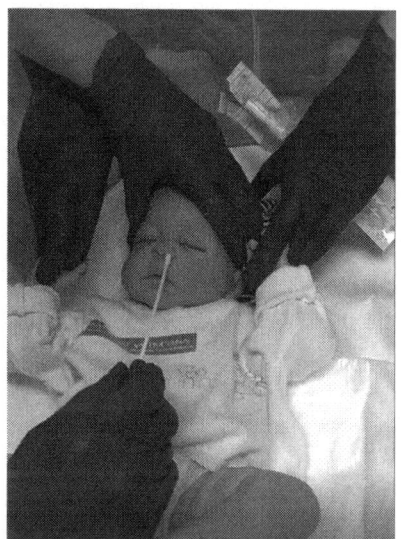

IMAGEN **118.**
Realización de frotis nasal a paciente pediátrico.
(Fuente: elaboración propia, CSA, Facultad de Salud UCHCEU).

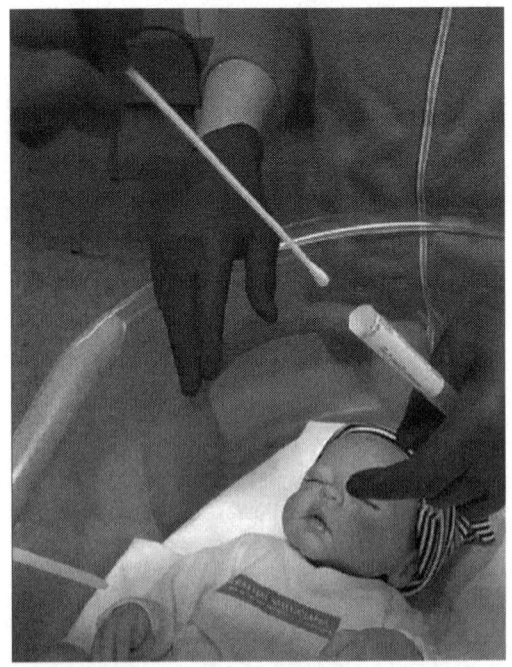

IMAGEN 119.

Introducción del hisopo en el recipiente tras la toma de la muestra.
(Fuente: elaboración propia, CSA, Facultad de Salud UCHCEU).

2. TÉCNICA DE URINOCULTIVO EN EL LACTANTE (BOLSA DE URINOCULTIVO)

2.1. DEFINICIÓN

Es el examen que se realiza en laboratorio con el fin de detectar la presencia de microorganismos en la orina del niño.

2.2. OBJETIVOS

- Recoger muestra de orina en condiciones de asepsia en niños que no son capaces de controlar esfínteres.
- Descartar infección urinaria en niños que no son capaces de controlar esfínteres.

2.3. RECURSOS HUMANOS

El alumno/a realiza el rol de enfermero/a.

2.4. RECURSOS MATERIALES

- Dos pares de guantes desechables.
- Esponja jabonosa.
- Suero fisiológico o agua estéril.
- Gasas estériles.
- Bolsa de urinocultivo.
- Jeringuilla.
- Aguja.
- Recipiente estéril para la muestra.

2.5. PROCEDIMIENTO

1. Explicar el procedimiento al niño y/o familia.
2. Lavado higiénico de manos. Ponerse guantes.
3. Colocar al niño en la posición adecuada: el niño en decúbito supino y la niña en posición ginecológica. Preservar la intimidad del niño/a.
4. Proceder a la higiene de los genitales con esponjas jabonosas (agua y jabón), realizar un buen lavado de arrastre, en el niño retirando bien el prepucio hacia atrás, en la niña separando los labios y haciéndolo de arriba hacia abajo.

5. Aclarar con suero fisiológico/agua estéril. Secar con gasas estériles.
6. Lavarse las manos y colocarse unos guantes nuevos.
7. Retirar la parte inferior del papel protector de la banda adhesiva de la bolsa recolectora.
8. Colocar la apertura de la bolsa recolectora alrededor del meato urinario, dejando libre la zona anal para minimizar el riesgo de contaminación por materia fecal.
9. Retirar el resto de papel de la banda adhesiva y ajustar bien la bolsa presionando sobre la piel para asegurar su correcta adhesión y evitar fugas.
10. Revisar el contenido de la bolsa cada 15 minutos, si transcurridos 30 minutos desde la colocación de la bolsa el niño no ha realizado la micción, higienizaremos de nuevo la zona y colocaremos una nueva bolsa estéril.
11. Una vez el niño ha miccionado despegar la bolsa con suavidad y recoger la muestra de orina:
    • Si la bolsa es cerrada, se extrae el contenido con una jeringa y aguja y se despega la bolsa con suavidad; o recortando una esquina de la bolsa, desechar un poco de orina y recoger el resto de la muestra
    • Si la bolsa es abierta, se vaciará el contenido con una jeringa por el orificio situado en su base.
12. Depositar la orina en el recipiente estéril.
13. Identificar la muestra obtenida y enviarla al laboratorio.

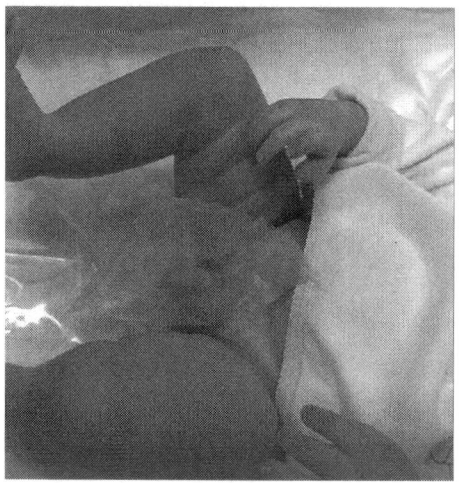

IMAGEN 120.

Bolsa de urinocultivo para paciente pediátrico.
(Fuente: elaboración propia, CSA, Facultad de Salud UCHCEU).

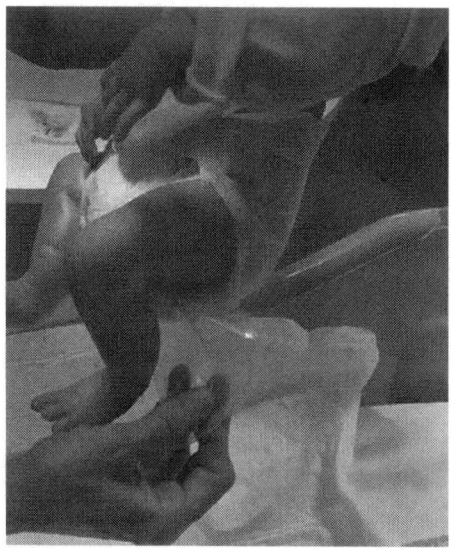

IMAGEN 121.

Sujeción bolsa de urinocultivo con pañal.
(Fuente: elaboración propia, CSA, Facultad de Salud UCHCEU).

3. EXTRACCIÓN SANGRE PARA ANALÍTICA CON TÉCNICA DE GOTA A GOTA

3.1. DEFINICIÓN

A través de la extracción de sangre de una vena, se van a obtener los resultados de la presencia de células sanguíneas y distintas sustancias que hay en la sangre venosa que puedan ayudar a orientar en el diagnóstico de alguna patología.

3.2. OBJETIVO

Recoger muestra de sangre para enviarla a laboratorio con el fin de determinar a presencia de datos que indiquen la presencia o no de alguna patología.

3.3. RECURSO HUMANOS

El alumno/a realiza el rol de enfermero/a.

3.4. RECURSOS MATERIALES

- Sábana.
- Guantes.
- Gasas.
- Desinfectante, tipo clorhexidina alcohólica.
- Aguja calibre nº 20 o palomilla con alargadera.
- Tijeras.
- Tubos microtainer.
- Contenedor de objetos punzantes (residuo tipo 3).
- Tirita.

3.5. PROCEDIMIENTO

1. Lavado de manos y preparar el material. Colocación de guantes.
2. Explicar el procedimiento a los padres y al niño en función de la edad.
3. Se procederá a la correcta sujeción del niño, tipo momia, en función de la edad. Si el niño es menor de un mes, con la sujeción de la zona donde se va a canalizar la vía, se realizará agarre para hacer compresión, si es mayor de un mes, se puede utilizar el compresor.
4. Colocarse los guantes de un solo uso, con gasas empapadas en clorhexidina alcohólica, desinfectar la zona donde se va a pinchar, con movimientos circulares de dentro hacia afuera, sin pasar dos veces por el mismo sitio.
5. En caso de pinchar en la mano, en neonatos o lactantes, flexionar esta con el fin de mantener la sujeción y tener estirada la piel donde se va a canalizar la vía. Si la zona elegida es el pie, hacer una ligera flexión interior, para visualizar mejor donde pinchar.
6. Pinchar con decisión sobre la vena que se visualiza, o con aguja nº 20 o con palomilla, a la que previamente se le habrá cortado la alargadera, se introduce prácticamente el bisel, acercar los microtainers e ir rellenándolos gota a gota.
7. Una vez extraída la analítica, retirar la aguja, y desecharla en el contenedor de objetos punzantes, presionar sobre la zona con una gasa durante unos minutos y colocar una tirita en la zona.
8. Se identifican los microtainers y se envían al laboratorio correspondiente.
9. Retirada de guantes y lavado de manos.

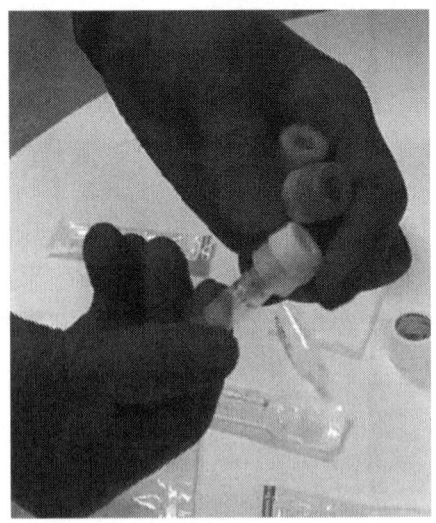

IMAGEN **122.**

Tubos microtainers.
(Fuente: elaboración propia, CSA, Facultad de Salud UCHCEU).

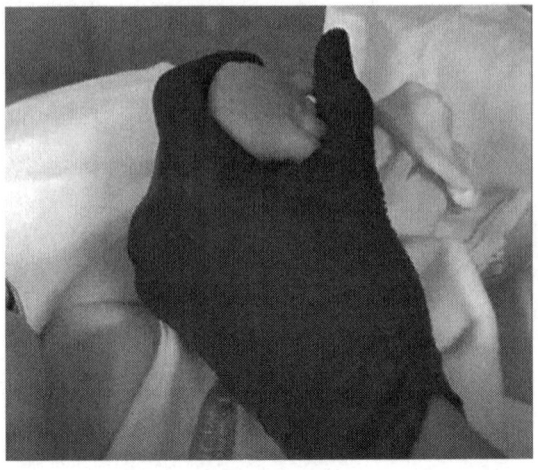

IMAGEN **123.**

Sujeción para venopunción en lactante.
(Fuente: elaboración propia, CSA, Facultad de Salud UCHCEU).

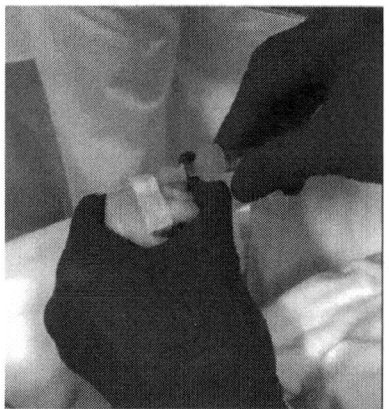

IMAGEN **124.**
Extracción analítica con microtainer.
(Fuente: elaboración propia, CSA, Facultad de Salud UCHCEU).

4. CANALIZACIÓN DE UNA VÍA PERIFÉRICA EN PEDIATRÍA

4.1. DEFINICIÓN

Colocación de un catéter de plástico que se introduce dentro de una vena para poder introducir distintos fluidos y fármacos al torrente sanguíneo.

4.2. OBJETIVO

Mantener un acceso venoso permeable con el fin de poder administrar fluidos y/o medicamentos intravenosos o transfusiones.

4.3. RECURSOS HUMANOS

El alumno/a realiza el rol de enfermero/a.

4.4. RECURSOS MATERIALES

- Sábana.
- Guantes desechables.
- Compresor.
- Gasas.
- Clorhexidina alcohólica.
- Abocath calibre 24 ó 22.
- Alargadera corta.
- Tapón antirreflujo.
- Apósito para catéteres.
- Jeringa 5ml.
- Suero fisiológico.
- Venda cohesiva.
- Tijeras.
- Contenedor de objetos punzantes (residuo tipo 3).

4.5. PROCEDIMIENTO

1. Lavado de mano y preparar el material. Colocación de guantes.
2. Explicar el procedimiento a los padres y al niño en función de la edad.
3. Se procederá a la correcta sujeción del niño, tipo momia, en función de la edad. Si el niño es menor de un mes, con la sujeción de la zona donde se va a canalizar la vía, se realizará agarre para hacer compresión; si es mayor de un mes, se puede utilizar el compresor.
4. Colocarse lo guantes de un solo uso, con gasas empapadas en clorhexidina alcohólica, desinfectar la zona donde se va a pinchar, con movimientos circulares de dentro hacia afuera, sin pasar dos veces por el mismo sitio.

5. En caso de pinchar en la mano, en neonatos o lactantes, flexionar esta con el fin de mantener la sujeción y tener estirada la piel donde se va a canalizar la vía. Si la zona elegida es el pie, hacer una ligera flexión interior, para visualizar mejor donde pinchar.
6. Pinchar con decisión la vena, e introducir el abocath en ella, a medida que se extrae el fiador.
7. Fijar el abocath a la piel, colocar la alargadera y el tapón antirreflujo, previamente purgados con SF, comprobar la permeabilidad de la vía, introduciendo 3-4cc de SF por esta. Si es permeable, se colocará un poco de esparadrapo tipo piel de cerdo, debajo del abocath, para evitar ulceración, y se colocará un apósito transparente; tras esto, se procederá a poner un vendaje de sujeción sobre la zona, fijando con este la alargadera y el tapón.
8. Proceder a vendar la alargadera al brazo del niño, con el fin de asegurar la sujeción de la vía, y evitar una salida accidental del abocath.
9. Retirada de guantes y lavado de manos.
10. Registrar la técnica realizada.

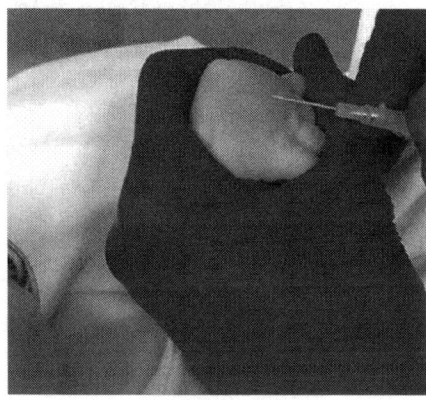

IMAGEN 125.

Fijación de la mano del lactante para canalizar una vía.
(Fuente: elaboración propia, CSA, Facultad de Salud UCHCEU).

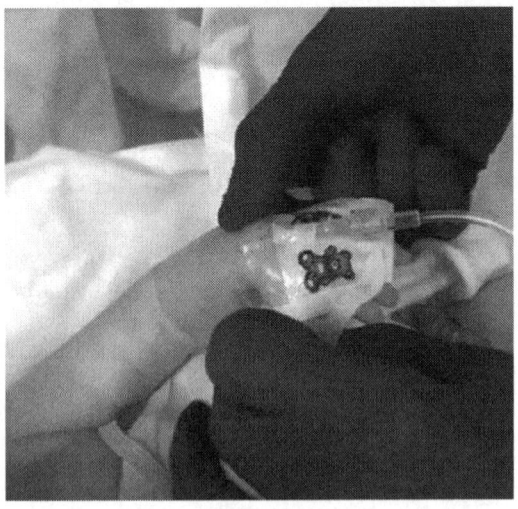

IMAGEN **126.**

Apósito para sujeción de abocath® en paciente pediátrico.
(Fuente: elaboración propia, CSA, Facultad de Salud UCHCEU).

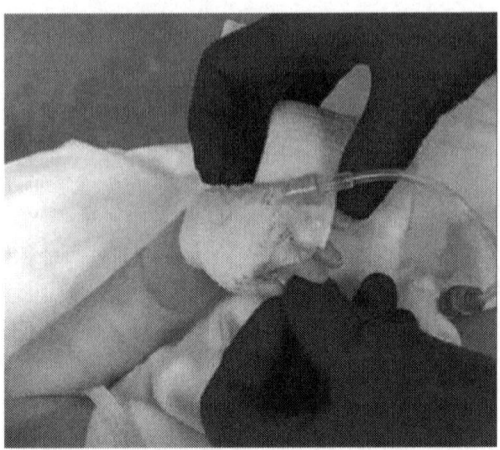

IMAGEN **127.**

Fijación de abocath® en paciente pediátrico.
(Fuente: elaboración propia, CSA, Facultad de Salud UCHCEU).

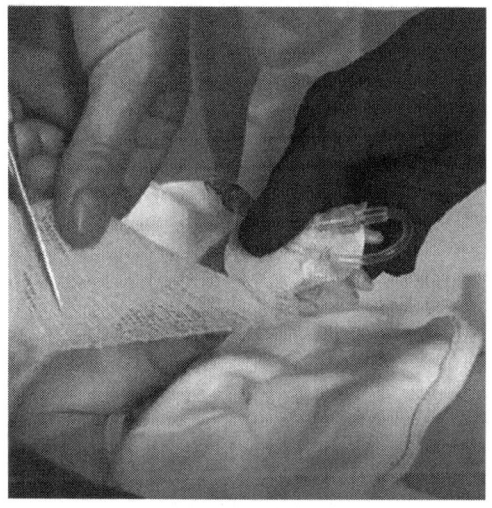

IMAGEN **128.**
Mantener dedos libres en la fijación del abocath® en pediatría.
(Fuente: elaboración propia, CSA, Facultad de Salud UCHCEU).

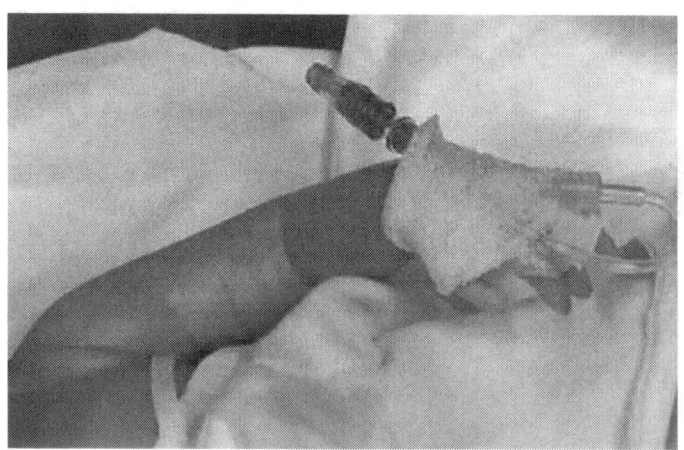

IMAGEN **129.**
Fijación completa del abocath® en paciente pediátrico.
(Fuente: elaboración propia, CSA, Facultad de Salud UCHCEU).

5. PRUEBAS METABÓLICAS

5.1. DEFINICIÓN

Análisis de sangre que se realiza a los recién nacidos con el fin de detectar precozmente enfermedades hereditarias del metabolismo.

5.2. OBJETIVO

Detectar precozmente enfermedades hereditarias del metabolismo con el fin de poner tratamiento y evitar las posibles complicaciones que se pueden dar según la patología detectada.

5.3. RECURSOS HUMANOS

El alumno/a realiza el rol de enfermero/a.

5.4. RECURSOS MATERIALES

- Guantes desechables.
- Gasas.
- Clorhexidina alcohólica.
- Dispositivo con freno para punción.
- Papel adsorbente de la prueba de metabolopatías.
- Tirita.

5.5. PROCEDIMIENTO

1. Si el recién nacido está con lactancia materna, realizar la técnica mientras el niño está amamantando. Técnica no farmacológica para mitigar el dolor.
2. Calentar el talón con agua caliente.
3. Colocarse guantes desechables.
4. Desinfectar el talón con unas gasas con clorhexidina alcohólica al 2%.
5. Localizar la zona de punción en el talón, los laterales, nunca en la zona del calcáneo, ya que se pueden producir complicaciones, como por ejemplo, una osteomielitis.
6. Con el dispositivo específico para la prueba del talón, se apoyará en la zona elegida y se presionará el botón, con el fin de activar la cuchilla.
7. Se desechará la primera gota de sangre.
8. Se rellenaran los círculos del papel de filtro, que está previamente identificado, aproximando el papel a la gota de sangre que se forma en el talón.
9. Una vez los círculos están rellenos, se aplicará una suave presión con una gasa seca en la zona de punción. Para facilitar que no sangre, se puede elevar el pie por encima del cuerpo del recién nacido, y se colocará una tirita en la zona.
10. Retirada de guantes y lavado de manos.
11. La muestra se debe dejar secar sobre una superficie horizontal limpia y seca evitando que le dé la luz solar directa o bajo algún foco de calor. Permanecerá así hasta su completo secado, unas dos o tres horas, tras lo cual se introducirá en el sobre de metabolopatias y se cursará.

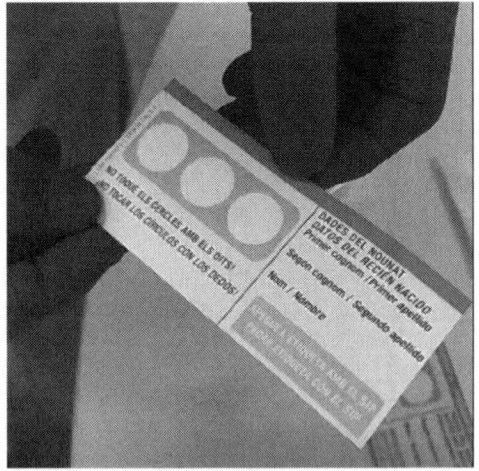

IMAGEN **130.**

Papel de fieltro para la prueba de metabolopatías.
(Fuente: elaboración propia, CSA, Facultad de Salud UCHCEU).

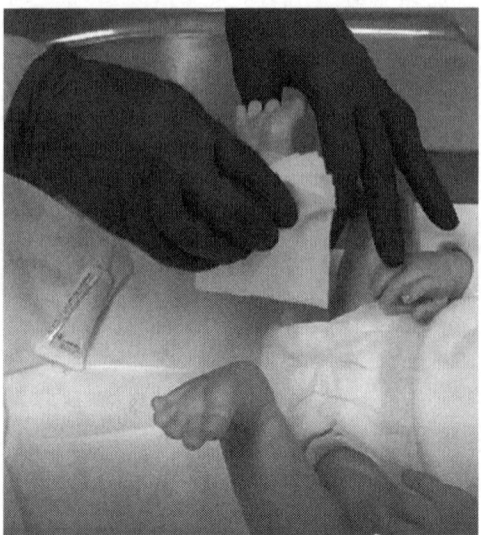

IMAGEN **131.**

Limpieza del talón previa a la prueba de metabolopatías.
(Fuente: elaboración propia, CSA, Facultad de Salud UCHCEU).

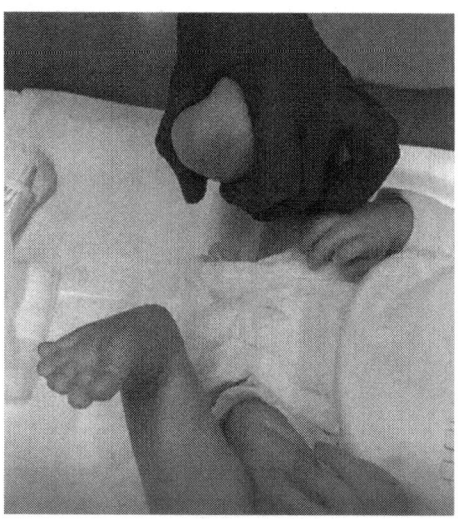

IMAGEN **132.**

Sujeción del talón para prueba metabólica.
(Fuente: elaboración propia, CSA, Facultad de Salud UCHCEU).

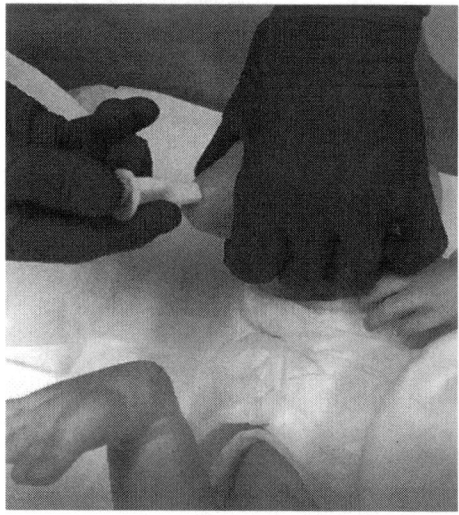

IMAGEN **133.**

Técnica de punción del talón.
(Fuente: elaboración propia, CSA, Facultad de Salud UCHCEU).

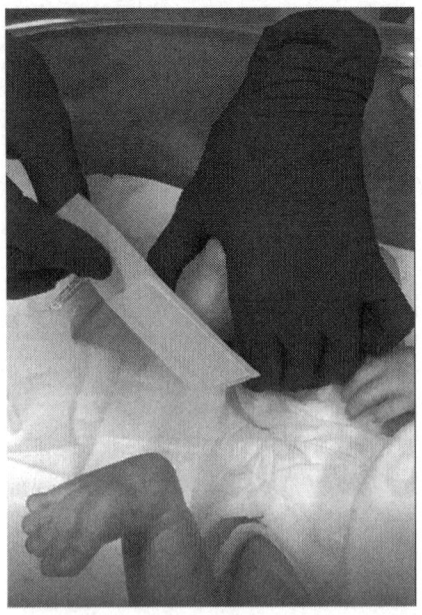

IMAGEN **134.**

Recogida de muestra de sangre para prueba de metabolopatías.
(Fuente: elaboración propia, CSA, Facultad de Salud UCHCEU).

BIBLIOGRAFÍA

AGUILAR CORDERO, M. J. (2012). *Tratado de enfermería del niño y adolescente. Cuidados pediátricos,* 2ª Edición. Elsevier.

ARES, M.; BENITO, F.; MINTEGI, S.; YAGÜE, M. (2019).*Técnicas y procedimientos para enfermería en urgencias pediátricas.* Editorial Medica Panamericana. ISBN 9788491103011.

CALDERÓN LÓPEZ, G. M.; JIMÉNEZ PARRILLA,F.; LOSADA MARTÍNEZ, A. (2008). *Screening neonatal. Protocolos Diagnóstico Terapeúticos de la AEP: Neonatología.* Protocolos Asociación Española de Pediatría.

GENERALITAT VALENCIANA. CONSELLERIA DE SANITAT. (2007). *Guía de Actuación de Enfermería. Manual de procedimientos generales.* Conselleria de Sanitat, Valencia. Disponible online en: http://publicaciones.san.gva.es/publicaciones/documentos/V.5277-2007.pdf

GONZÁLEZ-LAMUÑO LEGUINA, D.; COUCE PICO, M. L. (2019) *Cribado Neonatal. Pediatr Integral;* XXIII (3): 169.e1-169.e10

HERNÁNDEZ MARTINEZ, A. (2008). *Enfermería del recién nacido sano. Enfermería del niño y del adolescente.* Colección líneas de investigación en Enfermería. Enfo Ediciones.

PERRY, A. G. (1999). *Enfermería clínica: Técnicas y procedimientos.* 4ª Edición, pp. 134-591. Edit. Harcourt Brace, España.

PROGRAMA DE CRIBADO NEONATAL DE ENFERMEDADES ENDOCRINOMETABÓLICAS DE ANDALUCIA. (2016). *Instrucciones para profesionales.* Disponible online en: https://www.juntadeandalucia.es/export/drupaljda/salud_5af958762207e_programa_cribado_neonatal_instrucciones_profesionales_2016_18_10_2016.pdf

RCP BÁSICA Y OVACE
ROSANA IRANZO DEL COBO

1. RCP BÁSICA Y OVACE

1.1. DEFINICIÓN

Reanimación cardiopulmonar de una persona que ha dejado de respirar o el corazón ya no le bombea la sangre.

1.2. OBJETIVO

Restablecer de forma autónoma el pulso y la respiración del niño.

1.3. RECURSOS HUMANOS

El alumno/a realiza el rol de enfermero/a.

1.4. RECURSOS MATERIALES

- Bustos de RCP de lactante y adulto.
- Maniquí de lactante y niño.
- Tabla RCP.
- Ambú.
- Mascarillas o protectores boca a boca.
- Pieza en T.
- Camillas.
- Empapadores.

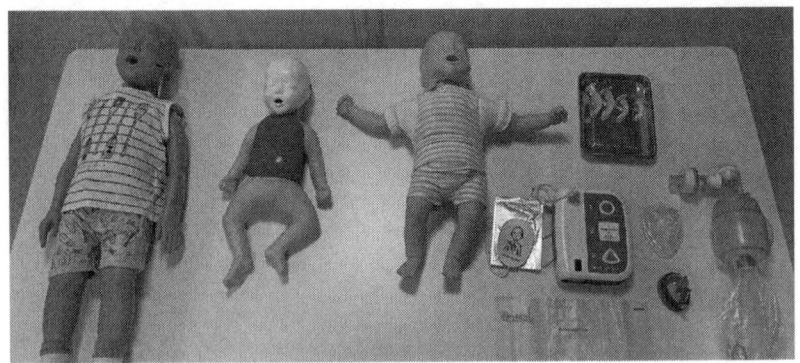

Modelos pediátricos y material necesario para la demostración
de RCP básica en paciente pediátrico.
(Fuente: elaboración propia, CSA Facultad Salud UCHCEU).

1.5. PROCEDIMIENTOS

A) RCP LACTANTE (NIÑOS MENORES DE UN AÑO)

1. Comprobar si responde a estímulos tocándole la plata de los pies o detrás de la oreja y llamándole.
2. Llamar a emergencias o avisar.
3. Abrir la vía aérea mediante tracción mandibular, no haciendo la maniobra frente-mentón. Comprobar con barrido digital que no hay nada en la boca.
4. Comprobar si respira (ver-oír-sentir): ver si se expande el tórax, escuchar si respira y sentir la salida de aire.
5. Si no respira: administrar 5 ventilaciones de rescate, boca y nariz.
6. Comprobar la circulación mediante el pulso de la arteria braquial o femoral. No está consciente, no respira, pulso <60 latidos por minutos.

7. Comenzar RCP: 30/2 no sanitarios, 15/2 sanitarios (expertos) o dos personas. Dos dedos por encima apéndice xifoides, abrazándole con dos manos la caja torácica y deprimiendo el tórax con los pulgares. Si hay un único reanimador, colocar dos dedos sobre la parte inferior del esternón.
8. Reevaluar.

B) RCP NIÑOS (DESDE EL AÑO HASTA ALCANZAR UN PESO DE 55 KG O HALLAR SIGNOS DE PUBERTAD DEFINIDA COMO LA APARICIÓN DE MAMAS EN LAS MUJERES Y VELLO AXILAR EN LOS HOMBRES)

1. Comprobar si responde a estímulos mediante pequeños pellizcos y llamándole.
2. Llamar a emergencias o avisar.
3. Abrir la vía aérea mediante maniobra frente-mentón.
4. Comprobar con barrido digital que no hay nada en la boca.
5. Comprobar si respira (ver-oír-sentir): ver si se expande el tórax, escuchar si respira y sentir la salida de aire.
6. Si no respira: administrar 5 ventilaciones de rescate, boca y nariz.
7. Comprobar la circulación mediante el pulso de la arteria carótida o femoral. No está consciente, no respira, pulso <60 latidos por minutos.
8. Comenzar RCP: 30/2 no sanitarios, 15/2 sanitarios (expertos) o dos personas. Sobre el tercio medio del esternón, dejando caer el peso sobre el talón de una de las dos manos abrazadas. Niños pequeños, con una sola de las manos es suficiente.
9. Reevaluar.

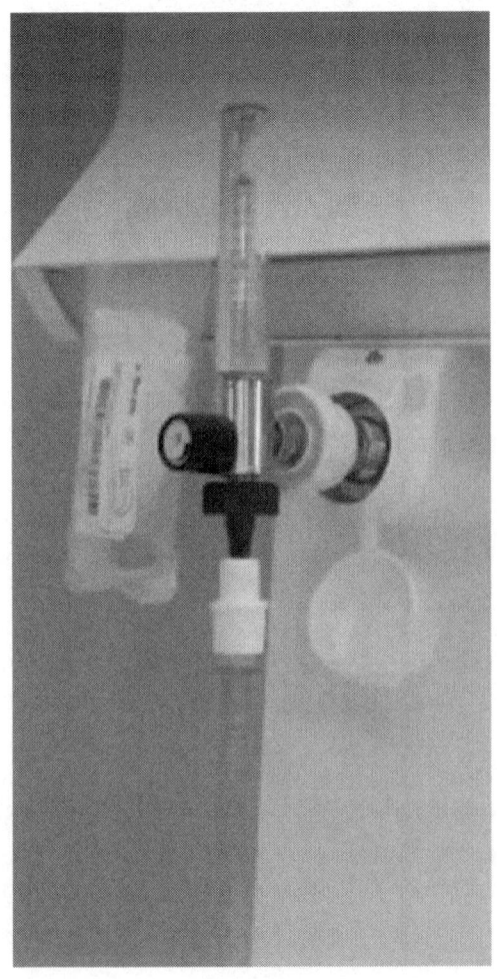

IMAGEN **136.**

Conexión pieza en T a la toma de oxígeno.
(Fuente: elaboración propia, CSA, Facultad Salud UCHCEU).

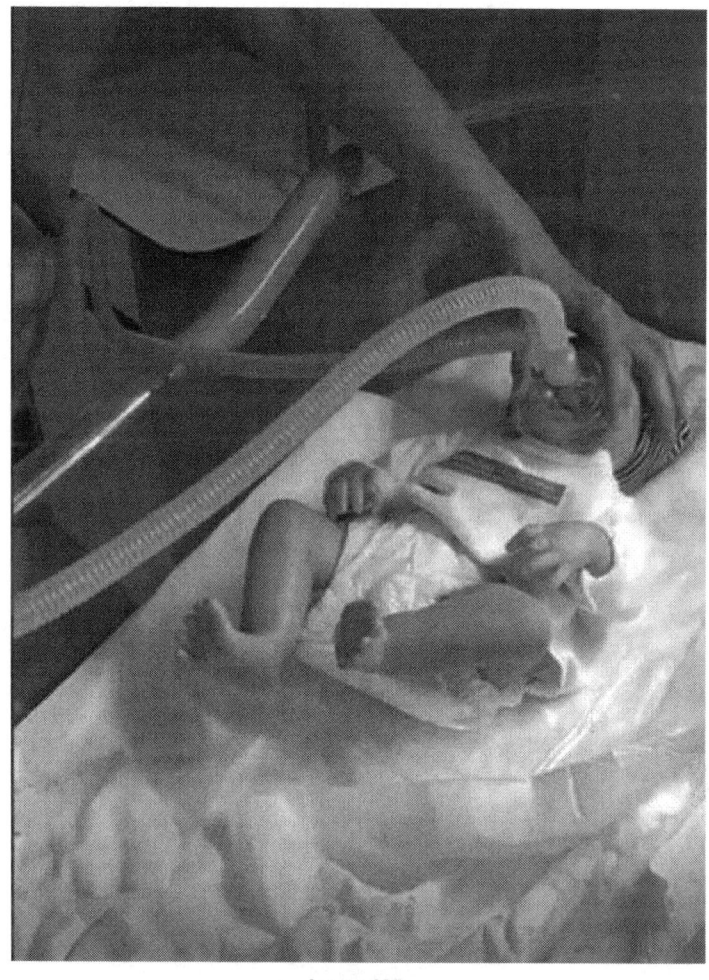

IMAGEN **137.**

Fijación de la mascarilla a la pieza en T en paciente pediátrico.
(Fuente: elaboración propia, CSA, Facultad Salud UCHCEU).

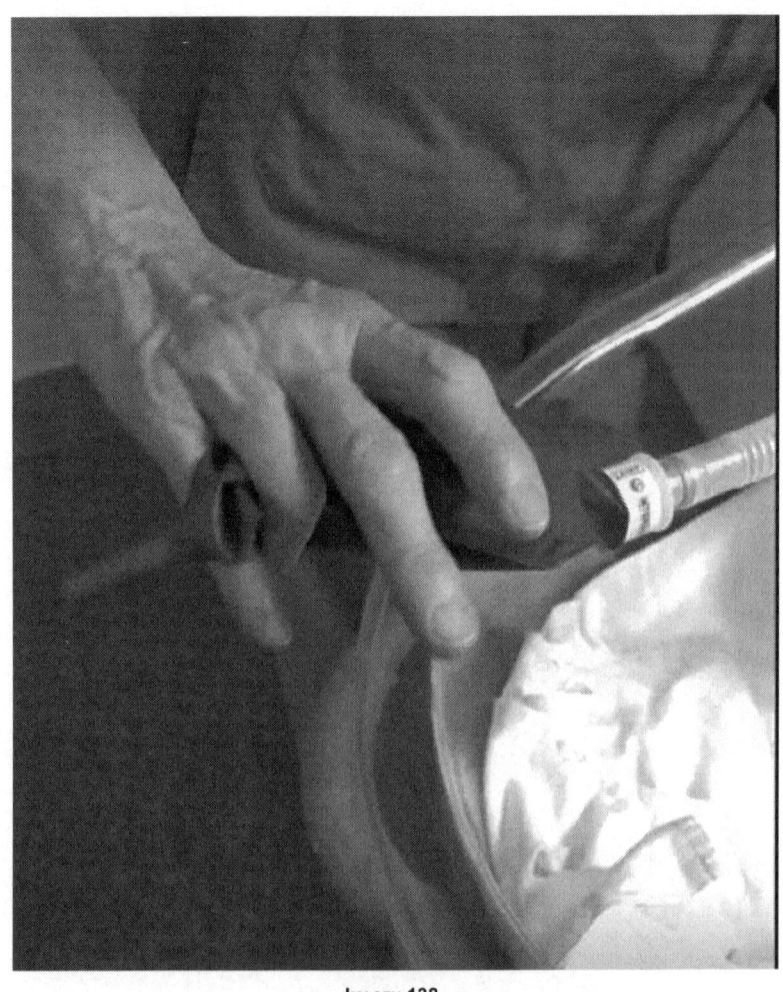

IMAGEN **138.**

Sujeción globo pieza en T.
(Fuente: elaboración propia, CSA, Facultad Salud UCHCEU).

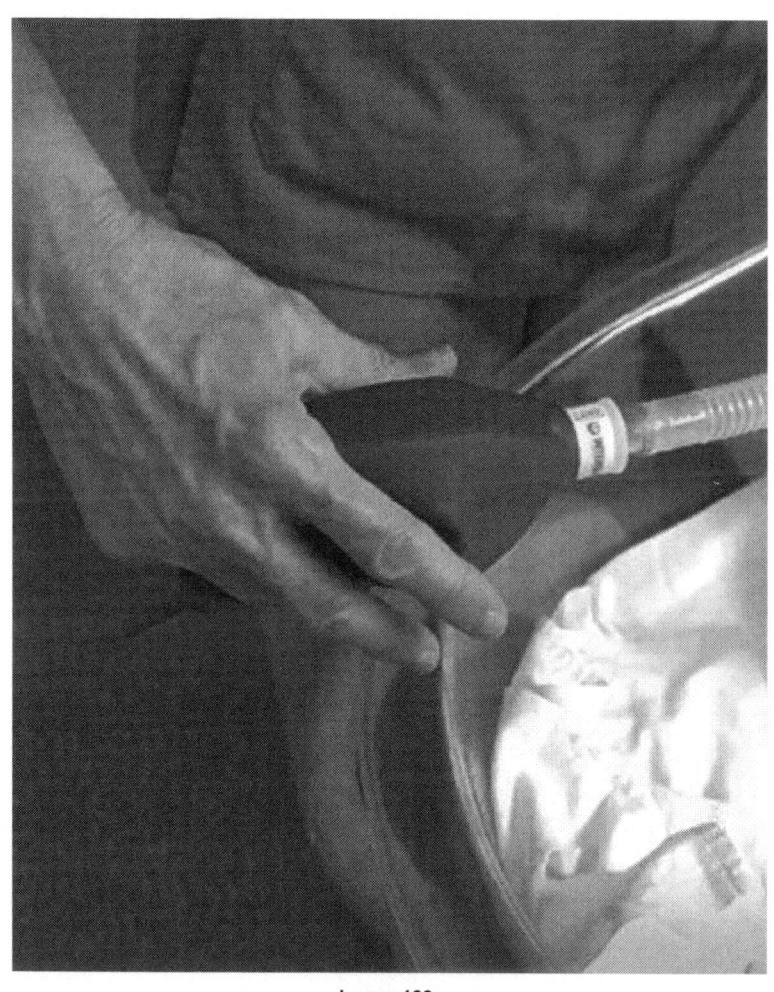

IMAGEN **139.**

Manejo globo pieza en T.
(Fuente: elaboración propia, CSA, Facultad Salud UCHCEU).

MANEJO DE LA OBSTRUCCIÓN DE VÍA AÉREA POR CUERPO EXTRAÑO (OVACE)

PABLO CORBÍ MARÍNEZ

1. MANEJO DE LA OBSTRUCCIÓN DE VÍA AÉREA POR CUERPO EXTRAÑO (OVACE)

1.1. DEFINICIÓN

Obstrucción de la vía aérea por un cuerpo extraño: normalmente un objeto o alimento que impacta en la encrucijada faringo-laríngea de la víctima provocando un cuadro repentino de asfixia que si no se resuelve en pocos minutos de manera espontánea o con ayuda externa conduce a una hipoxia severa, que provoca inconsciencia, seguida de parada cardiorrespiratoria y muerte cerebral.

1.2. OBJETIVO

Liberar la vía aérea para permitir el paso del aire y restablecer el intercambio gaseoso.

1.3. RECURSOS HUMANOS

El alumno/a realiza el rol de enfermero/a.

1.4. RECURSOS MATERIALES

- Maniquí pediátrico.

1.5. PROCEDIMIENTO

A) OVACE LACTANTE

1. Atragantamiento, dificultad respiratoria y tos espontánea de inicio rápido provocada por el paso de un cuerpo extraño a la vía aérea.
2. En lactantes conscientes con tos efectiva manifestada por llanto y nivel de conciencia normal: animar al paciente a toser, vigilando la expulsión del cuerpo extraño.
3. En lactantes conscientes con tos inefectiva, manifestada por cianosis y nivel de conciencia decreciente: actuación rápida, pedir ayuda e iniciar maniobras de desobstrucción de la vía aérea.
4. Si el paciente está consciente: colocar en posición prono, con la cabeza hacia abajo, sobre el antebrazo. Con la mano, donde se apoya el paciente, se sujetará la mandíbula firmemente.
5. Golpear con la otra mano la espalda, 5 veces en la zona interescapular.
6. Si no es efectiva, se cambiará al lactante al otro antebrazo, en supino con la cabeza hacia abajo, y sujetando la cabeza por el occipucio con la mano.
7. Con la mano que queda libre, se realizarán 5 compresiones torácicas, un dedo por encima del xifoides, con el dedo índice medio, compresiones lentas y fuertes.
8. Después de cada ciclo, valorar estado de consciencia y la respiración.

9. Si está inconsciente activar llamada a emergencias, realizar 5 insuflaciones y observar movimientos respiratorios. Si siguen ausentes, iniciar RCP. Si existen movimiento respiratorio, colocar en posición lateral de seguridad.

B) OVACE NIÑO

1. Atragantamiento, dificultad respiratoria y tos espontánea de inicio rápido provocada por el paso de un cuerpo extraño a la vía aérea.
2. En niños conscientes con tos efectiva: animar al paciente a toser, vigilando la expulsión del cuerpo extraño.
3. En niños conscientes con tos inefectiva: actuación rápida, pedir ayuda e iniciar maniobras de desobstrucción de la vía aérea.
4. Niño en bipedestación inclinado hacia delante, se darán 5 golpes interescapulares. Si no son efectivos, mantener en bipedestación y el reanimador se coloca detrás, lo abrazará por debajo de las axilas, con una mano con el puño cerrado entre ombligo y xifoides, que sujeta con la otra mano, y realiza 5 movimientos bruscos hacia arriba y atrás.
5. Vigilar si expulsa cuerpo extraño y tras cada ciclo valorar consciencia y respiración. Después de cada ciclo, valorar estado consciencia y respiración.
6. Si está inconsciente: iniciar RCP.

BIBLIOGRAFÍA

AGUILAR CORDERO, M. J. (2012). *Tratado de enfermería del niño y adolescente. Cuidados pediátricos,* 2ª Edición. Elsevier.

ARES, M.; BENITO, F.; MINTEGI, S.; YAGÜE, M. (2019). *Técnicas y procedimientos para enfermería en urgencias pediátricas.* Editorial Medica Panamericana. ISBN 9788491103011.

GENERALITAT VALENCIANA. CONSELLERIA DE SANITAT. (2007). *Guía de Actuación de Enfermería. Manual de procedimientos generales.* Conselleria de Sanitat, Valencia. Disponible online en: http://publicaciones.san.gva.es/publicaciones/documentos/V.5277-2007.pdf

GRANFELDT, A.; HOLMBERG, M. J.; NOLAN, J. P.; SOAR, J.; ANDERSEN, L. W. (2021). International Liaison Committee on Resuscitation (ILCOR). Advanced Life Support Task Force: Targeted temperature management in adult cardiac arrest: Systematic review and meta-analysis. *Resuscitation* 167:160-172. doi:10.1016/j.resuscitation.2021.08.040

HERNÁNDEZ MARTINEZ, A.; GOMEZ SALGADO, J. (2008). *Enfermería del recién nacido en riesgo y procedimientos neonatales. Enfermería del niño y del adolescente.* Colección líneas de investigación en Enfermería. Enfo Ediciones.

HERNANDEZ MARTINEZ, A.; GOMEZ SALGADO, J.; MEDINA ARAGÓN, F. J. (2009). *Enfermería del recién nacido patológico. Enfermería del niño y del adolescente.* Colección líneas de investigación en Enfermería. Enfo Ediciones.

LÓPEZ, L. *Procedimientos y cuidados de enfermería en el usuario pediátrico.* Disponible online en: https://www.academia.edu/28698423/procedimientos_y_cuidados_de_enfermer%-C3%ADa_en_el_usuario_pediatrico

MACONOCHIE, I. K.; AICKIN, R.; HAZINSKI, M. F., *et al.* (2020). Pediatric Life Support: 2020 International Consensus on Cardiopulmonary Resuscitation and Emergency Cardiovascular Care Science With Treatment Recommendations. *Resuscitation* 156:A120-A155. doi:10.1016/j.resuscitation.2020.09.013

PRATIK, B.; PATEL, N. L. (2019). Shapiro. Portable, non-powered, suction-generating device for management of lifethreatening aerodigestive tract foreign bodies: Novel prototype and literature review. *International Journal of Pediatric Otorhinolaryngology,* 118, pp. 31-35.

POTTER, P. (1999). *Enfermería Clínica: Técnicas y procedimientos,* 4ª Edición. Harcourt Brace.

URGENCIAS Y EMERGENCIAS. Actualización RCP. Disponible online en: https://www.urgenciasyemergen.com/actualizacion-erc-2021-nuevas-recomendaciones-rcp/

CUIDADOS AL PACIENTE CRÍTICO Y SOPORTE VITAL

PARTE 8

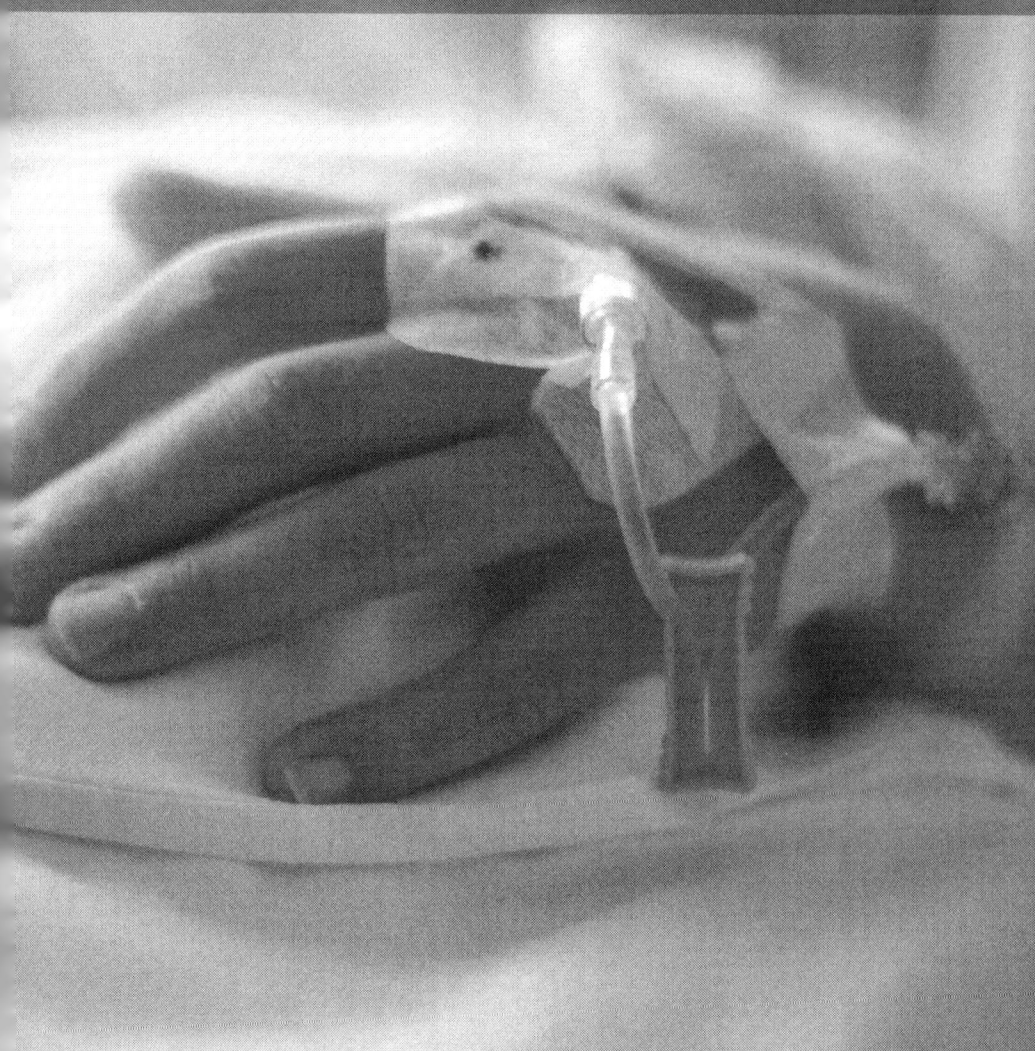

SOPORTE VITAL BÁSICO (SVB)
ALBERTO NOTARIO MARTÍNEZ

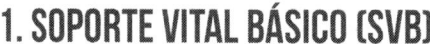

1. SOPORTE VITAL BÁSICO (SVB)

1.1. DEFINICIÓN

Son un conjunto de maniobras de primeros auxilios que permiten identificar si una persona está en parada cardiorrespiratoria.

1.2. OBJETIVOS

- Sustituir de forma temporal la función respiratoria y circulatoria hasta que el paciente reciba atención médica adecuada.
- Conseguir oxigenar de emergencia los tejidos del organismo para así reducir el daño cerebral y el de otros órganos vitales.

1.3. RECURSOS HUMANOS

Un alumno realiza el rol de persona que socorre al paciente.

1.4. RECURSOS MATERIALES

- Simulador de torso.

1.5. PROCEDIMIENTO

1. Si el paciente está inconsciente con respiración ausente o anormal, no es necesario perder tiempo localizando el pulso, hay que llamar al servicio de urgencias. Si la persona que realiza los primeros auxilios se encuentra solo, debe buscar un teléfono antes de comenzar las maniobras de resucitación cardiopulmonar.

2. Comenzar con la reanimación cardiopulmonar: 30 comprensiones torácicas y 2 insuflaciones. Las comprensiones torácicas se realizan en la mitad inferior del esternón. Se debe comprimir 5cm, con un ritmo de 100-120 compresiones por minuto con las menores interrupciones posibles. El torax se ha de expandir después de cada compresion.

3. Pedir a alguien que localice un DEA. Encenderlo y seguir las indicaciones. Si hay más de una persona, la colocación de los electrodos se realizará sin interrumpir las compresiones torácicas.

4. Continuar maniobras de resucitación cardiopulmonar hasta que lleguen los servicios de emergencias.

BIBLIOGRAFÍA

BERG, K. M.; BRAY, J. E.; NG, K.-C.; LILEY, H. G.; GREIF, R.; CARL-SON, J. N.; *et al.* (2023). 2023 International Consensus on Cardiopulmonary Resuscitation and Emergency Cardiovascular Care Science With Treatment Recommendations: Summary From the Basic Life Support; Advanced Life Support; Pediatric Life Support; Neonatal Life Support; Education, Circulation; 148: e187-e280.

SANLUIS MARTÍNEZ, V.; FERNÁNDEZ MARTI, L., & VIEJO FERNÁNDEZ, D. (2024). Evaluación de una intervención educativa sobre reanimación cardiopulmonar en escolares. *Revista Ene de Enfermería, 18*(1).

VAN DE VOORDE, P.; TURNER, N. M.; DJAKOW, J.; DE LUCAS, N.; MARTINEZ-MEJIAS, A.; BIARENT, D.; *et al.* (2021). European Resuscitation Council Guidelines 2021: Paediatric Life Support. *Resuscitation*; 161: 327-87

VIRANI, S. S.; ALONSO, A.; BENJAMIN, E. J.; BITTENCOURT, M.S.; CALLAWAY, C. W.; CARSON, A. P.; *et al.* (2020). Heart Disease and Stroke Statistics - 2020 Update a Report from the American Heart Association; 141: e139-e596.

SOPORTE VITAL AVANZADO (SVA)
ALBERTO NOTARIO MARTÍNEZ

1. SOPORTE VITAL AVANZADO (SVA)

1.1. DEFINICIÓN

Tratamiento definitivo de la RCP, con el fin de reestablecer la circulación y la respiración espontánea.

1.2. OBJETIVOS

- Eslabón en la cadena de supervivencia, debe iniciarse en los primeros 8 minutos postPCR.
- Importancia del liderazgo y la coordinación entre los reanimadores.
- Prioridades:
    1. Desfibrilación precoz.
    2. Compresiones torácicas de calidad.
    3. Minimizar pausas peri-shock.

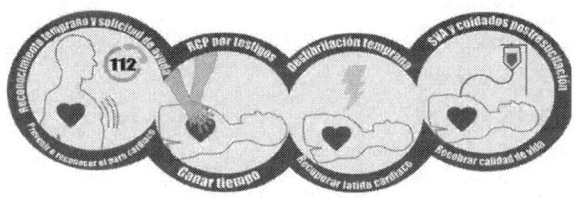

IMAGEN **140.**

Prioridades ante una emergencia.
(Fuente: elaboración propia, CSA, Facultad Salud UCHCEU).

403

1.3. RECURSOS HUMANOS

Dos alumnos realizan el rol de enfermero/a.

1.4. RECURSOS MATERIALES

- Simulador avanzado Lucina.

A) CARRO DE PARADAS

CIRCULACIÓN

- Equipo de perfusión.
- Compresor.
- Llave de tres pasos.
- Cánulas tipo Abbocath varios calibres.
- Equipo de goteo.
- Apósitos para sujeción.
- Vía Intraósea (no 14G y 18G).
- Tubos para analítica (bioquímica, hemograma, coagulación).

MEDICACIÓN URGENTE

- Adrenalina.
- Atropina.
- Flumazenilo.
- Morfina.
- Naloxona.
- Diazepam IV.
- Amiodarona.
- Midazolam.
- Glucosmon R-50.

- Fisiológico 100cc y 500cc.
- Glucosado 5% 500cc.
- Suero Volumen 500ml.

OTROS CONTENIDOS

- Diazepam rectal.
- Conexiones, jeringas de varios tamaños y agujas.
- Pie de suero.
- Povidona iodada, esparadrapo, guantes, gasas, etc.
- Pulsioxímetro (adulto/pediatría).
- Tijeras para cortar ropa.
- Electrodos para desfibrilador.

VÍA AÉREA Y VENTILACIÓN

- Equipo de intubación.
- Laringoscópio con palas de varios tamaños, incluidas rectas infantiles.
- Pilas y bombillas de repuestos.
- Tubos orotraqueales adultos y pediátricos.
- Mascarillas laríngeas adultos y pediátricas.
- Tubos guedel de varias numeraciones.
- Pinzas Maguil adulto y pediátricas.

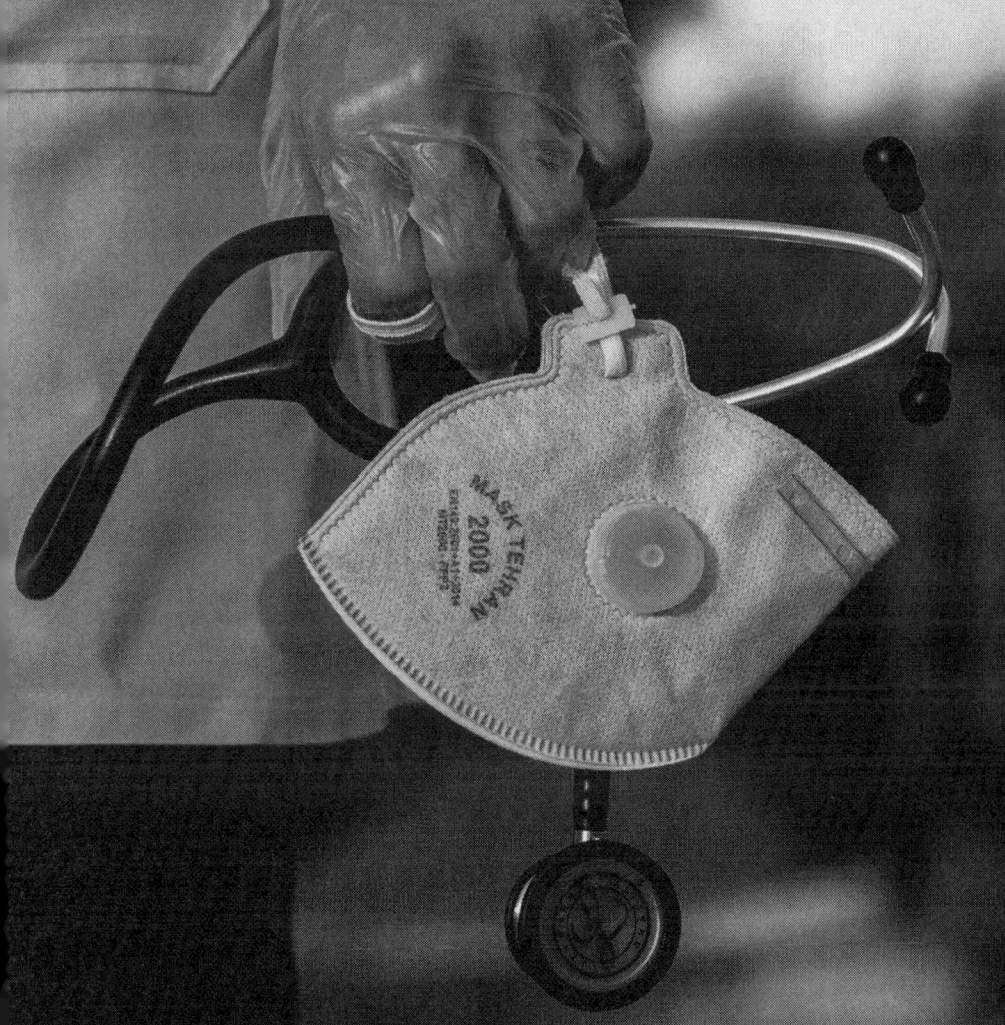

CUIDADOS ESPECIALES

PARTE 9

ADMINISTRACIÓN DE MEDICAMENTOS EN INFUSIÓN CONTINUA POR VÍA SUBCUTÁNEA

MARTA LLUESMA VIDAL

1. ADMINISTRACIÓN DE MEDICAMENTOS EN INFUSIÓN CONTINUA POR VÍA SUBCUTÁNEA

1.1. DEFINICIÓN

Especialmente en cuidados paliativos, la administración segura de medicamentos en el domicilio del paciente es esencial. La administración de fármacos por vía subcutánea es una posible alternativa cuando se dificulta la ingesta oral. El acceso subcutáneo se logra mediante la colocación de un pequeño catéter en el tejido subcutáneo lo que permite que la infusión sea absorbida desde este espacio hacia el sistema circulatorio. Esta vía tiene las ventajas ser indolora ya que el espacio subcutáneo tiene escasos receptores de estímulos dolorosos y requiere menores habilidades técnicas para su inserción que la utilizada para el acceso intravenoso, lo que permite que pueda ser utilizada en el domicilio.

Existen diferentes formas de administrar medicación por vía subcutánea: en bolo o en infusión continua (hipodermoclisis).

1.2. OBJETIVO

Facilitar el uso de medicamentos para el control de síntomas y mejorar la calidad de vida del paciente.

1.3. RECURSOS HUMANOS

El alumno/a realiza el rol de enfermero/a.

1.4. RECURSOS MATERIALES

- Infusores elastoméricos de varios tamaños.
- Palomilla metálica, se recomienda un diámetro 23 ó 25G (para medicación o hipodermoclisis).
- Cánulas de Vialón, se recomienda el diámetro como mínimo de 24G, aunque lo habitual es el uso de 22G.
- Suero fisiológico de 500ml para cargar los infusores.
- Jeringas de 20ml.
- Agujas 16G.
- Apósitos transparentes para fijar la vía.
- Fantomas de Brazos o esponjillas para pinchar.
- Clorhexidina.
- Guantes no estériles (varias tallas).
- Gasas no estériles.

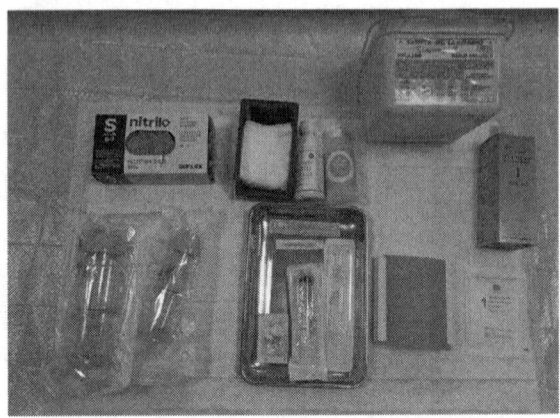

IMAGEN 141.

Material necesario para la administración de medicación en infusión continua por vía subcutánea.
(Fuente: elaboración propia, CSA Facultad de Salud, UCHCEU).

1.4. PROCEDIMIENTO

1. En primer lugar se debe elegir la zona de punción. Para la elección de la zona, se aconseja tener presente las posturas habituales y movilidad de cada paciente, evitando zonas de pliegue, articulaciones y prominencias óseas. Se recomienda utilizar zonas centrales, evitando las distales.

2. Las zonas más habituales son:
   - Zona infraclavicular, evitando el tejido mamario. Primera opción debido a la comodidad del paciente y la familia, por su facilidad de acceso tanto para uso como para vigilancia de la misma.
   - Zona deltoidea (no utilizable para hipodermoclisis).
   - Cuadrantes superiores de abdomen, evitando la zona periumbilical, e insertando la aguja lateralmente para evitar sensación de pinchazo al paciente cuando se siente o se acueste.
   - Cara anterior de los muslos (son de preferencia para la hipodermoclisis, sin embargo, para la infusión de pequeños volúmenes son preferibles las dos anteriores, por ser de mejor acceso y control para enfermos y familiares).
   - Zona escapular, sobre todo en pacientes confusos. También se puede utilizar para grandes volúmenes.

3. Explicar el procedimiento al paciente, responder a las dudas que puedan surgir. Clarificar expectativas.

4. Lavarse las manos y preparar el equipo a utilizar.

5. Ponerse guantes desechables.

6. Elegir la zona de punción y desinfectar con antiséptico. Esperar a que esté seca.

7. Tomar un pellizco generoso entre el dedo índice y pulgar.

8. Insertar la aguja en la base del pellizco. En el caso de las palomillas no metálicas no se recomienda la punción con

ángulo de 45°, debido a que es una posición forzada del catéter y tiende a acodarse (con las metálicas se hace esto para evitar la presión de las alas del catéter sobre la piel).

9. El bisel se debe introducir hacia arriba (aunque algunos autores recomiendan que se inserte hacia abajo cuando se usen palomillas metálicas para hipodermoclisis y en enfermos caquécticos).

10. Si refluyera sangre, cambiar la aguja y el lugar de inserción.

11. Colocar un apósito, siendo aconsejable hacer un bucle con el sistema bajo el apósito, para evitar desplazamientos o salidas accidentales.

12. Lavar con 0,5ml de suero tras la medicación, en el caso de las metálicas y 0,2 en las de Vialón ya que se podría perder parte de la dosis de medicación en el trayecto del sistema. Registrar correctamente en la historia clínica toda la información relativa al procedimiento empleado (zona escogida, fecha de punción, complicaciones).

BIBLIOGRAFÍA

BROADHURST, D.; COOKE, M.; SRIRAM, D.; GRAY, B. (2020). Subcutaneous hydration and medications infusions (effectiveness, safety, acceptability): A systematic review of systematic reviews. *PloS One;* 15(8), e0237572. https://doi.org/10.1371/journal.pone.0237572

NHS Greater Glasgow, Acute Services Division Palliative Care Practice Development Team. *Guidelines for the use of subcutaneous medications in palliative care for adults.* May 2008. Review May, 2010.

NHS Greater Glasgow, Primary Care Palliative Care Team. *Guidelines for the use of subcutaneous medications in palliative care for adults - Primary care and hospices.* August, 2008. Review August, 2010.

SOCIEDAD ESPAÑOLA DE CUIDADOS PALIATIVOS (SECPAL). (2014). *Guía de cuidados paliativos.*

THOMAS, T.; BARCLAY, S. (2015). Continuous subcutaneous infusion in palliative care: a review of current practice. *Int J Palliat Nurs.* 21(2):60-64. doi:10.12968/ijpn.2015.21.2.60.

SALUD PÚBLICA Y ENFERMERÍA COMUNITARIA II

COMUNITARIA II

PARTE 10

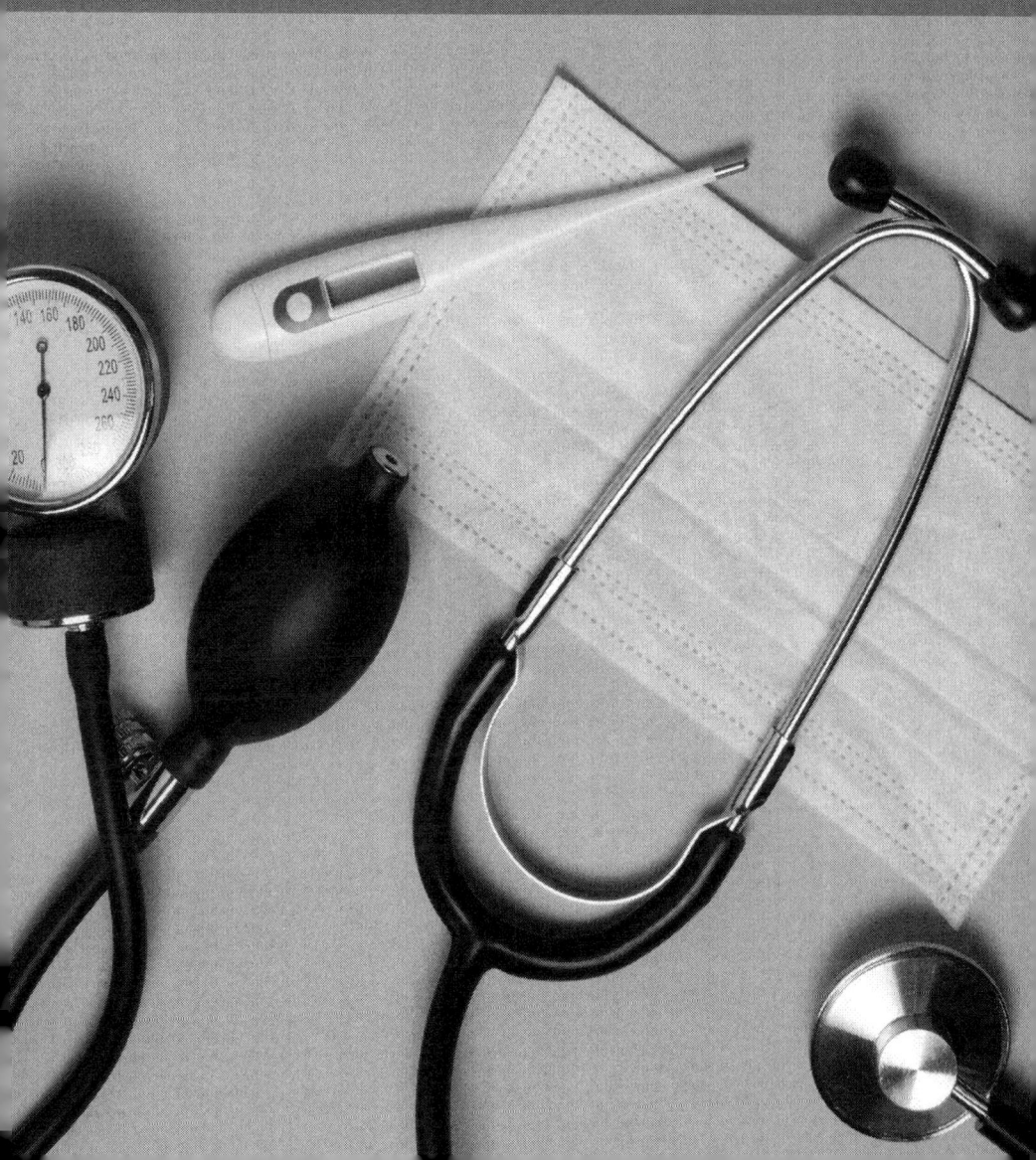

ÍNDICE TOBILLO-BRAZO
MARTA LLUESMA VIDAL

1. ÍNDICE TOBILLO-BRAZO

1.1. DEFINICIÓN

El índice tobillo-brazo (ITB) es una prueba que se usa para facilitar el diagnóstico de la enfermedad arterial periférica (EOP). La prueba del ITB no es invasiva y es de bajo costo y se usa ampliamente en la práctica clínica.

1.2. OBJETIVO

Estratificar el riesgo cardiovascular e identificar sujetos con arteriosclerosis subclínica y alto riesgo cardiovascular.

1.3. RECURSOS HUMANOS

El alumno/a realiza el rol de enfermero/a.

1.4. RECURSOS MATERIALES

- Camilla de exploración.
- Gel conductor.
- Manguitos de presión.
- Esfigmomanómetro de mercurio o electrónico.
- Aparato de Doppler portátil (sondas de 4 y de 8Mhz).

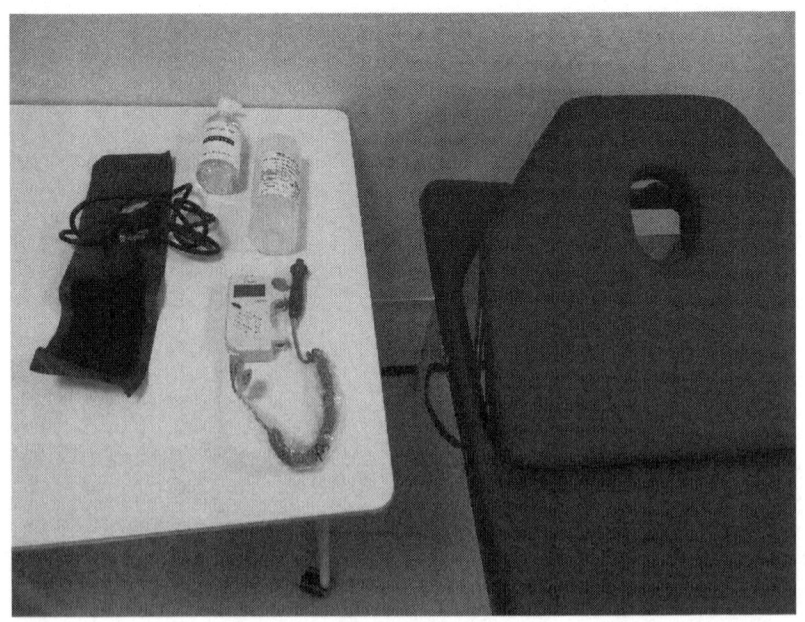

Material necesario para realizar la prueba de índice tobillo-brazo.
(Fuente: elaboración propia, CSA, Facultad Salud UCHCEU).

1.5. PROCEDIMIENTO

1. **Palpación de pulsos:** En primer lugar, se han de localizar las arterias de la extremidad donde se deberán tomar las presiones. En las extremidades superiores se localizará la arteria radial y cubital; en las extremidades inferiores las arterias tibial anterior o pedia en el dorso del pie, tibial posterior en la zona retromaleolar y la peronea que se encuentra en el maleolo externo.

2. **Toma de presiones:** Se utilizará la sonda de 4-8 Mhz, según la profundidad del vaso que se va a estudiar. Colocar el gel conductor entre la piel y la sonda. Se colocarán los manguitos de presión por encima del tobillo. Se localizará el flujo arterial con la sonda Doppler, sin presionar la arteria. Los vasos que se utilizarán habitualmente serán la arteria tibial anterior y posterior. Se tomará la presión sistólica con la sonda Doppler en ambos brazos en la arteria radial, cubital o humeral.

3. **Cálculo del índice tobillo-brazo:** Consiste en el cociente obtenido dividiendo la presión sistólica obtenida, tibial posterior o pedia entre la presión sistólica radial obtenida. Este índice se calcula para ambos tobillos-brazos. En la tabla se detalla la interpretación de los valores del ITB. Este índice es un buen predictor de riesgo y muerte isquémica cardiovascular.

Valor ITB	Interpretación
1-1,30	Normal
0,9-1	Enfermedad mínima o leve (indica arterioesclerosis)
0,5-0,9	Leve-moderada (rango de claudicación)
0,3-0,5	Enfermedad severa (dolor en reposo)
< 0,3	Enfermedad crítica –dolor en reposo– gangrena

INTERPRETACIÓN **ITB**.

(Fuente: SEMERGEN).

BIBLIOGRAFÍA

CAO, K.; XU, J.; SUN, H.; LI, P.; LI, J.; CHENG, X. & SU, H. (2014). The variability of ankle-arm blood pressure difference and ankle-brachial index in treated hypertensive patients. *Journal of the American Society of Hypertension: JASH, 8*(10), 693-698. https://doi.org/10.1016/j.jash.2014.07.030

CRAWFORD, F.; WELCH, K.; ANDRAS, A.; CHAPPELL, F. M. (2016). Ankle brachial index for the diagnosis of lower limb peripheral arterial disease. Cochrane Database of Systematic Reviews, Issue 9. Art. N°.: CD010680. DOI: 10.1002/14651858. CD010680.pub2

ENA, J.; PÉREZ-MARTÍN, S.; ARGENTE, C. R. & LOZANO, T. (2020). Association between an elevated inter-arm systolic blood pressure difference, the ankle-brachial index, and mortality in patients with diabetes mellitus. *Clínica e investigación en arteriosclerosis: publicacion oficial de la Sociedad Española de Arteriosclerosis, 32*(3), 94-100. https://doi.org/10.1016/j. arteri.2019.11.003

SÁNCHEZ, J. C., *et al.* (2005). Utilidad del índice tobillo-brazo en Atención Primaria, *Semergen*, 31(11), 533-535.

SE TERMINÓ DE IMPRIMIR ESTA EDICIÓN DE
MANUAL BÁSICO DE PROCEDIMIENTOS DE ENFERMERÍA
PARA EL CENTRO DE SIMULACIÓN AVANZADA DE
LA UNIVERSIDAD CEU CARDENAL HERRERA
EL DÍA 31 DE JULIO DE 2024,
FESTIVIDAD DE SAN IGNACIO DE LOYOLA.

LAUS DEO VIRGINIQUE MATRI